# 医院用药安全管理

## Administration of Drug Safety in Hospital

名誉主编　赵青威　林能明

主　　编　王临润　张国兵

ZHEJIANG UNIVERSITY PRESS
浙江大学出版社
·杭州·

**图书在版编目（CIP）数据**

医院用药安全管理 / 王临润，张国兵主编. -- 杭州 ：
浙江大学出版社，2024. 10. -- ISBN 978-7-308-25486
-1

Ⅰ．R954

中国国家版本馆 CIP 数据核字第 2024UN1573 号

**医院用药安全管理**

主　编　王临润　张国兵

副主编　王建平　羊红玉　赵红英　汪　洋

策划编辑　张　鸽（zgzup@zju.edu.cn）

责任编辑　冯其华（zupfqh@zju.edu.cn）

责任校对　沈国明

封面设计　周　灵

出版发行　浙江大学出版社
　　　　　（杭州市天目山路148号　邮政编码310007）
　　　　　（网址：http://www.zjupress.com）

排　　版　杭州林智广告有限公司

印　　刷　浙江省邮电印刷股份有限公司

开　　本　710mm×1000mm　1/16

印　　张　18

字　　数　300千

版 印 次　2024年10月第1版　2024年10月第1次印刷

书　　号　ISBN 978-7-308-25486-1

定　　价　88.00元

# 《医院用药安全管理》
# 编委会

名誉主编　赵青威　林能明

主　　编　王临润　张国兵

副 主 编　王建平　羊红玉　赵红英　汪　洋

编　　委（按姓氏笔画排序）：

丁辉蓉　上海交通大学医学院附属新华医院

王　刚　西湖大学医学院附属杭州市第一人民医院

王心源　杭州市余杭区第一人民医院

王建平　浙江省中医院

王临润　浙江大学医学院附属第一医院

方　罗　浙江省肿瘤医院

方　悦　杭州市红十字会医院

叶晓兰　浙江省人民医院

田伟强　丽水市中心医院

羊红玉　浙江大学医学院附属第一医院

江丽芳　浙江大学医学院附属第一医院

杜晓依　浙江大学医学院附属第一医院

李　盈　浙江大学医学院附属第一医院

杨　希　浙江大学医学院附属第一医院

杨　筱　云南大学附属医院

何依玲　金华市中心医院

汪　洋　浙江上药新欣医药有限公司

沈陶冶　浙江大学医学院附属第一医院

张　一　浙江大学医学院附属第一医院

张国兵　西湖大学医学院附属杭州市第一人民医院

陈　锦　陆军军医大学第二附属医院

邵燕飞　浙江省人民医院

范炜斌　长兴县人民医院

林　彬　长兴县人民医院

林观样　温州医科大学附属第一医院

杭汉强　浙江大学医学院附属第一医院

周　华　宁波市医疗中心李惠利医院

赵红英　浙江省人民医院

赵琪蕾　浙江大学医学院附属第一医院

姚　瑶　南方医科大学珠江医院

夏宇轩　浙江省人民医院

顾继红　苏州大学附属第一医院

徐卓云　浙江大学医学院附属第一医院

翁娅韵　浙江省中医院

高　哲　浙江大学医学院附属第一医院

黄　鑫　浙江大学医学院附属第一医院

蒋正立　浙江省台州医院

蔡天蔚　华东医药股份有限公司

管　燕　浙江大学医学院附属邵逸夫医院

颜　海　齐鲁制药有限公司

魏万宏　郑州大学护理与健康学院

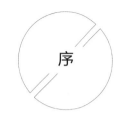

　　药品是治疗疾病、保障人体健康的重要"武器"，也是临床上最常用、最基本的治疗手段之一。同时，药品也是一把"双刃剑"，只有正确使用，才能最大限度发挥其作用，保障人们的健康，而错误用药或不合理用药则可能导致患者病情加重甚至危及生命。随着社会的进步和医学的发展，临床分科日益精细化，药品种类和新药数量不断增多，临床治疗在有更多选择的同时，也面临许多新的用药安全问题。因此，如何构建并不断完善用药安全管理体系，尽可能地减少或避免用药错误，是人们需要面对的一个巨大挑战和重要问题。

　　工欲善其事，必先利其器。《后汉书·冯衍传》有云"故信庸庸之论，破金石之策"，形容如同金、石一般经久而稳定的策略。《医院用药安全管理》一书对医院用药安全管理的各个方面进行了深入剖析，不仅提供了理论层面的指导、宏观策略的指引，而且结合丰富的实际案例，让读者可以清晰地了解具体操作中可能遇到的问题及解决方法。此外，面对医疗机构用药安全管理复杂、繁琐的流程，该书在编写中全面整合了信息化成果与现代医院管理体系建设理念，以医疗质量和效率为核心，导入智慧医疗、全周期健康服务、精细化管理及用药安全文化构建等新思路、新实践，形成用药安全管理闭环，环环相扣，从而进一步优化服务流程，规范医疗行为，最大限度地保障患者安全。

　　《医院用药安全管理》的编撰出版，源于一大批深耕用药安全管理实践的多学科一线专家对医疗质量和患者安全的深切关注。编撰团队除医院资深管理人员外，还吸纳了一大批长期工作于医疗机构用药安全各环节的一线管理人员和技术专家，更有致力于医疗质量管理实践研究的方法学专家，他们严于治学，积累了丰富的实践经验，这也为书稿质量、信息准确性提供了保障。该书的出版为我国各级医疗机构及相关从业人员建立科学、严谨、有效的用药安全管理体系提供了全面、系统且实用的指导。该书既可作为医疗工作者的工具书，也可作为管理者的决策参考书，助推整个医疗行业朝着更安全、更高效的方向发展。

　　用药安全管理不仅是规章制度的制定与执行，而且是技术的创新与流程的完善，更是一种文化的塑造和理念的传承。相信该书的出版不仅能唤起全社会对医院用药安全、患者安全更深层次的关注，而且能成为医疗领域相关从业者的工作参考，从而不断提升用药安全水平，为人民的健康福祉保驾护航。

合理用药关乎每个人的生命安全，亦是社会关注的焦点之一，而牢筑医院用药安全管理体系是确保用药安全、合理的关键。为进一步加强用药安全管理，提升合理用药水平，保障医疗质量安全和人民健康权益，2022年国家卫生健康委、国家中医药管理局发布《关于进一步加强用药安全管理 提升合理用药水平的通知》（国卫医函〔2022〕122号）；2023年，国家卫生健康委办公厅印发《患者安全专项行动方案（2023—2025年）》，重点聚焦与医疗服务相关的患者安全问题并提出明确要求。如何全方位提高医务人员用药安全的管理技能，科学防范用药差错，构筑用药安全防线，是当前医疗机构迫切需要解决的重要命题。与此同时，随着医学的不断发展，药品种类的日益增多，用药的复杂性也与日俱增。如何确保每一位患者都能得到正确、安全、合理的药物治疗，将是医疗行业面临的一个严峻挑战。

　　《医院用药安全管理》旨在深入探讨这一关键议题。本书汇集了众多专家学者的研究成果与实践经验，主要内容涵盖降低用药相关风险的管理手段与措施，从安全文化构建入手，着眼于药品安全的常见问题、数智建设与用药安全、基于医疗端和患者端的药学服务创新、不良事件上报与分析、应急预案体系、持续质量改进，以及员工用药安全教育的实施，为广大医务工作者提供安全用药的创新思路和实用策略。希望本书能成为破解医院用药安全问题的"金石之策"，帮助医务人员和管理人员全面了解医院用药安全管理体系建设，丰富知识，汲取经验，向公众普及用药安全理念，全方位促进药品监管能力的提升和安全保障水平的提高。

　　在本书编写过程中，我们多次召开编委会议讨论书稿中各类问题，其间各位编委付出了宝贵的时间和精力。同时，浙江大学医学院附属第一医院、西湖大学医学院附属杭州市第一人民医院、浙江省人民医院、浙江省中医院、长兴县人民医院、浙江上药新欣医药有限公司、浙江大学医学院附属邵逸夫医院、浙江省肿瘤医院、台州医院、宁波市医疗中心李惠利医院、温州医科大学附属第一医院、金华市中心医院、丽水市中心医院、上海交通大学医学院附属新华医院、云南大学附属医院、杭州市余杭区第一人民医院、郑州大学护理与健康学院、陆军军医大学第二附属医院、南方医科大学珠江医院、苏州大学附属第一医院、华东医药股份有限公司、齐鲁制药有限公司等各编委所在单位，以及浙江省医院药事管理质控中心、浙江省抗癌协会、浙江省毒理学会、浙江大学出版社对本书的出版给予了鼎力支持。此外，在本书编写过程中，我们还吸纳了众多质量管理专家的宝贵意见，在此一并致以诚挚的谢意。

限于编者水平，书中内容难免存在疏忽或纰漏，希望读者指正，也欢迎其他持有不同观点的同道一起探讨交流，以便再版时补充修订，更臻完善。

# 第一章
## 用药安全文化概述

　　用药安全是一项至关重要的议题，关系到民生健康，同时也是全球范围内备受关注的公共卫生挑战。自 2017 年起，世界卫生组织（World Health Organization, WHO）启动了名为"全球患者安全挑战——用药安全"的倡议，旨在 5 年内使全球可避免的严重药物伤害降低 50%。2021 年，WHO 进一步加大对用药安全的关注度，发布了《2021—2030 年全球患者安全行动计划》，该行动计划将用药安全列为首要任务之一。2022 年，WHO 将全球患者安全日的主题定为"用药安全"，口号是"避免用药伤害"。这些举措激励了各国政府、行业组织和医疗机构积极采取行动，致力于解决由用药差错引发的问题，避免对患者造成伤害。

　　我国高度重视医疗卫生领域的用药安全问题。国家卫生健康委员会（简称国家卫生健康委）于 2022 年 7 月发布《关于进一步加强用药安全管理 提升合理用药水平的通知》，强调加强用药安全管理的重要性，以提升合理用药水平，保障医疗质量安全和人民健康权益。

　　本章将深入探讨用药安全所面临的挑战以及应对策略，并详细介绍国内外用药安全警讯平台，以期为建立更加健全的用药安全体系提供全面支持。

## 第一节　从医疗安全文化到用药安全文化

### 一、医疗安全文化的基础与发展

　　"医疗安全文化"源于"安全文化"，而"安全文化"概念的提出源于

1986 年发生的切尔诺贝利核电站事故。1991 年，国际原子能机构（International Atomic Energy Agency, IAEA）出版《安全文化》一书，特别强调在高风险行业建设安全文化的重要性。

医疗领域历来重视患者安全，西方医学奠基人希波克拉底（Hippocrates）强调"将无损于患者的安全放于第一位"（first do no harm）的治疗原则。后来，"患者安全"（patient safety）一词被正式提出。1999 年，美国医学研究院（Institute of Medicine, IOM）发布了《人非圣贤，孰能无过：建立更加安全的卫生体系》（*To Err is Human: Building a Safer Health System*）报告，将患者安全定位为医疗卫生改革的基础与核心。

2003 年，美国斯坦福大学的萨拉·J. 辛格（Sara J. Singer）教授引入"患者安全文化"（patient safety culture）的概念，强调其是医疗机构为实现患者安全而形成的员工共同价值观、态度信念和行为方式。这种引导逐渐促使医疗机构形成安全氛围，通过学习总结，塑造自觉自律的行为规范和持续改进的安全文化。

2019 年 5 月，在瑞士日内瓦举行的世界卫生大会通过决议，将每年的 9 月 17 日定为世界患者安全日，旨在传播患者安全理念，推动全球协同合作，提升患者安全水平。

在我国，"医疗安全"的概念被广泛采用。2002 年发布的《医疗事故处理条例》明确提出"保障医疗安全"，体现了保障医疗机构运行安全、预防医疗事故发生和保障患者安全的重要性。与"患者安全"概念一样，医疗安全反映了我国长期以来医疗临床实践的目标。同时，《三级综合医院评审标准（2022 年版）》对"安全文化"的构建提出了要求，强调员工的患者安全服务意识，以逐步形成人人参与的医疗安全文化。

医疗卫生机构以医疗安全文化为基础，致力于减少或避免医疗事故的发生，确保患者安全。未能建立有效的医疗安全文化是众多不良事件发生的主要原因之一，只有通过营建积极的安全文化，医疗卫生机构才能减少患者伤害事件的发生，同时提高患者的满意度。

## 二、用药安全文化的形成与关键要素

用药安全是医疗卫生体系中至关重要的一环，直接影响着患者在药物治疗过程中的安全。用药安全涵盖处方开具与传递、药品储存与分发、药品使用与用药指导、药物监测与信息技术等多个环节。医生、药师、护士和患者都是这个治疗链中的关键角色，其准确性与协作性直接关系到用药的安全性。在用药安全文化中，建立有效的互信机制是至关重要的，这有助于医务人员及时发现并纠正潜在的用药差错；同时，鼓励医务人员积极、主动地报告用药相关的安全问题和不良事件，以便从根本上加以改进。重要的是，用药安全文化不断强调医务人员必须充分认识用药安全的重要性，以确保患者获得最佳的药物治疗效果，同时降低患者潜在的用药风险。

在全球范围内，用药安全备受人们关注。WHO 在 2017 年 3 月 29 日举办的第二届全球患者安全部级峰会上提出了"无伤害用药"（Medication without Harm）的全球患者安全挑战，旨在 5 年内使全球可避免的严重药物伤害降低 50%。根据WHO的数据，在发达国家，有 18.3% 的医疗失误涉及用药差错。因此，用药差错已经成为患者伤害的常见原因之一。

我国高度重视患者用药安全。早在 2005 年 8 月，我国就成立了合理用药国际网络（International Network for Rational Use of Drugs, INRUD）中国中心组，并于 2012 年 4 月组建了临床安全用药组。同时，我国采取了一系列举措，不断推进用药安全的实践和研究。2014 年，我国首次发布了《中国用药错误管理专家共识》；随后陆续制定了多项针对不同环节用药差错防范的指导原则，并发布临床安全用药年度报告。这些举措旨在进一步提升患者用药安全水平。

### 三、用药安全的相关概念和区别

用药安全涵盖多个重要概念，包括药品不良反应、药源性疾病、药品不良事件、用药差错等。

#### （一）用药安全的相关概念

##### 1.药品不良反应

药品不良反应（adverse drug reaction, ADR）是指正常剂量的药物用于预防、诊断、治疗疾病或调节生理功能时出现的任何有害的、与治疗目的无关的反应。该反应不包括有意或意外的过量药物及用药不当引起的反应。

##### 2.药源性疾病

药源性疾病（drug induced disease, DID）指由药物诱发的疾病，属于医源性疾病，具体指在预防、诊断、治疗或调节生理功能过程中出现的与用药有关的人体功能异常或组织损伤所引起的一系列临床症状。引起药源性疾病的因素包括患者因素和药物因素。患者因素包括年龄、性别、遗传、基础疾病、过敏反应和不良生活方式。药物因素包括药理作用相关、药物相互作用、药物制剂相关、药物使用不当等。

### 3.药品不良事件

药品不良事件（adverse drug event, ADE）指与用药相关的损伤，这一概念比药品不良反应更广泛，更具临床实际价值。药品不良事件既包括可预防的事件，也包括不可预防的事件。它不仅包括药物属性引起的不良反应，还包括与人为因素有关的药物治疗错误引起的事件。

### 4.用药差错

用药差错（medication error, ME）是指在药品临床使用及管理全过程中出现的任何可以防范的用药疏失，这些疏失可导致患者发生潜在的或直接的损害。用药差错可发生于处方（医嘱）开具与传递，药品储存、调剂与分发，药品使用与监测，用药指导及药品管理、信息技术等多个环节，其发生可能与专业医疗行为、医疗产品（药品给药装置等）、工作流程和系统有关。

### （二）用药安全相关概念的区别

药品不良反应、药品不良事件、用药差错等用药安全相关概念之间存在一定联系，同时又在某些方面呈现出独有的特征和区别。图 1-1-1 清晰展示了上述概念之间的关系。

药品不良事件是指药物治疗过程中出现的不良临床事件，它不一定与特定药物有因果关系。药品不良事件可分为可预防、可改善和不可预防三类。用药差错导致的药品不良事件通常可以通过预防和改进的方式避免，而不可预防的药品不良事件不是由用药差错引起的。此外，用药差错并不一定会导致不良的结果。因此，用药差错并非等同于药品不良事件。根据临床数据，有 1/3～1/2 的药品不良事件与用药差错有关。

例如，血管紧张素转换酶抑制剂（angiotensin converting enzyme inhibitor, ACEI）引发的咳嗽被认为是一种药品不良事件。药品不良事件有时可能与用药差错无关，如 ACEI 使用前无咳嗽症状的患者，在使用 ACEI 后出现咳嗽，这并不是用药差错引起的结果。但是，如果患者既往已有 ACEI 引发的严重咳嗽，而医生仍给予 ACEI，那么就可认为是用药差错。

不可预防的药品不良事件是指在用药过程中未发生用药差错而由药物引发的损害。既往未知对某药物过敏的患者发生过敏反应，这种情况也被称为药品不良反应，这是由药物属性或患者个体差异引起的不可预防的反应。

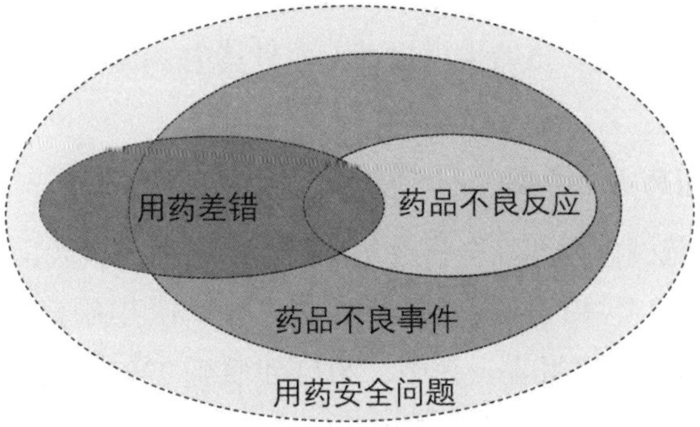

图 1-1-1　用药安全相关概念关系示意

# 第二节　用药安全挑战与应对策略

尽管目前全球已形成较完善的用药安全文化，但仍存在用药差错的可能，因此深入了解用药过程中的潜在风险和挑战是至关重要的。本节将从流行病学数据分析到用药差错的根源和分类，再到管理策略和预防措施，系统、全面地探讨用药安全所面临的现实挑战，旨在提出应对挑战的策略和方法，以强化用药安全体系，保障患者用药安全。

## 一、用药安全流行病学数据

### （一）国际用药安全数据

近年来，用药安全领域面临着严峻的挑战。2013 年全球统计数据显示，用药差错在各国医疗安全事件中占据显著比例，其中美国为 24.7%，英国为 22.2%，荷兰为 21.4%，澳大利亚为 19.7%，加拿大为 17.3%。在全球范围内，每 300 名接受医疗卫生服务的患者中，至少有 1 名发生不良事件。然而，至少 50% 的药品不良反应可以通过采取预防措施来避免。全球每年有数百万名患者因不安全医疗而受到伤害甚至死亡。WHO 估计，全球每年因用药差错造成的损失约为 420 亿美元。

在欧美国家，10% 以上的患者在医疗过程中曾受到用药差错或不良事件的影响，这不仅导致住院时间延长，还造成巨大的经济损失。美国的统计数据显示，每年约有 200 万名住院患者受到药品不良事件的影响，平均住院时间延长了 1.7~4.6 天，每家医院每年因药品不良事件而遭受的损失平均高达 560 万美元。与发达国家相比，发展中国家医源性感染的发生风险至少高 20 倍。用药差错不仅会对患者造成严重的生理损害，而且其中 14% 的用药差错甚至会导致患者死亡。

**（二）我国用药安全数据**

在回顾全球范围内用药安全挑战的同时，也需要重视我国在该领域所面临的挑战。截至 2022 年 12 月 31 日，INRUD 中国中心组临床安全用药组累计已收到 114231 例用药差错报告。其中，2022 年收到 22868 例用药差错报告，相较于 2021 年（19585 例），增长 16.76%。这些用药差错导致了 234 例严重的医疗事件。上述数据凸显了用药差错的潜在风险及其对患者的影响，进一步显示确保用药安全的迫切性和重要性。

我国高度重视药品不良反应/事件的监测与报告工作。2022 年发布的年度监测报告显示，全国药品不良反应监测网络共收到 202.3 万份《药品不良反应/事件报告表》。其中，新的和严重的药品不良反应/事件报告约占同期报告总数的 31.7%，而严重的药品不良反应/事件报告约占 13.0%。此外，该监测报告还显示，根据年龄分布，14 岁及以下的儿童患者的药品不良反应/事件发生率约占 7.8%，而 65 岁及以上的老年患者约占 32.3%。在给药途径方面，注射给药引发的药品不良反应/事件发生率约占 55.1%，口服给药约占 36.6%，其他给药途径约占 8.3%。上述数据反映了我国在用药安全领域也面临着一系列挑战。

## 二、用药差错的根源与分类

用药差错是药品安全风险的核心因素。用药差错可能发生于处方开具，药品储存、调剂与分发，药物使用与监测，用药指导，药品管理和信息技术等多个环节。用药差错的根源是多方面的，可能涉及流程标准化欠缺、信息系统不完善、设备故障、监测不严格、医务人员未遵守医疗规范和药学相关知识不足、患者病程资料不完整、记忆错误、转达失误、身份识别错误、遗漏核对、药物储存不当及配置错误等。

**（一）用药差错的原因**

美国医疗保险和医疗补助服务中心（Centers for Medicare and Medicaid Services, CMS）总结了各个环节发生用药差错的原因，包括但不限于：

（1）药物名称混淆　商品名或通用名与其他药物名称相似。

（2）人为因素　医务人员知识不足、工作压力大、疲劳、计算错误、转录错误等。

（3）包装和设计问题　药品包装的颜色、形状和大小与其他产品相似，容易混淆。

（4）标签和说明书问题　字迹不清、字体太小、描述不清或造成误导。

（5）系统因素　采光不佳、环境嘈杂、频繁中断和干扰、培训不足、人员配备不足或流动频繁、现场药品库存不足及计算机医嘱系统缺陷等。

**（二）用药差错的风险因素**

INRUD中国中心组临床安全用药组将用药差错分为技术环节和管理环节，并列举了6个条目和16个错误类型（表1-2-1）。此外，INRUD中国中心组临床安全用药组认为用药差错的风险因素还包括：

（1）管理因素　国家相关法律法规或医疗机构管理制度执行不到位，管理部门监管不严，缺乏专职管理机构和人员，监测网络不统一，未形成健全的安全用药文化。

（2）流程因素　医疗机构内部沟通不畅，各环节不协调（例如换班、交接班和口头医嘱等环节），以及从处方到用药全过程的信息系统出现错误。

（3）环境因素　工作环境不适宜（如光线不足、噪声、干扰频繁等），工作空间狭小，药品或给药设备设施放置混乱。

（4）设备因素　信息系统陈旧，无法准确识别和有效预防用药差错；设备老化易产生故障，新型设备使用不熟练，程序配置错误。

（5）人员因素　医务人员知识欠缺，人力资源配置不足，未遵守规章制度或标准操作规程，培训不足或培训内容不合适。

（6）药品因素　药品名称、标签包装相近，剂型特殊或用法复杂，给药剂量计算繁杂，药品储存条件特殊等。

以上种种因素共同导致用药差错的发生，增加患者和医务人员的用药风险。保障用药安全，需要综合考虑上述因素，采取适当的技术手段和有效的防范措施，以减少或避免用药差错的发生。

表 1-2-1　用药差错的环节和分类

| 差错环节 | | 差错分类 | 释义 |
|---|---|---|---|
| 技术环节 | 处方（医嘱）开具与传递 | 处方错误 | 药物选择［基于适应证、禁忌证、已知过敏反应、现有药物治疗情况、相互作用（包括中西药、药物与食物的相互作用）、重复给药及其他因素］不当，剂量、剂型、数量、疗程不当，给药途径、时间、频次、速度不当，溶媒、浓度不当，处方潦草导致辨认错误等 |
| | | 处方传递错误 | 处方传递过程中出现错误，如护士转抄错误、收费处转抄错误、医生口头医嘱未再次确认等 |
| | 药品调剂与分发 | 调剂错误 | 药物品种、规格、剂型、剂量、数量等与处方不符 |
| | | 药物配置错误 | 未能正确配置药物（包括分装、溶解、稀释、混合及研碎等） |
| | | 书写错误 | 在药盒、药袋、瓶签等包装上标注患者姓名，药品名称、规格及用法用量等时出错或书写不清 |
| | 给药与监测 | 患者身份识别错误 | 将患者甲的药物调配给患者乙 |
| | | 给药技术错误 | 给药时使用的程序或技术不当，如给药途径错误、给药速度不适宜、溶媒不适宜等 |
| | | 给药时间/时机错误 | 未按规定的给药时间间隔或特定的给药时间给药 |
| | | 给药顺序错误 | 给药顺序不当导致差错 |
| | | 遗漏 | 未能将医嘱药物提供给患者，或者患者漏服、漏用药物 |
| | | 用药依从性差 | 患者未按医嘱要求进行治疗，用药行为与医嘱不一致 |
| | | 监测错误 | 监测缺失、监测方法不合适、监测数据评估不适宜 |
| | 用药指导 | 用药指导错误 | 医生、药师、护士指导患者用药不正确或未给予指导 |
| 管理环节 | 药品管理 | 药物储存不当 | 药品未按照标准储存条件储存，导致变质失效 |
| | | 药品摆放错误 | 药品摆放不合理导致调配错误、给药错误 |
| | 信息技术 | 信息技术不完善 | 药品信息系统设计和维护错误 |

## 三、用药差错处理策略探讨

为了有效应对用药差错可能带来的安全风险，我们需要采取一系列策略，进一步完善差错处理机制，以确保患者安全。

### （一）构建非惩罚性的用药安全文化

倡导构建非惩罚性的用药安全文化，强调系统层面的风险防控，而非针对个体的惩罚和责备。研究表明，在非惩罚性的文化环境下，医务人员更愿意报告用药差错，这有助于提高用药安全。

### （二）系统上报

鼓励主动报告用药差错，并建立国家临床安全用药监测网，接收各级医疗机构的用药差错报告，且监测网具备数据统计和分析功能。

### （三）差错评估

用药差错发生后，医务人员应积极采取措施，报告差错并及时总结和分析原因，以采取预防措施，避免、减少同类错误再次发生。

### （四）结果分享

利用院内会议、院内网络等机会或途径，促进医务人员探讨安全隐患和改进措施，为无障碍沟通提供平台。此外，国家统一的用药差错报告平台也促进了用药安全的共享和协作，指导医疗机构有效防范用药差错的发生。

### （五）教育培训

强化医务人员的专业技能培训，将用药差错的识别和防范纳入培训内容范围。

### （六）改善工作环境

优化工作环境，包括增加人员配置、减轻工作压力、解决外部和内部干扰、提升工作空间质量。

### （七）信息化和自动化技术

利用信息化和自动化技术，如药房机器人、自动分拣柜、条形码扫描、电子医疗记录等。

### （八）安全文化融合

构建健全的用药安全文化，鼓励树立诚信、学习、尊重、平衡个人和组织责任的价值观，确保安全与质量同等重要，形成以此为核心的医疗服务理念。

## 四、预防用药差错的措施

虽然用药差错在一定程度上难以完全避免，但通过风险防范可以实现保障和促进公众健康的目标。

### （一）构建用药安全文化

要培养正确的用药安全理念，以系统观为基础，加强组织机构层面的风险防控，建立一种鼓励医务人员报告差错事件的非惩罚性的用药安全文化，使每个人都参与患者安全的维护。

### （二）建立通用的用药安全评估指标

制定标准操作规程，以实时监测用药安全，并开发工具来评估用药风险。规范用药差错上报，建立有效的防范措施，如标准化剂量和剂量计算、电子医嘱系统等。

### （三）关注医务人员的安全与健康

医务人员的安全和健康是安全医疗的前提。要考虑到医务人员的工作时间、工作环境等因素，确保他们在安全的岗位上工作。定期组织培训，解决医务人员的心理健康和职业倦怠问题。

### （四）确保信息技术的安全和优化

广泛采用信息技术，如计算机医嘱辅助系统、临床决策支持系统、电子给药系统和条形码技术，以降低用药差错的风险。

## 第三节　国内外安全用药警讯平台

国内外各种安全用药警讯平台的兴起和应用为医疗行业发展提供了重要的支持和参考。本节将着重介绍国内外主要的安全用药警讯平台和机构，阐述它们的运作模式、信息传递方式，以及对用药安全文化的促进作用。这些平台和机构收集并发布用药安全相关数据，为预防用药差错、减少不良反应发生做出了重要贡献。

### 一、国内外用药安全机构与组织

#### （一）乌普萨拉监测中心

WHO国际药物监测合作中心［又称乌普萨拉监测中心（Uppsala Monitoring Centre, UMC）］的历史可以追溯到1968年，当时因沙利度胺事件，WHO启动了国际药物监测合作计划，旨在收集和分享药品不良反应报告，以建立国际性的监测体系。1971年，为实现这一目标，WHO设立了收集药品不良反应的国际数据库。自1978年起，WHO与瑞典政府合作，将国际药物监测项目的职责授予位于瑞典乌普萨拉的WHO国际药物监测合作中心，也就是UMC。UMC的任务包括维护和管理WHO药物警戒数据库，分析和利用监测数据，以及为药物警戒专业人员提供技术培训和教育。我国于 1998 年成为 WHO 国际药物监测项目的成员国，并与 WHO 和 UMC 保持密切的合作关系。

### （二）国际药物警戒学会

国际药物警戒学会（International Society of Pharmacovigilance, ISoP）成立于 1992 年，是一个国际非营利性科学组织，致力于推动全球药物警戒和风险管理技术的发展，以确保药物安全和正确使用。截至 2023 年，ISoP 已在 108 个国家设有成员，中国也是其中之一。ISoP 提供药物警戒网络、学术交流和技术支持，推动药物警戒和风险管理的不断进步。

### （三）美国安全用药研究所

美国安全用药研究所（Institute for Safe Medication Practices, ISMP）成立于 1975 年，是一个非营利性组织，专注于预防用药差错和用药安全研究。该机构负责运营美国唯一的用药差错自愿报告系统，实时发布用药差错等信息，并提供教育计划、工具和指南。同时，ISMP 制定了易混淆药物名称列表、易出错缩写、符号和剂量名称列表，并发布高警示药品目录。此外，ISMP 还在线发布安全用药指南，如 2023 年发布的指南包括《围手术期和手术环境中安全用药指南》。

### （四）美国食品药品监督管理局

美国食品药品监督管理局（Food and Drug Administration, FDA）是美国卫生与公共服务部的下属机构，负责监管药品、食品、医疗器械、疫苗、血液制品、生物制品、化妆品和辐射产品等。FDA 通过对处方药和非处方药的安全性评估，确保其安全性和有效性。此外，FDA 还发布药物使用指南、药品评审和数据库、监管研究报告，以及为消费者提供准确的用药信息。

### （五）欧洲药品管理局

欧洲药品管理局（European Medicines Agency, EMA）成立于 1995 年，其主要任务是通过对药品的评估和监管来保护和促进公众健康。EMA 通过药物警戒网络监测药物的安全性，并在药品的效益-风险平衡发生变化时采取相应的措施。

### （六）澳大利亚医疗产品管理局

澳大利亚医疗产品管理局（Therapeutic Goods Administration, TGA）通过

对药品、医疗设备、血液制品和组织的监管，维护澳大利亚公众的健康和安全。在关注用药安全方面，TGA采取多项措施，包括发布药品安全更新和其他相关出版物，调整药品说明书，在产品和医疗信息中增加警告、预防措施和不良事件信息等，以确保患者和医疗专业人员能够获得必要的安全信息。

### （七）日本厚生劳动省及日本药品和医疗器械管理局

日本药品安全监管由厚生劳动省（Ministry of Health, Labour and Welfare, MHLW）及药品和医疗器械管理局（Pharmaceuticals and Medical Devices Agency, PMDA）共同承担。MHLW是监管日本医疗卫生和社会保障领域的最高部门，主要承担管理国民健康、医疗保险、医疗服务以及药品和食品安全等核心职能。PMDA则主要负责监管药品从临床研究到上市的整个过程，包括科学审查、制定上市许可审查标准，以及进行药品不良反应（ADR）监测。PMDA接收到ADR报告后，需要对报告进行评估和调查，并向MHLW提出处理建议，由MHLW负责采取适当措施。

### （八）中国国家药品监督管理局药品评价中心

国家药品监督管理局药品评价中心是国家药品监督管理局下属的公益单位，其下设置有药品不良反应监测处，负责全国范围内的药品不良反应监测工作，包括药品不良反应报告的收集、评价、反馈和上报，以及药品不良反应监测方法的研究。此外，NMPA还组建了国家药品不良反应信息资料库和监测网络，推动药品不良反应监测的宣传、教育和培训工作，并开展国际交流。

## 二、主要ADR上报系统及运行模式

### （一）WHO个案安全性病例报告系统

目前，已有130多个国家参与WHO药品监测规划，各国至少一个季度向WHO个案安全性病例报告系统（VigiBase）提交一次药品不良反应报告，报告需注明不良反应的发生日期和提交至系统的日期。该系统的数据获取途径包括自定义检索和个例报告提取。在进行自定义检索时，申请者提供药品名称、不良反应名称等信息，由UMC工作人员进行数据分析并提供分析结果。在进行个例报告提取时，允许申请者获得系统中的原始数据。

## （二）FDA不良事件报告系统

FDA不良事件报告系统（FDA's Adverse Event Reporting System, FAERS）是FDA收集的药品、生物制品等上市后发生的不良事件报告的数据库，用于支持FDA对上市后药品和生物制品等的安全监测。FAERS数据可通过FDA官方网站的"Safety Reporting Portal"进行上报，网站提供多种表格类型，如自愿报告表格、消费者自愿报告表格和强制报告表格等。FAERS按季度更新数据库，包括人口统计、药物信息、反应信息、患者结局信息、报告来源等要素。此外，FAERS还提供在线数据分析工具，用于提取FAERS数据。

## （三）英国国家报告和学习系统

英国国家医疗服务体系（National Health Service, NHS）通过国家报告和学习系统（National Reporting and Learning System, NRLS）收集医务人员上报的不良事件报告，旨在加强责任制、患者安全文化和共享学习。自2003年成立以来，NRLS已收集1000多万份不良事件报告，并形成多份患者安全警报。此外，NRLS于2021年推出了新的系统——从患者安全事件学习（Learn from Patient Safety Events, LFPSE），逐渐替代NRLS。英国的药品安全监管分为黄卡制度和绿卡制度，分别用于监管药品的不良事件和新上市药物的总体安全性。

## （四）中国国家药品不良反应监测系统

我国药品不良反应报告收集工具的发展经历了三个阶段，即纸质报告、使用单机的软件报告和在线报告。2003年11月，国家食品药品监督管理局开始使用网络工具收集ADR报告；2012年1月，该系统进行了升级，并更名为国家药品不良反应监测系统（National ADR Monitoring System, NADRMS）。除收集数据外，NADRMS还设置有数据标准化和自动监测群体不良事件等工具。

## （五）中国医院药物警戒系统

2016年，国家药品监督管理局药品评价中心（国家药品不良反应监测中心）研发了中国医院药物警戒系统（China Hospital Pharmacovigilance System, CHPS），用于主动抓取医院药械警戒信息。CHPS与哨点医疗机构的信息系统等相结合，通过主动监测模式、哨点通用数据模型和相关智能技术，以"真实世界大数据"为基础，实现自动监测、重点品种的重点监测，及时发现电子病历中潜在或漏报的ADR。

### 三、ADR网络资源与期刊概览

#### （一）ADR网络资源

**1. WHO**

WHO网站提供ADR信息和药物安全方面的资源。网站中的"健康主题"栏目包含"患者安全"主题，涵盖ADR的定义、实例、发生率、患者风险和经济影响，以及应对ADR的政策和措施。

**2. PubMed**

PubMed是由美国国立卫生研究院（National Institutes of Health, NIH）下属的国立医学图书馆（National Library of Medicine, NLM）开发的互联网检索系统，可用于检索ADR相关资源。用户可以通过PubMed的"医学主题词数据库"（MeSH Database）和"期刊数据库"（Journals Database）获取ADR资源。

#### （二）ADR报告期刊

**1. *Drug Safety*（美国）**

*Drug Safety* 创刊于1990年，是国际药物警戒学会（ISoP）的官方期刊。该期刊内容涵盖药物警戒、药物流行病学、效益风险评估、风险管理和预防用药差错等。

**2. *Current Drug Safety*（美国）**

*Current Drug Safety* 创刊于2006年，主要发表药物安全性方面的最新进展综述，包括单种药物或一类药物的副作用、药物副作用的处理、新药的药物监测和药物流行病学等。

**3. *Adverse Drug Reaction Bulletin*（英国）**

*Adverse Drug Reaction Bulletin* 创刊于1964年，是有关ADR的国际权威期刊之一，涵盖ADR领域的各类问题。该刊每期刊载一篇与当前社会关注话题相关的ADR文章，且只接收编辑部邀请的稿件。

**4.《药物不良反应杂志》（中国）**

《药物不良反应杂志》创刊于1999年，全面反映ADR及其发生规律，传播国内外ADR领域的知识和进展。该刊的主要栏目包括综述、论著、调查研究、药物警戒、安全用药、中毒救治等。

**5.《中国药物警戒》（中国）**

《中国药物警戒》创刊于2004年，由国家药品监督管理局主管、国家药品监督管理局药品评价中心（国家药品不良反应监测中心）主办。该刊的主要栏目包括论著、专题、综述、ADR监测、医疗器械不良事件监测等，是与政府部门、医疗机构、企业和社会公众进行有效沟通的桥梁。

## 四、患者安全行动

患者安全是全球医疗卫生体系面临的一项紧迫挑战。为确保患者在医疗过程中受到最佳的照护，许多国家制订了患者安全行动计划。这些计划跨多个关键领域，强调预防措施的关键性。患者安全行动旨在提高医疗卫生体系的透明度，促进各方协同合作，并加强责任制度，从而更好地应对不断演变的医疗挑战。这些行动计划的目标是提高患者生存率和治疗效果，并确保患者在整个医疗过程中都能够获得最佳的医疗照护。以下是关于患者安全的一些重要倡议。

### （一）世界患者安全行动

WHO于2019年将每年的9月17日定为"世界患者安全日"。该全球活动的目标是提高患者的安全意识，鼓励公众参与医疗安全，促进全球行动，以提高患者安全，并减少医疗伤害。每年的世界患者安全日都设有特定主题，聚焦关键的患者安全领域，明确行动方向，以减少可避免的医疗伤害，实现全民健康覆盖。例如，2023年的主题是"鼓励患者参与患者安全"，旨在提高患者、家属和照护人员在各级医疗卫生机构中的参与度，增加患者的安全感。世界患者安全日历年主题如下。

2019年——患者安全：全球卫生保健的首要问题

2020年——医务人员的安全：患者安全的优先事项

2021年——安全的孕产妇和新生儿医疗照护

2022年——用药安全

2023年——鼓励患者参与患者安全

世界患者安全日成为推动全球患者安全意识的一个重要平台，不断提醒人们关注医疗安全，促进全球患者安全的提升。

### （二）国家医疗质量安全改进目标

我国长期以来致力于提高医疗安全和医疗质量。自2006年以来，在卫生部（现国家卫生健康委员会）医政司的指导下，中国医院协会结合国际经验和中国医院管理现状，于2007年发布了我国首个《中国医院协会患者安全目标》，该计划持续发展，已发布10个版本，被广泛称为"中国患者安全十大目标"。这些目标在推动我国患者安全工作方面发挥了重要作用。

从 2021 年开始，为加强医疗质量安全管理、持续提升医疗质量安全水平，国家卫生健康委连续 3 年组织制定了《国家医疗质量安全改进目标》。该目标承袭"中国患者安全十大目标"的理念，强调我国政府对患者安全和医疗质量的坚定承诺，保障患者安全工作的连续性，是进一步深化患者安全目标导向工作的重要举措。在此背景下，2023 年 2 月，国家卫生健康委办公厅发布了《2023 年国家医疗质量安全改进目标》。该系列目标涵盖多个关键领域，为医疗质量安全工作指出了明确的方向，以确保患者获得最佳的医疗照护。其核心目标如下。

目标 1：提高急性 ST 段抬高型心肌梗死再灌注治疗率

目标 2：提高急性脑梗死再灌注治疗率

目标 3：提高肿瘤治疗前临床 TNM 分期评估率

目标 4：降低住院患者围手术期死亡率

目标 5：提高医疗质量安全不良事件报告率

目标 6：提高住院患者静脉输液规范使用率

目标 7：提高四级手术术前多学科讨论完成率

目标 8：提高感染性休克集束化治疗完成率

目标 9：提高静脉血栓栓塞症规范预防率

目标 10：降低阴道分娩并发症发生率

**（三）患者安全专项行动方案（2023—2025 年）**

为维护患者健康权益，保障患者安全，国家卫生健康委办公厅于 2023 年 9 月发布了《患者安全专项行动方案（2023—2025 年）》，旨在 3 年内提升患者安全管理水平，完善制度建设，畅通工作机制，确保医疗机构中的患者得到最大限度的安全保障，从而维护患者权益并提高医疗质量。该方案的具体行动内容如下。

● 确保医疗服务要素安全

（1）加强药品耗材安全管理。

（2）排查医疗设备设施安全隐患。

（3）规范医务人员管理。

● 保障医疗服务过程安全

（1）强化检查检验安全管理。

（2）严格诊疗行为安全管理。

（3）落实患者日常安全管理。

（4）提高急诊急救能力。

（5）保障诊疗信息安全。

● 优化患者安全管理机制

（1）健全常态化管理体系。

（2）完善不良事件报告处理机制。

（3）提升全员安全意识。

（4）构建良好患者安全文化。

当全球医疗卫生体系面临不断增长的患者安全挑战时，患者安全已成为备受关注的一个议题。上述系列行动反映了国内外对患者安全的高度关注。随着各级医疗卫生机构全力合作工作开展，患者安全管理体系不断完善，患者安全文化持续建设，我们可以期待医疗质量安全会持续改进，能更好地满足患者的需求，确保每位患者能够获得高水平的医疗照护。

患者安全不仅是一个目标，更是一项全球性承诺。持续不懈地追求有助于构建患者安全文化，推动医疗体系创新和改进，以保障患者安全，并促进医疗领域持续发展。

## 参考文献 ————————————————————————————

Singer SJ，Gaba DM，Geppert JJ，et al. The culture of safety: results of an organization-wide survey in 15 California hospitals. Quality & Safety in Health Care，2003，12(2): 112-144.

World Health Organization (WHO). Medication without Harm. https: //www.who.int/initiatives/ medication-without-harm.

国家药品监督管理局药品评价中心，合理用药国际网络中国中心组临床安全用药组，北京大学医学部药物评价中心，等 . 医疗机构药物警戒体系建设专家共识 . 中国药物应用与监测，2022，19(3): 135-144.

合理用药国际网络 (INRUD) 中国中心组临床安全用药组，中国药理学会药源性疾病学专业委员会，中国药学会医院药学专业委员会，等 . 中国用药错误管理专家共识 . 药物不良反应杂志，2014，16(6): 321-326.

# 第二章
# 用药安全的常见问题

用药安全的定义是免于在用药期间发生药害事件，避免、预防或纠正造成药品不良反应（ADR）的行为。药品从供应到最终使用，所经历的每个环节均涉及用药安全。这些环节主要包括药品采购、药品运输、药品储存、处方开具、医嘱审核、药品调剂、药品配置、药物使用、用药记录和用药监测等。确认每个环节的风险点是保证用药安全的起点。安全问题的发生往往是由于在不同的管理环节出现了漏洞或失误。因此，本章针对在药品使用的全流程中可能出现的潜在风险点提出防范措施，持续评估，并及时予以改进。

## 第一节　从用药流程角度看用药安全

医疗机构的用药过程并不是一个单独、离散的事件，而是一个复杂的过程。WHO在发布的《患者安全教程指南》中将处方从开具到执行分为四个基本步骤，分别是处方、调配、给药、监测。近年来，我国已发布一系列相关法律法规及规范性文件（表 2-1-1），用于规范医疗机构药物的使用，覆盖患者用药的全流程管理，以减少药品不良事件的发生。

表 2-1-1　与用药流程相关的法律法规及规范性文件举例

| 用药环节 | 法律法规及规范性文件 |
|---|---|
| 处方开具 | 《处方管理办法》（2007 年） |
| | 《中华人民共和国药品管理法》（2019 年） |
| | 《中华人民共和国医师法》（2021 年） |

续表

| 用药环节 | 法律法规及规范性文件 |
| --- | --- |
| 处方审核 | 《处方管理办法》（2007年） |
| | 《医院处方点评管理规范（试行）》（2010年） |
| | 《医疗机构处方审核规范》（2018年） |
| | 《中华人民共和国药品管理法》（2019年） |
| 处方执行 | 《护士条例》（2008年） |
| | 《临床护理实践指南（2011版）》（2011年） |
| | 《医疗质量安全核心制度要点》（2018年） |
| 用药监测 | 《药品不良反应报告和监测管理办法》（2011年） |
| | 《医疗机构药事管理规定》（2011年） |
| | 《中华人民共和国药品管理法》（2019年） |
| | 《药物警戒质量管理规范》（2021年） |

## 一、处方环节

处方环节用药错误涉及处方和医嘱，是最易引起患者伤害的一类用药错误。在我国，用药错误的数据主要来自医院药师的主动上报。根据INRUD中国中心组临床安全用药组2022年数据，全国26个省级行政区315家医院报告用药错误22868例，处方环节用药错误为17102例，占75.30%。

处方环节用药错误的主要引发者是医生。在做出处方决策时，医生应充分了解患者的临床状况，包括患者的体检报告、症状、生化或生理参数等评估结果，还要结合患者的既往史、过敏史和合并症等，从而制定最合适的治疗方案。此外，用药或其他治疗的可及性、药物的副作用、药物的经济性以及患者的依从性等因素也会影响医生对治疗方案的选择。

### （一）处方环节用药错误类型

INRUD中国中心组临床安全用药组在《处方环节用药错误防范指导原则》中将处方环节用药错误主要分为处方/医嘱开具错误和处方传递错误。常见错误类型见表2-1-2。

表 2-1-2　处方环节用药错误类型

| 错误类型 | 项目 | 内容 |
|---|---|---|
| 处方/医嘱开具错误 | 患者身份识别错误 | 将开给甲的药物开给了乙，或将甲的处方给了乙 |
| | 药物选择错误 | 未基于适应证、禁忌证、已知过敏反应、现有药物治疗情况和药物相互作用等选择药物 |
| | 遗漏 | 遗漏诊断，或需药物治疗的疾病未开具相应药物 |
| | 药物剂型选择错误 | 给药方式与药物剂型不匹配 |
| | 给药途径选择错误 | 给药途径与药品说明书要求不一致 |
| | 药物剂量错误 | 处方剂量过大或过小（特殊人群，以及生理病理状态或药物相互作用所需进行的剂量调整除外） |
| | 治疗疗程错误 | 疗程过短或过长 |
| | 给药时间错误 | 开具错误的给药时间或未注明给药时间 |
| | 给药频次错误 | 给药频次与药品说明书要求不一致 |
| | 给药速度错误 | 处方/医嘱药品泵入速度错误或未注明泵入速度 |
| | 配伍溶媒选择错误 | 开具错误的配伍溶媒种类，导致药物稳定性下降或使用的溶媒种类不适用于患者 |
| | 给药浓度错误 | 开具不适当的溶媒量，导致给药浓度过高或过低 |
| | 处方字迹难以辨认 | 手写处方潦草，难以辨认，或处方打印不清晰 |
| 处方传递错误 | 处方转抄错误 | 非口头医嘱转抄错误，包括护士记录错误、收费处转抄错误 |
| | 口头医嘱传递错误 | 当面口头医嘱或电话医嘱传递造成的错误，主要涉及抢救医嘱 |

**（二）处方环节用药错误发生的原因**

处方环节用药错误发生的原因主要有人员因素、流程因素、信息因素等。

**1. 人员因素**

医生在接诊时未详细询问并记录患者的既往史、过敏史、用药史、家族史等关键信息，对疾病的诊断不全面，对专业知识和相关药品不熟悉；手写处方时未遵照《处方管理办法》规定书写，字迹辨认不清。在仍需人工抄录处方/医嘱的医疗机构，护士转抄处方/医嘱出现错误。在抢救患者时，护士在记录口头医嘱后未与医生再次核对等。

**2. 流程因素**

医院层面未制定相关的管理和监督制度，人员配备不足；医疗层面缺乏相关的培训和奖惩考核机制。

### 3.信息因素

不同医疗机构间患者就诊信息共享缺失，易导致重复用药和药物相互作用等问题的发生；智能辅助决策系统不完善或缺失，易导致基础药品审核信息，如用法用量、相互作用、配伍禁忌等问题无法被识别；与患者疾病相关的危急值、与疾病相关的配伍禁忌、肝肾功能不全的药物剂量调整等无法提供正确的辅助决策信息；精麻药品等需要纸质处方的项目因信息缺失，手工开具处方时易发生用药错误。此外，临床科室、护士站、药房、收费处信息接口设计未优化，信息传递过程中患者、药品、处方/医嘱信息出现错误，以及药品计费信息出现错误或缺失。

### （三）处方环节用药错误的解决策略

#### 1.建立规范的流程管理制度

建立健全医疗就诊制度、处方/医嘱管理制度、医疗查对制度、医疗准入管理制度、特殊药品的处方管理权限制度、超药品说明书用药管理制度，以及针对用药错误的上报和反馈制度等。

#### 2.研发先进的智能信息系统

（1）建立全面且规范的药品字典，包含用法用量、配伍禁忌、特殊人群用量调整、药品属性等，其中固定下拉菜单默认项作为常见用法用量、给药途径的推荐标准用法，药品拼音检索精确化，或限定其极量、给药途径。对于有禁忌证及相互作用药物的处方，弹出用药警示窗口，杜绝出现差错隐患。

（2）建立标准化的处方/医嘱模块，包括动态获取相关异常的实验室数据，以提醒开具处方时需进行某项实验室检查，或建议使用或停用某种药物；为医生提供电子药品说明书和临床指南等知识数据库（如UpToDate、Micromedex等），以辅助解决临床问题；对于特殊药品的纸质处方，打印前做好相关要求的审核等，以减少医生在录入医嘱时差错的发生。

（3）建立信息化的用药错误反馈功能，如：使用触发工具，主动监测用药错误/药品不良事件信号，便于在处方环节搜集用药错误信息；加强处方开具时的实时审核干预，包括内嵌数据统计功能，对用药错误报告进行汇总分析，提出整改措施并监督实施，从而提高医生的用药水平；加强用药错误上报工作，完善上报平台，简化上报流程，评估考查上报流程的时效性和准确性，为后续的分析反馈提供依据。

### 3.加强教育与培训

医生应定期参加基于岗位胜任力的专业技能培训并接受资质考核，经培训并考核合格者方可从事麻精药物、抗菌药物、抗肿瘤药物的处方/医嘱开具；加强医生对相关法律法规和临床指南的学习，以及对已发生的用药错误的分析和交流，提高对处方环节用药错误的认识，从根源上减少用药错误的发生；向患者宣教主动提供就诊相关信息的重要性，确保医生所获取的患者用药信息的完整性和准确性。

### （四）案例介绍

患者，男性，36岁，因"腹痛、腹胀、反酸3个月"就诊于消化内科。经检查发现幽门螺杆菌（Helicobacter pylori, HP）感染，需进行抗HP治疗。医生未仔细询问患者过敏史，直接开具阿莫西林胶囊等四联治疗方案。患者在家服用后突发过敏性休克入院抢救。

从案例发生经过可以发现，用药错误发生的原因主要有：①医生在接诊时未详细询问并记录患者的过敏史等关键信息；②不熟悉相关药品的专业知识，如认为口服青霉素类抗生素不需要做过敏试验；③药师在审核和发药时均未关注患者的过敏史等。

防范措施：①在病历系统中可以强制填写过敏史等情况，防止医生在问诊时遗漏；②在开具皮试药品时自动对应提醒开具皮试检测，计费先只计皮试费用，在皮试阴性时再计所有药品的费用；③在皮试结束时，护士在系统中录入皮试结果后患者才能交费和取药，提醒患者进一步诊疗；④药师在审核时需根据皮试结果做进一步判断，在发药时需再次确认皮试结果，皮试阴性方可给药。

## 二、调配环节

调配环节用药错误是指药师在按照处方调配药品时，出现的与处方不符或者交付药品时用药交代不详而引起的用药错误。根据INRUD中国中心组临床安全用药组近3年的统计数据，调配环节用药错误的发生率仅次于处方环节用药错误，位列第二位。该环节的主要工作人员是药师。

### （一）调配环节用药错误类型

调配环节主要涉及药品的审核、调剂、配置、配送和发放等，其常见的错误类型见表2-1-3。

表 2-1-3　调配环节用药错误类型

| 错误类型 | 内容 |
|---|---|
| 审核错误 | 药物选择［基于适应证、禁忌证、已知过敏反应、现有药物治疗情况、相互作用（包括中西药及食物药物相互作用）、重复给药及其他因素］不当；剂量、剂型、数量、疗程不当；给药途径、时间、频次、速度不当；溶媒、浓度不当 |
| 调剂错误 | 药物品种、规格、剂型、剂量、数量等与处方不符 |
| 配置错误 | ①违反专药专柜调配；②违反无菌操作；③调配药物品种、规格 、剂量与处方不一致 ；④粉针剂溶解不完全、药液抽吸不彻底，导致残余量超标；⑤漏加药物；⑥混合调配顺序错误 |
| 配送错误 | 输液成品的批次或病区错误，导致未能在规定的时间将输液成品提供给患者；送药容器未加锁或封条，造成输液成品丢失或损毁 |
| 发放错误 | 调配药师在预调配时将药筐和患者处方信息绑定错误；发放药师手动调配自取药品错误或遗漏；发药药师未做到"四查十对" |
| 用药指导错误 | 医生、药师、护士指导患者用药不正确或未给予指导 |

### （二）调配环节用药错误发生的原因

#### 1.管理因素

各项制度、职责制定不完善；未建立规范的工作流程（如医嘱审核、药品调剂、退药流程、药品配送等）；对用药错误未制定相应的监测和防范措施；对静脉用药调配中心（pharmacy intra-venous admixture service, PIVAS）洁净级别、清洁消毒以及自动发药仪器设备的维护保养不到位；复核校对管理不到位等。

#### 2.人员因素

审方人员经验不足或专业知识匮乏；相关操作人员加药/退药时，未认真核对药品，造成看似、听似或一品多规药品上架错误；未认真核对药品批号、效期，导致无法做到"先进先出"或导致药品失效；调配药师由于工作量大或工作不专心等，未严格遵守"四查十对"的查对制度，造成药品调剂、配置和发放错误；操作人员主观意识薄弱，未对仪器和环境进行规范的消毒养护，导致设备出现故障，影响药品安全；调剂药师在用药交代时，专业知识储备不足或交代意识薄弱等。

#### 3.智能设备和信息因素

设备陈旧老化，故障多；智能设备设计缺陷以及与医院信息系统（hospital information system，HIS）对接不稳定，导致信息遗失或差错；PIVAS信息系统、医嘱审核系统出现故障，导致错误医嘱通过审核或发放；操作环境的网络信号不稳定等。

### （三）调配环节用药错误的解决策略

#### 1.制定标准化制度与流程

PIVAS宜建立包含从药师审核→打印标签→贴签摆药→核对→混合调配→输液成品核对→输液成品包装→分病区放置于封闭容器内、加锁或封条，由工人或物流系统送至病区等各个环节的工作流程和规章制度；门诊/住院药房宜建立包含药师审核→打印标签→调剂药品→核对→发放等各个环节的工作流程和规章制度，并做好每个环节步骤的质控管理。制定仪器设备、工作环境的消毒养护制度，如对PIVAS环境进行清洁消毒；生物安全柜和水平洁净层流台均应定期维护保养，保证运行质量，并定期进行细菌监测。

#### 2.实施自动化和信息化

实施自动化和信息化：①使用计算机系统辅助医嘱审核；②实行条码化管理；③设置信息系统中的预警提示功能；④定期维护、升级信息系统；⑤引入智能设备。

#### 3.人员的培训和管理

规范技术人员的准入培训、继续教育；强化岗位人员责任制，推进安全用药文化教育，倡导安全用药文化；建立质量控制小组，定期对整个流程中的各个环节进行检查，尤其要加强对隐性质量问题的检查。

### （四）案例介绍

某三甲医院因当日准备次日的第一批配置医嘱，停药和退药医嘱多。药师在退药归位操作时，极易发生药品品种（实物库位错误）和数量（系统复核和实物数量不符）的差错，引发后续排药错误等连锁反应。

防范措施：①在工作流程中，调配次日医嘱的时间尽量后移，减少停药的数量。②研发退药抵扣模块，护士可随时录入退药，自动计费。药房抵扣退药药品，如抵扣不足，以实物抵扣。③实物退药时，用个人数字助理（personal digital assistant，PDA）绑定药品和库位码，以减少退药归位差错的发生。④加强对工作人员的专业知识和操作培训，尤其是易混淆药品、效期检查和退药流程的管理，加强纪律监督。

## 三、给药环节

给药环节用药错误是指医生处方正确，但是在给药环节发生的偏离医嘱或处方内容而造成的用药错误。

## （一）给药环节用药错误类型

给药环节包括复核医嘱和给药两个环节，其常见的错误类型见表 2-1-4。

表 2-1-4　给药环节用药错误类型

| 错误类型 | 内容 |
| --- | --- |
| 患者身份识别错误 | 将药品给予错误的患者 |
| 药品品种错误 | 提供给患者非医嘱指定的药物 |
| 剂量错误 | 给药剂量大于或者小于处方的药品剂量（以下情况除外：允许的剂量误差范围，无法定量的局部用药） |
| 剂型错误 | 给予患者药品的剂型与处方／医嘱中药物的剂型不同 |
| 给药时间错误 | 未按规定的给药时间或时间间隔给药，用药速度不当 |
| 给药途径错误 | 未按药品说明书给药 |
| 配置错误 | 将存在配伍禁忌的药品混合 |
| 给药技术错误 | 给药时采用的程序或技术不当，如给药途径正确，但位置错误 |
| 遗漏 | 未将医嘱药物提供给患者，或患者拒绝用药 |
| 监测错误 | 监测缺失、监测方法不当、数据评估不当 |
| 使用过期或变质药品 | 使用过期或变质的药品 |
| 依从性差 | 患者未按医嘱规范用药 |
| 其他 | 除上述以外的任何给药环节的用药错误 |

## （二）给药环节用药错误发生的原因

### 1.人员因素

护理人员经验不足或专业知识匮乏；未严格遵守"三查七对"的查对制度及其他护理标准操作规范；工作强度大且人员不足；医护和医药间的交接班不规范；培训缺失或培训内容陈旧，流于形式；科内管理缺乏高效统一的规章制度；院内监督管理不到位导致医疗核心制度落实不到位等。

### 2.药品因素

药品属于听似、看似等易混淆药物；特殊剂型、特殊剂量以及特殊给药方式；超药品说明书用药；药品储存条件特殊；效期管理；滴速控制以及光敏药物的输注要求；药物的给药时间和给药顺序；配伍禁忌；药物前后给药的处理等。

### 3.信息因素

高危药品等药品标识未清晰且全程显示；部分医嘱备注信息无法在计算机或PDA上显示，而采用口述的方式传递；未达到信息有效闭环管理；物流信息系统落后；智能穿戴设备的信息传递不畅或错误等。

**（三）给药环节用药错误的解决策略**

**1.建立规范、合理的操作流程**

（1）有条件的医疗机构，由药学部承担药品的配置和配送，护士接收药品后，扫描唯一识别码，以保证药品、患者、处方一一对应。

（2）采用特殊的标识和包装，如高危药品粘贴高危标识，肠内营养制剂粘贴非静脉使用的标识，易混淆药品采用独立分隔包装等。

（3）规范病房备用和抢救药品的管理，其申请基数由医院管理部门议定后执行，并且每月做好药品的养护工作。

（4）做好相似药品的分区摆放、双人核对和管理。

（5）制定用药相关设备与装置定期维护制度。

（6）采取适当的措施做好患者外配药品和自备药品在临床的使用管理。

（7）规范护理文书的书写，根据医嘱真实记录用药过程。

**2.完善给药环节的信息化和自动化**

（1）实现院内信息系统共享，避免因沟通不畅或信息掌握不足带来的用药错误。

（2）采用腕带、条形码或其他电子信息认证患者、处方和药品之间的唯一性，并形成药品使用的闭环管理。

（3）设置查询模块，以供查询输注速度、按顺序给药、输注条件、药品说明书、渗透压等。

（4）使用静脉泵、化疗泵、胰岛素泵等仪器，以保障药品输注的速度和安全。

（5）采用智能穿戴设备进行用药监护和记录。

**3.做好宣教和培训工作**

加强药物知识、患者宣教技巧、标准化操作流程、护理技术、信息技术等的培训，以提高护理人员对用药错误的认知和反思，以及操作的规范性。

**（四）案例介绍**

某三甲医院于2019年上线不良事件上报系统，其中药品不良事件涵盖从处方开具到药品执行，再到用药后监测的全流程环节，共分为处方/医嘱差错、调剂差错、给药差错、退药差错、配送差错、药品不良反应、药品质量问题等有关药品的不良事件上报。通过系统查询，2022年以来共发生药品不良事件2799起，其中给药环节的用药错误168条。

防范措施：①对于患者和药物识别错误，推荐使用条形码和PDA扫描技术，确保药品、患者、药物执行者一一对应。②对于给药时间错误，比如以往将口服频次为每晚一次和每日3次、餐前和餐后的药物单剂量分包包在一起，易导致护士发放时难以区分；流程改进后，将口服频次为每晚一次的药物单独包装，餐前餐后的分开包装，地高辛、华法林等高危药品应分开单独包装。③对于错误的给药技术，可规范化记录所有医嘱和用药过程，根据医嘱执行标准化的操作流程。定期对患者使用的用药相关设备与装置（如静脉泵、中央静脉置管等）进行评估、检修、校正和更换，并留存记录。规范药品知识的学习与培训等。

### 四、监测环节

用药后，应对药物的疗效、不良反应和患者依从性进行监测。

门诊患者用药监测的前提是使患者知晓药物使用的注意事项、监测指标和周期，因此用药交代显得尤为重要。门诊分级用药交代聚焦患者需求，多角度、多媒介探索构建用药交代多级多维体系，建立适应当前诊疗环境的"五个一"用药交代模式（一张药品标签快速交代用法用量，一句话温馨提示用药关键，一张纸重点交代注意事项，一对一药学门诊全面指导，一个视频图文讲解全程陪伴），为不同患者提供分级用药指导，让更多的患者关注用药安全与疗效。

住院患者用药监测主要是对住院期间患者用药后的所有药效和不良反应进行评估，包括患者的自我监测，以及医务人员的管理。监测内容包括生命体征、血药浓度、血糖、血压、心电图，或其他有针对性的实验室指标等。当观察到患者对药物治疗的反应不佳或出现不良事件时，医生和药师应分析原因，及时优化或调整治疗方案。出院后用药监测主要是对患者的依从性和药效，以及药品不良事件进行评估。因此，用药后监测是发现和纠正用药错误、提高疗效和避免药品不良反应发生的重要手段。

对于使用高警示或复杂药物治疗方案的患者，药学门诊是出院后用药的一个有效沟通渠道。除要加强药物咨询相关知识和沟通技能培训外，药师还要结合一些技术策略，如使用随访表建立患者电子药历和咨询档案、使用合理的用药软件和药物咨询辅助教具等，增加患者对自身治疗的参与度，以避免和纠正监测环节用药错误的发生。

用药错误可发生于用药系统的任何环节，医疗机构通过设计安全、有效的用药系统来防止用药错误的发生，或者在用药错误发生时减轻患者伤害。最关键的是，要提高医务人员对用药错误的认知和辨识，并积极参与用药错误的防范，将减少差错的核心理念引入医院用药的各个环节，通过有力的监控、自控与互控有机结合，真正实现患者用药的安全、可靠。

## 第二节　从药品管理角度看用药安全

药品管理是医院工作的重要组成部分，对保证临床用药的安全和有效起着不可替代的作用。为了防止伪劣药品进入医院，保证用药的安全性与有效性，应严格遵照《中华人民共和国药品管理法》《中华人民共和国药品管理法实施条例》《药品经营质量管理规范》等相关法律法规及规范性文件，进一步完善医院药品采购、管理、使用制度，保障药品供应安全、价格安全、质量安全和使用安全。

### 一、药品目录安全

#### （一）健全药品目录管理机制

1.建立健全药事管理与药学工作规章制度，药事管理与药物治疗学委员会（组）应监督相关规章制度的实施。

2.建立健全药品目录的遴选制度，包括新药准入，品种、品规增补和替换，药品淘汰等制度规范。

3.建立健全临时药品采购制度，明确临时采购药品的目的、要求及使用范围。

4.建立健全药品目录调整和动态管理制度，明确调整周期、调整形式，做好动态监测等工作。

5.建立健全药品目录的评价制度，包括合理用药点评制度及不良反应（不良事件）监测制度等。

6.建立健全特殊药品管理目录，包括重点监控药品目录、应急药品目录、高警示（高危）药品目录、易燃易爆危险药品目录、麻醉药品/精神药品/医疗用毒性药品/放射性药品（简称麻精毒放药品）目录等，制定相关管理制度及应急预案。

**（二）优化药品目录结构**

1.应用信息手段做好药品信息、品种结构、国家基本药物、重点监控药品、国家集中采购药品、精麻药品、抗肿瘤药品等目录分类统计及分析，建立健全临床用药监测、评价和超常预警制度，为目录结构合理性提供依据。

2.医疗机构应执行"同一通用名药品注射剂型和口服剂型各不得超过2种，处方组成类同的复方制剂1～2种"的相关规定，对于不满足以上要求的药品，应有依据及进行评议。

3.医疗机构药品目录中的抗菌药物品种数与品规数应符合相关政策要求。对于确有不符合要求的情况，应有明确的说明并完成备案。

4.根据国家基本药物使用相关规定，制定医疗机构优先使用国家基本药物制度，医疗机构基本药物覆盖国家目录的比例达到国家要求或逐年增加。

5.医疗机构应建立重点监控药品合理用药管理制度，并对使用情况进行检查、分析和反馈。

**（三）多维度评价药品目录**

1.医疗机构应建立药品目录评价制度。

2.医务部门应根据临床用药需求、医疗机构医疗特色、优势学科发展，以及医政、医保相关政策调整，形成对目录药品结构调整机制。

3.药学部门应根据药理学、制剂学、药代动力学/药效动力学、药物安全风险、药物经济学评价、药物循证证据，以及医疗机构处方评价等信息，及时推进目录调整和更新，持续提升药品目录质量。

4.医疗机构应细化药品目录的管理，制定包括急抢救药品、备用药品、麻精毒放药品、高警示药品、易混淆药品、药品类易制毒化学品等的相应目录管理制度。

**（四）推进药品临床综合评价**

1.药品临床综合评价是基本药物遴选和动态调整、药品采购、临床合理用药等工作的基础支撑，对健全药品供应保障制度的决策部署具有重要意义。

2.《药品临床综合评价管理指南（2021年版试行）》明确了我国未来药品评价的方向，采用真实世界研究（Real World Study, RWS）、专家咨询法、文献研究法、模型研究，以及基于多维度证据的决策分析等方法，进行系统的方法学解析和有针对性的研究设计，从而更客观、科学地反映各类药物的临床价值。

3.药品临床综合评价的流程包括主题遴选、评价实施和结果应用转化三个基本环节。一般采用多准则决策分析法（Multi-Criteria Decision Analysis, MCDA）的流程对各评价维度进行量化评分。

4.药品临床综合评价围绕技术评价与政策评价两条主线，从安全性、有效性、经济性、创新性、适宜性、可及性以及其他属性等维度，开展科学、规范的定性定量相结合的数据整合分析与综合研判，为疾病防治基本用药供应与使用提供依据。

## 二、药品采购安全

### （一）规范药品采购途径、供应方资质的管理

1.药学部在药事管理与药物治疗学委员会（组）的领导下，负责全院的药品采购、储存和供应工作。除放射性药品可由核医学科按有关规定采购外，其他科室和个人不得自行采购药品。

2.药品通过国家行政部门规定的平台或途径进行采购，且不得超出医院用药目录范围。有特殊需要的，应按照临时药品采购制度执行，若该临时采购药品为省（区、市）备案采购品种，则还需参照相应规定上报审批同意后方可采购。

3.医疗机构购进药品，应当核实供货单位的药品生产许可证或者药品经营许可证、授权委托书，以及药品批准证明文件、药品合格证明等有效证明文件。首次购进药品的，应当妥善保存加盖供货单位印章的上述材料复印件，保存期限不得少于 5 年。医疗机构购进药品时应当索取、留存合法票据，包括税票及详细清单，清单上应当载明供货单位名称、药品通用名称、药品上市许可持有人（中药饮片标明生产企业、产地）、批准文号、产品批号、剂型、规格、销售数量、销售价格等内容。票据保存时间不得少于 3 年，且不少于药品有效期满后 1 年。

4.医疗机构同时应与供货单位签订《中标药品购销合同》《药品配送承诺书》《药品购销补充协议》《反商业贿赂协议书》等相关协议，从源头抓起，保证药品质量。相应的资质资料审核通过后方可开展药品采购业务，实施药品

采购。

### （二）加强药品资质审核

1.医疗机构应对首营药品做好首营资料，包括生产企业营业执照、药品生产许可证、药品生产质量管理规范（Good Manufacturing Practice of Medical Products, GMP）证书、药品注册批件、药品包装、药品说明书、药检报告，审查合格后方可进行采购。

2.进口药品需提供进口药品注册证、进口药品检验报告单或通关单、药品包装、药品说明书，审查合格后方可进行采购。

3.审核未通过的药品严禁采购；因医药公司或生产企业的原因不能及时采购的，药学部应有书面记录报医院药事管理与药物治疗学委员会（组）备案。

4.药品因正当原因需要改换包装、厂家更名等，由国家集中采购平台正式发文更新，按照首营药品资质审核通过后进行采购。

### （三）提升药品采购供应保障临床治疗需求的能力

1.医疗机构应制定明确的药品采购供应管理制度与流程，保障国家集中采购中标品种和国家基本药物的优先使用，并由药学部门负责统一采购。

2.对于列入目录的药品，应按规定在指定平台采购。采购渠道应能保障药品的稳定供应，采购量应储备适宜：85%以上的药品库存周转时间短于10～15天；紧缺药品、特殊药品确需超量采购的，应做好评价和备案。

3.应制定目录内药品出现供应短缺时的应对流程或处置预案，确保临床必需药品的供应。

4.应制定药品采购监管机制与临时采购相关制度和监管机制，无违规采购。目录药品应急采购应规范、合理、必要、科学；临时采购药品应具备不可替代性，仅限申请的患者使用，其他患者不得使用；单次采购应根据患者病情写明采购数量及使用期限。每年采购次数＞5例次的临时采购抗菌药物，应讨论是否纳入常规目录。

5.应制定药品供应短缺等导致的目录暂行调整制度和流程，目录调整应向医院药事管理与药物治疗学委员会（组）备案。

6.中药饮片、麻醉药品、精神药品、医疗用毒性药品、放射性药品和药品类易制毒化学品，按有关管理办法执行。

### 三、药品验收、入库、养护安全

#### （一）规范药品验收

1.医疗机构应制定药品入库验收流程及岗位职责，加强药品验收管理，药品入库前逐一对品名、剂型、规格、数量、有效期、生产企业、包装外观等进行查验。

2.按照验收要求，对每次到货药品进行逐批抽样验收，生产企业有特殊质量控制要求或者打开最小包装可能影响药品质量的，可不打开最小包装；破损、污染、渗液、封条损坏等包装异常，以及零货、拼箱的，应开箱检查至最小包装；实施批签发管理的生物制品，可不开箱检查。

3.对于存在无随货同行联；进口药品证件不全、不符或模糊不清；药品规格、数量、产地、批号不符，有效期少于 6 个月（特殊情况如急救药品、临床必需且供应紧张的药品除外）；外包装破损、污染、质量可疑、不在采购计划内的药品等不符合要求的情况，应坚决拒收。

4.麻精药品及冷藏药品应随到随验。麻精药品应双人开箱验收，清点验收至最小包装，验收记录双人签字。在验收中发现缺少、缺损的麻醉药品、第一类精神药品时，应双人清点登记，向供货单位查询并处理。

5.冷藏药品应重点检查其运输方式及运输过程中的温度记录，不符合储存温度要求的，应当拒收。

6.验收进口药品，须审核其进口药品注册证或进口药品批件、进口药品检验报告书或通关单复印件。

7.验收实行批签发的生物制品、血液制品，应审核其生物制品批签发合格证复印件。上述复印件应加盖供货单位质量管理部门的原印章。

#### （二）规范药品入库

1.药品验收合格后，药库保管人员应及时办理入库手续，建立真实、完整的药品购进验收记录，注明药品的通用名称、剂型、规格、批号、有效期、生产厂家、供货单位、购货数量、价格、入库日期、验收结论等，并由验收人员签字。做到票、账、物相符，并将发票、随货同行单、入库验收记录转交给药品会计核对建账。验收记录应保存至超过药品有效期后 1 年，但不少于 3 年。

2.验收合格的药品应按照安全、方便、节约、高效的原则，正确选择仓位，合理使用仓容，距离适当，垛与墙、屋顶（房梁）、散热器或供暖管道的间距不小于 30cm；垛与地面的间距不小于 10cm。堆码规范、合理、整齐、牢固，无倒置现象。

3.应根据药品的性能及要求，将药品分别存放于常温库、阴凉库、冷库。对于有特殊温湿度储存条件要求的药品，应设定相应的库房温湿度条件，保证药品储存质量，确保药品储存安全。

4.按照药品性能，对药品实行分区、分类储存管理，如药品与非药品、内服药与外用药应分区存放，中药饮片应设专库（区），危险药品应单独存放并有安全消防设施等。

5.药品存放可实行色标管理，待验品区、退货药品区以黄底白字标明，合格品区、待发药品区以绿底白字标明，不合格品区以红底白字标明。

6.麻醉药品、第一类精神药品实行"五专"（专人负责、专柜加锁、专用账册、专用处方、专册登记）管理。

**（三）规范药品养护**

1.应根据季节、气候变化，做好药品温湿度管理工作，并根据具体情况及时采取措施。

2.对不合格药品实行控制管理。不合格药品应单独存放，专账记录，并有明显标志。

3.库存药品应按药品批号及效期远近依序存放，不同批号药品不得混垛。

4.药品实行有效期储存管理，定期检查库存药品有效期，药品发放严格按照先进先出、近效先出的原则。有效期 6 个月内的药品，检查实物数量。有效期 3~6 个月的药品，若使用量大，能在 1 个月内用完的，粘贴近效标签，每月查看使用情况；若使用量少，则退回供应商更新批次；有效期少于 3 个月的药品，应退回供应商更新批次。若该品种药品供应紧张，临床确需使用且无替代品种，则可继续使用至有效期满，但必须加贴醒目近效药品标志。离失效期大于 1 个月的药品，每月核查一次；离失效期少于 1 个月的药品，每周核查一次。

5.储存过程中发现有质量问题的药品，应立即将该药品集中控制并暂停发货，报质量管理部门处理；做好库存药品的账、货管理工作，确保账、票、货相符。

6.保持库房、货架清洁卫生，药品储存作业区内不得存放与贮存管理无关的物品。

7. 做好防盗、防火、防潮、防腐、灭鼠、防污、防污染等工作，每季度做好所有在库药品的养护工作（外观、效期等）并记录。

8.麻醉药品、精神药品等特殊管理的药品，应按照有关法律法规的相关规定进行管理，专库或专柜存放，双人双锁保管，专账记录。

9.高危药品应有专用药柜或专区储存，药品储存处有明显红色专用标志。

10.易混淆的药品应分开存放或有警示标志。

11.未经批准的人员不得进入贮存作业区，贮存作业区内人员不得有影响药品质量和安全的行为。

### （四）规范药品质量管理

1.建立健全药品质量监控制度，可建立药品质量管理小组，收集并处理医院各部门发生的药品质量事件。

2.定期召开质量监督会议，通报院内发生的药品质量相关事件以及处理情况。

3.发现药品质量事件，发现者应立即停止使用该问题药品，并填写《药品质量事件登记表》（表2-2-1），反馈至药库。药库调查后向生产厂家或供应商发出原因调查及整改措施反馈的要求；若调查为群发性事件，则药库还需上报药品质量监控小组，讨论决定更换批次或暂停使用，必要时向药事管理与药物治疗学委员会（组）报告，经核实后及时向所在地药品监督管理部门报告。

4.严格按照规定范围使用临床试验用药品，不得销售。

5. 积极配合药品监督管理部门依法对药品质量进行监督检查，如实提供与被检查事项有关的物品和记录、凭证以及医疗文书等资料，不得阻碍或拒绝接受监督检查。

表 2-2-1　药品质量事件登记表

| 报告部门 | | 报告人 | |
|---|---|---|---|
| 报告时间 | | 发生时间 | |
| 药品名称 | | 药品规格 | |
| 药品批号 | | 生产厂家 | |
| 具体情况 | | 报告人：<br><br>报告时间： | |

续表

| 事件调查情况 | |
|---|---|
| | 调查人：　　　　　　　　调查时间： |
| 事件处理情况 | |
| | 处理人：　　　　　　　　处理时间： |

## 四、药品出库安全

### （一）规范药品出库检查与复核

1.药品发放应遵循先进先出、近效期先出、按批号发货的原则，按照出库凭证逐项发放，逐项检查核对领用部门，及药品通用名称、剂型、规格、数量、批号、有效期、生产厂家、出库日期，查看药品质量状况，发放人签字确认。

2.药品出库发放应做好发货批号数量和领用部门记录，保证发出药品能够按照批号准确地追踪，必要时可将出库药品及时、完整、准确地召回。

3.在遵循出库原则时，应统筹考虑各部门药品消耗情况，发放药品的批号相对集中，尽量减少同一品种在同一笔发货中的批号数。

4.药品出库时，应对照出库凭证对药品实物进行质量检查和数量核对，核对无误后标明质量状况，并做好减库复核记录，出库复核人签字。特殊管理药品在出库时，应建立双人复核制度。

5.出库复核应注意检查包装的完好性；拆零药品应逐品种、逐批号对照发货凭证进行复核，复核无误后，拆零药品拼箱应有醒目的拼箱标志。

6.药品出库时，若发现药品有质量问题，如包装内有异常响动和液体渗漏、包装出现破损、封口不牢、封条严重损坏、包装标识模糊不清或脱落、药品已超过有效期等情况，应停止发放该药品。

7.麻醉药品、第一类精神药品、特殊管理药品和危险品发放出库应参照相应管理规定执行。

### （二）规范药品运输管理

1.药品运输应符合药品质量要求，做好防护措施，冷藏、冷冻药品应采用符合要求的冷链运输，易碎药品应做好防震防撞措施，特殊管理药品和危险品的运输应参照相应规定执行。

2.发运人员在搬运、装卸药品时应轻取轻放，严格按照外包装图示标志要求堆放，并采取相应的防护措施。在药品运输过程中，应针对运送药品的包装条件及道路状况采取相应的措施，防止药品破损和混淆。

## 第三节　从患者和照护者角度看用药安全

2023 年 9 月 17 日世界患者安全日活动主题是"鼓励患者参与患者安全"，行动目标包括各级各类医疗机构要充分给予患者安全知识，提高患者、家属和照护者的参与度，从而提高患者的安全性。患者和照护者是医疗团队的合作伙伴和重要成员。研究表明，患者积极参与用药过程，可有效减少用药错误事件的发生，提高用药安全。因此，各级各类医疗机构应积极将创新举措融入患者照护与医疗服务中，将患者及照护者的参与视为医院医疗服务总体战略规划的核心要素，以提升整体医疗服务水平。那么，如何促进患者和照护者安全用药呢？我们可以从以下几个方面着手。

### 一、了解药品

患者和照护者安全用的前提是充分了解药品，包括药品名称、规格、适用范围以及可能发生的不良反应，这些药品知识的获取来源是药品说明书。2023 年 10 月 31 日，国家药品监督管理局发布《药品说明书适老化改革试点工作方案》，在部分口服、外用等药品制剂中开展药品说明书适老化及无障碍改革试点。同时，建议提供纸质的大字版药品说明书，或者将部分项目的字体、格式加大、加粗印制，并鼓励企业进一步提供语音播报服务和盲文信息。药品说明书（简化版）及药品说明书（大字版）编写指南（2023 年样版），见图 2-3-1 至图 2-3-3。

XXX说明书（简化版）

请仔细阅读说明书（简化版）并在医生指导下使用

**本说明书为简化版说明书，如您想了解更多信息，请详见电子版或可扫描二维码**

**警示语位置**

【药品名称】
通用名称：
商品名称：
英文名称：
【成　　分】
化学名称：
所有辅料名称：
……

图 2-3-1　化学药品及生物制品说明书（简化版）示意

XXX说明书（简化版）

本品仅作为处方药供中医临床使用

**本说明书为简化版说明书，如您想了解更多信息，请详见电子版或可扫描二维码**

**警示语位置**

【药品名称】
通用名称：
汉语拼音：
【处方组成】
【处方来源】
【功能主治】
【规　　格】
【用法用量】
……

图 2-3-2　古代经典名方中药复方制剂说明书（简化版）示意

---

**ＸＸＸ说明书（简化版）**

本品仅作为处方药供中医临床使用

**本说明书为简化版说明书，如您想了解更多信息，请详见电子版**

**或可扫描二维码**

**警示语位置**

【药品名称】

【成　　分】

【功能主治】/【适应证】

【规　　格】

【用法用量】

【不良反应】

【禁　　忌】

【注意事项】

……

---

图 2-3-3　中药、天然药物处方药说明书（简化版）示意

## 二、正确使用药品

1. 医生开具的医嘱/处方应正确且浅显易懂，如每天一次，应尽可能标明具体服药时间；特别在多药联合使用的情况下，在保证疗效的同时，以患者服药方便为宜。例如，脑梗死患者的医嘱为阿司匹林肠溶片和阿托伐他汀钙片，每天一次，每次各一片，睡前服用，而不是模糊的每天一次，这样可减少多次服药导致的安全问题。

2. 多途径查询药品用法、用量。利用信息化技术手段，提供多种查询途径，以便患者和照护者及时、便利地查询所用药品的正确用法和剂量；开展分级用药交代，以利于患者和照护者充分了解药品，正确使用药品。例如，通过用药指导单、药物标签、医院小程序等查询所配药品的具体用法和剂量，以及常见的药物相互作用和不良反应提示等。

3. 抓住五个关键时刻，确保用药安全。

时刻一：开始用药时，核对药品名称，了解药物具体作用、用药风险和可能发生的不良反应。是否将过敏史和其他健康状况告知医生？如何储存药品？

时刻二：服用药品时，患者清楚自己应该什么时候服药，每次服用的剂量

是多少，如何服用这种药品。清楚摄入食物和饮料对正在服用的药物有无影响。知道如果漏服了药物该如何处理，出现不良反应该如何处理。

时刻三：加用药品时，应清楚以下几个问题。我真的需要加用别的药品吗？是否告知医生我已经服用的药品？现在服用的药品会不会发生相互作用？如果怀疑会发生相互作用，该如何处理？我能正确管理现在服用的多种药品吗？

时刻四：评估用药时，应知晓以下几点。是否保留了用药清单？每种药品我服用了多久？是否服用了现在不需要的药品？健康专家有无定期检查我的药品？我的药品应该多久检查一次？

时刻五：停药时，应清楚以下几个问题。我应该何时停药？我的药品中是否存在不能骤然停用的药品？药品用完了，我该怎么办？如果发生某些不良反应而停药，我应该如何报告？我应该如何处理多余或过期的药品？

对于上述问题，患者都应该知晓。

## 三、妥善保管药品

为患者提供药品储存箱，并定期检查或由专业人员上门协助检查家庭小药箱。告知患者和照护者如何正确识别药品有效期。对于有特殊储存要求的药品，在调配给患者的同时，应采用醒目标识以及语言或书面告知，如冷藏药品可以粘贴"2～8℃保存"标签，或者告知患者可以将其放在冰箱冷藏室；需遮光保存的药品如左氧氟沙星滴眼液，每次使用后应放回药盒内，并盖好药盒盖子；已开封的且多次使用的药品尽量记录开封日期，并在本期治疗结束后立即丢弃。

## 四、加强患者和照护者教育

1. 多形式开展科普和宣教。采用多种形式开展科普和宣教，如：院内开设健康大讲堂；在候诊区的电视机上滚动播放科普视频；在特定节日，在院内、社区或养老院等开展互动活动；在公众号发表科普文章；拍摄科普短视频等，以加强患者和照护者的用药科普和用药教育。

2. 鼓励患者自我管理，促使患者管理从"被动管理"向"主动管理"发展。

3. 建立流畅的沟通渠道。督促患者定期复查，及时调整药物处方。为患者和照护者提供不良事件或不良反应的反馈渠道。

## 五、特殊人群用药安全

"十四五"时期是我国开启全面建设社会主义现代化国家新征程的关键阶段，也是积极应对人口老龄化的重要战略机遇期。加强智慧老年健康和智慧托育服务建设，既是我国在发展过程中保障和改善民生的基础性工程，亦是推进全面建成社会主义现代化强国的具体实践。

### （一）老年人和儿童

医疗机构应加强老年人和儿童的用药安全管理。这两类人群存在以下共同特点。①发生感染的风险高：老年人和儿童免疫力低下，感染发生风险高，使用抗菌药物的机会更多。②易超量用药：老年人生理储备下降，导致多脏器脆弱性增加和功能障碍；而儿童脏器功能发育不全，超量用药风险更高。鉴于此，药学人员需要优化对给药剂量的评估，特别对于通过肾脏排泄的药物，需要基于肾小球滤过率制定合适的给药方案，从而减少超量用药导致不良反应的发生。例如，某三甲医院药学部自行研发了一个"基于肾功能的药物剂量调整"系统，医生在开具相关用药医嘱时，系统会自动检索肾小球滤过率，后台自动匹配合适的药物剂量。发生超量用药时，处方端会自动弹窗告知合适的用法、用量，如果医生仍选择超量用药，那么处方自动进入审方系统；如果审核认为不合理，处方会被退回至医生端并要求重新开具处方。基于该系统，医院可以很好地解决超量用药问题，大大提升用药安全性。

建立老年患者用药管理制度，对不同风险水平的老年患者进行分级管理，加强用药提醒。多病共存往往导致多重用药，年龄越大，多重用药比例就越高，而衰弱老年人多重用药与严重不良事件（跌倒、认知功能障碍、功能下降、住院时间延长及再住院和死亡）发生率的增加有关。在做好说明书适老化改革的同时，应重视老年共病常用药物的临床综合评价及药物治疗管理，完善老年共病状态下用药评价研究的方法学体系，积极探索人工智能（artificial intelligence, AI）等新技术在老年共病管理和药品综合评价中的应用。

加大宣传力度，提高大众对儿童用药的认知水平，减少儿童家庭成员因疾病焦虑而要求用药的行为。遴选儿童用药时，医疗机构需要关注儿童适宜的剂型和规格，促进精准用药。儿童用药要遵循"能外用不口服、能口服不注射、能局部用药不全身用药"的原则，且药品选择要合适、准确。药学服务应贯穿治疗全程，做到精准化、个体化给药。

**（二）妊娠妇女**

妊娠期药物暴露所引发的用药安全隐患日益受到人们的关注，国内已有多家医院设立妊娠用药咨询门诊。通过综合分析妊娠女性的用药时间、妊娠时间及药物的毒副作用，为孕前 3 个月和妊娠全程提供用药安全指导，提供个体化的建议，并制定个体化的监护随访方案，以减少不必要的流产，保护女性生育力和生殖健康，保障胎儿健康。

**（三）哺乳期婴幼儿**

新生儿体重较轻，肝肾功能尚未发育成熟，对药物的消除能力较差，药物易在体内蓄积；同时，婴幼儿对药物的敏感性高，需要重视哺乳期用药安全问题。在选择药物时，一般脂溶性越大、蛋白结合率偏低、相对分子质量 < 200、药物解离常数大的药物更易进入乳汁；哺乳时间应避开药物达峰时间，尽量选择半衰期短的药物。

**（四）肝肾功能不全患者**

肝脏是药物代谢的主要场所，肾脏是药物排泄的主要器官，当肝肾功能不全时，药物代谢、排泄会受到影响，若按照正常剂量给药，则易导致药物蓄积而发生不良反应。因此，在药物选择时，需要根据肝肾功能情况做出相关调整：①对于肝功能不全而肾功能正常者，可以选择对肝毒性小、主要通过肾脏排泄的药物，如喹诺酮类药物可以选择左氧氟沙星；②对于肾功能不全而肝功能正常者，可以选择主要通过胆汁排泄的药物，如莫西沙星，其他药物需要根据肾小球滤过率来调整剂量。但是，当肝肾功能均存在问题时，须谨慎选择药物，对于治疗窗狭窄的药物，要监测其血药浓度及相关指标，以便及时调整方案。

总之，用药安全关乎民生，贯穿治疗全程，需要医务人员、患者和社会大众共同参与，共同守护。

## 六、药师参与血液透析患者高磷血症用药安全管理案例

高磷血症（血磷浓度 > 4.5mg/dl）在尿毒症患者尤其是维持性血液透析患者中普遍存在。2019 年，欧洲透析预后与实践模式研究（Dialysis Outcomes and Practice Patterns Study, DOPPS）7 显示，55% 的血透患者有高磷血症，平均血磷浓度维持在 4.5～5.3mg/dl。中国 DOPPS 5（2012—2015 年）调查显示，

77.2%的患者有高磷血症。高磷血症是造成继发性甲状旁腺功能亢进、心血管疾病甚至患者死亡的重要危险因素。

磷结合剂的使用是降磷治疗的基石。但是，对于血透患者，不规范使用磷结合剂的情况十分普遍。血透患者属于特殊人群，居家、抑郁现象比较常见，饮食经常不规律，以年轻人和男性多见；磷结合剂只能减少食物中磷在肠道的吸收，若参考其他药物用法，如每天3次，每次一片，则对未进食的情况，服药无效，进食多的情况则药量不够，整体会造成药物浪费且疗效欠佳。

此外，用药依从性差也是导致疗效不佳的重要因素。据统计，约74%的尿毒症患者对磷结合剂使用依从性差。造成依从性差的因素包括：①药物相关因素，如药物种类过多、方案复杂、不良反应及经济负担重；②患者因素，如对磷结合剂使用的重要性认知不足；③疾病因素，如患者频繁再入院影响常规的用药方案，加之血透患者糖尿病、高血压等并发症多，增加了用药的复杂性和整体负担；④医疗因素，如医务人员对患者的宣教水平和精神支持不够，不合理使用一些可能导致血磷水平升高的药物也会增加高磷血症的发生风险。因此，正确、规范、有效、持续使用磷结合剂的水平仍有待提高。

自2021年起，某三甲医院药学部借助药学联盟平台，联合全省9家医院开展了药师参与血透患者血磷管理的多中心研究，采用信息化手段实行分级管理。利用"互联网＋"构建基于血钙、血磷、全段甲状旁腺激素（intact parathyroid hormone, iPTH）、血白蛋白、血红蛋白、营养指标等多指标的综合评分体系，采用红绿灯预警系统对相关指标及综合指标进行赋分，将不同的分值分段设置为相关的红绿灯，按照轻重缓急程度进行分级个性化管理。若相应指标显示红灯，则系统会第一时间发送至三级医院药师，告知需要，由药师协助管理；若指标显示黄灯，则由二级医院药师进行指导和协助干预；若指标显示绿灯，则说明表现良好，由当地医院药师继续管理。

对磷结合剂的使用进行相关管理，包括：①对于患者不重视高磷血症和用药依从性差的情况，临床药师设计有关高磷血症严重危害的宣教资料，包括导致狮面脸、压缩人、柳条胸和玻璃骨的图片，在视觉上触动患者，从而提高用药依从性；②每个月根据用药指标和依从性情况进行用药宣教，包括如何正确用药、相关药品不良反应的处理及额外进食（如下午茶等）的用药等，在提高用药疗效的同时尽量满足患者的生活需求；③根据患者血钙、血磷等相关指标情况，与医生沟通调整用药方案。结果显示，药师参与血透患者高磷血症的用药管理可以有效提高患者的用药依从性，降低高磷血症的发生率，提高血磷达标率。

### 七、常见用药自测量表

#### （一）8条目Morisky用药依从性量表

8条目Morisky用药依从性量表（8-Item Morisky Medication Adherence Scale, MMAS-8）见表2-3-1。

表2-3-1　8条目Morisky用药依从性量表

| 条目 | 评分 |
| --- | --- |
| 您是否忘记过服用药物? | 是（0）　否（1） |
| 除了忘记服药外，您最近1个月内是否因其他原因漏服过药物呢? | 是（0）　否（1） |
| 感觉病情加重时，您是否在未告知医生的情况下自行停用或减服药物呢? | 是（0）　否（1） |
| 当您外出旅行或长时间离家时，您是否忘记过携带药物? | 是（0）　否（1） |
| 昨天您是否忘记服药? | 是（0）　否（1） |
| 感觉病情得到控制时，您是否会自行停止服药? | 是（0）　否（1） |
| 您遵守目前的治疗方案有困难吗? | 是（0）　否（1） |
| 您记住目前所有的治疗药物有困难吗? | 非常困难（0）　困难（0.25）　一般（0.5）　容易（0.75）　非常容易（1） |

#### （二）合理用药自我效能量表

合理用药自我效能量表（Self-efficacy for Appropriate Medication Use Scale, SEAMS）见表2-3-2。

表2-3-2　合理用药自我效能量表

| 当发生以下情况时，您按时服用药物的信心如何? | 没有信心（1分） | 有点信心（2分） | 非常有信心（3分） |
| --- | --- | --- | --- |
| 当医生更换药物时 | □ | □ | □ |
| 当您发现重新购买的药品的服药方法与以前的药品有差异时 | □ | □ | □ |
| 当您每天需要服用几种不同种类的药物时 | □ | □ | □ |
| 当每天服药次数大于1次时 | □ | □ | □ |

续表

| 当发生以下情况时，您按时服用药物的信心如何？ | 没有信心（1分） | 有点信心（2分） | 非常有信心（3分） |
|---|---|---|---|
| 当您出门在外时 | ☐ | ☐ | ☐ |
| 当您某天很忙时 | ☐ | ☐ | ☐ |
| 当药物发生不良反应时 | ☐ | ☐ | ☐ |
| 当没有人提醒您时 | ☐ | ☐ | ☐ |
| 当服药程序比较烦琐时 | ☐ | ☐ | ☐ |
| 当您日常活动计划被打乱时 | ☐ | ☐ | ☐ |
| 当您不太确信服药方法时 | ☐ | ☐ | ☐ |
| 当您不太确信在什么时候服药时 | ☐ | ☐ | ☐ |
| 当您患有其他疾病时（如受凉或感冒） | ☐ | ☐ | ☐ |

说明：该量表的总分为各个问题得分相加，分值范围为13～39分。其中，分数越高，代表用药依从性越高。

### （三）药物信念量表

用药信念量表（Beliefs about Medication Questionnaire, BMQ）见表2-3-3。

表2-3-3　用药信念量表

| 评估患者对使用慢病药物必要性的信念 | | | | | |
|---|---|---|---|---|---|
| 慢病药物保护我不会变得更糟 | 强烈反对 | 不同意 | 不确定 | 同意 | 非常同意 |
| 我现在的健康取决于慢病药物 | ☐ | ☐ | ☐ | ☐ | ☐ |
| 我未来的健康取决于慢病药物 | ☐ | ☐ | ☐ | ☐ | ☐ |
| 我的生活不可能没有慢病药物 | ☐ | ☐ | ☐ | ☐ | ☐ |
| 没有慢病药物，我的病情会很严重 | ☐ | ☐ | ☐ | ☐ | ☐ |
| 评估患者的焦虑 | | | | | |
| 慢病药物对我来说是个谜 | ☐ | ☐ | ☐ | ☐ | ☐ |
| 我有时担心慢病药物的长期影响 | ☐ | ☐ | ☐ | ☐ | ☐ |
| 我有时担心会过于依赖慢病药物 | ☐ | ☐ | ☐ | ☐ | ☐ |
| 不得不携带我的慢病药物让我很担心 | ☐ | ☐ | ☐ | ☐ | ☐ |
| 我的慢病药物扰乱了我的生活 | ☐ | ☐ | ☐ | ☐ | ☐ |

**（四）门诊慢性病患者参与用药安全能力自评量表**

门诊慢病患者参与用药安全能力自评量表条目如下。

1 **用药知识**

1.1 知道所用药物的名称（商品名或化学名）

1.2 知道所用药物的外观（如药物颜色、形状）

1.3 知道所用药物的作用（如降血压、降血糖、降血脂等）

1.4 知道所用药物的用量

1.5 知道每天用药时间（如晨起、睡前、餐前、餐后等）

1.6 知道用药方式（如用水送服、嚼服、含服、皮下注射等）

1.7 知道所用药品的正确储存方式

1.8 知道所用药物可能出现的不良反应表现

1.9 知道所用药物不良反应的简单处理方法

1.10 知道用药期间的注意事项（如饮食、运动、药物相互作用等）

1.11 知道忘记用药、漏用药物、用量过多、用错药物后的处理方法

1.12 知道药物治疗效果监测指标（如血压值可反映降压药的疗效，血糖值可反映降糖药的疗效等）

2 **用药信念**

2.1 药物只有按时按量规律使用才有效果

2.2 坚持用药治疗可以延缓慢性病的发展，防止疾病恶化

2.3 长期用药治疗对自身健康的益处大于害处

2.4 慢性病大多需长期或终身用药

2.5 目前的用药方案是适合我的

2.6 我可以在医生指导下根据病情适当增减或调整药物

3 **参与用药决策**

3.1 主动告知医生自身健康状况、所患疾病及用药情况（用药史、药物疗效、既往不良反应、过敏史等）

3.2 主动与医生交流对自身疾病的关注情况（如治疗期望、担忧等）

3.3 结合自身情况，主动向医生表达用药需求或用药偏好（如对国产或进口、口服或注射药物的选择等）

3.4 主动向医生询问所患疾病不同用药方案的利弊

3.5 与医生就最终用药方案达成一致

**4 用药自我管理**

4.1 取药时，核对药物信息（药品名称、数量、规格等）与处方是否一致

4.2 用药前，注意药物的保质期与外观（包装、片剂完整性，有无变质、受潮）

4.3 能够按保存条件正确储藏药物

4.4 遵照医嘱坚持规律用药

4.5 定期监测用药效果的指标（如血压、血糖等）

4.6 采取相应措施，以免出现忘记用药、漏用药物、用量过多、用错药物等问题（如粘贴标签、采用分装药盒、请家属帮助等）

4.7 定期检查药品余量并及时补充

4.8 特殊情况下（如外出、忙碌时）能够按计划用药

4.9 用药出现不适症状时，及时寻求医务人员帮助

4.10 忘记用药、漏用药物、用量过多、用错药物后能够自行处理，必要时咨询医务人员或及时就诊

# 第四节　从药品管理属性看用药安全

药物管理是为患者提供的症状管理、疾病预防、治疗和姑息疗法等照护服务的重要组成部分。基于临床用药实践，由高警示药品、相似药品、特殊管理药品、拆零药品、双通道药品、自备药品、自我给药药品，以及超药品说明书用药等引发的药品安全问题十分常见，管理流程需要更加精细。

## 一、高警示（高危）药品

高警示药品是指给药错误和（或）警讯事件发生率高的药品，以及有较高滥用风险或可导致其他不良后果的药物。

2019年，我国参考美国安全用药研究所（ISMP）高警示药品目录修订并发布了《中国高警示药品推荐目录》（表2-4-1）。医疗机构需要基于本院独特的用药特点、用药错误和警讯事件的内部数据来制定适合本机构的高警示药物目录。

## 表 2-4-1　中国高警示药品推荐目录（2019 版）

| 编号 | 名称 |
|:---:|:---|
| | **22 类高警示药品** |
| 1 | 100ml 或更大体积的灭菌注射用水（供注射、吸入或冲洗用） |
| 2 | 茶碱类药物，静脉途径 |
| 3 | 肠外营养制剂 |
| 4 | 非肠道和口服化疗药 |
| 5 | 高渗葡萄糖注射液（20% 或以上） |
| 6 | 抗心律失常药，静脉注射（如胺碘酮、利多卡因） |
| 7 | 抗血栓药（包括溶栓药、抗凝药、糖蛋白 Ⅱ b / Ⅲ a 抑制剂和降纤药） |
| 8 | 口服降糖药 |
| 9 | 氯化钠注射液（高渗，浓度＞0.9%） |
| 10 | 麻醉药，普通、吸入或静脉用（如丙泊酚） |
| 11 | 强心药，静脉注射（如米力农） |
| 12 | 神经肌肉阻断剂（如琥珀酰胆碱、罗库溴铵、维库溴铵） |
| 13 | 肾上腺素受体激动药，静脉注射（如肾上腺素） |
| 14 | 肾上腺素受体拮抗药，静脉注射（如普萘洛尔） |
| 15 | 小儿用口服的中度镇静药（如水合氯醛） |
| 16 | 胰岛素，皮下或静脉注射 |
| 17 | 硬膜外或鞘内注射药 |
| 18 | 对育龄人群有生殖毒性的药品（如阿维 A 胶囊、异维 A 酸片等） |
| 19 | 对比剂，静脉注射 |
| 20 | 镇痛药 / 阿片类药物，静脉注射、经皮及口服（包括液体浓缩物、速释和缓释制剂） |
| 21 | 脂质体的药物（如两性霉素 B 脂质体）和传统的同类药物（如两性霉素 B 去氧胆酸盐） |
| 22 | 中度镇静药，静脉注射（如咪达唑仑） |
| | **13 种高警示药品** |
| 1 | 阿片酊 |
| 2 | 阿托品注射液（规格≥5mg/ 支） |
| 3 | 高锰酸钾外用制剂 |
| 4 | 加压素，静脉注射或骨髓腔内注射 |
| 5 | 甲氨蝶呤（口服，非肿瘤用途） |
| 6 | 硫酸镁注射液 |
| 7 | 浓氯化钾注射液 |
| 8 | 凝血酶冻干粉 |
| 9 | 肾上腺素，皮下注射 |
| 10 | 缩宫素，静脉注射 |
| 11 | 硝普钠注射液 |
| 12 | 异丙嗪，静脉注射 |
| 13 | 注射用三氧化二砷 |

### （一）高警示药品的使用风险要素及形成原因

从风险管理的角度，高警示药品的使用风险要素及形成原因主要体现在以下几个方面。

**1.组织和管理不健全**

医院高警示药品管理制度不健全，未对高警示药品使用流程提出规范化的管理条例，或可操作性较差，制度执行的主观能动性不强；缺乏对高警示药品使用的有效监管手段，缺乏高警示药品不良反应及突发事件的应急预案。高警示药品不良反应和用药差错记录不完善。

**2.高警示药品储存不规范**

高警示药品储存未做到专柜定点存放；或分区储存，无统一的警示标识；有效期管理不规范，部分注射剂的有效期未在瓶身上注明，仅存在于外包装上，易造成过期，或过期不能及时发现；存放条件受限，光线不充足导致存取不便；温湿度未达要求，未避光保存，易导致药物变质等。这些因素都会影响高警示药品的用药安全。

**3.高警示药品使用不规范**

从高警示药品的使用流程及辅助技术支持服务方面考虑，其使用的风险点包括：医生开具高警示药品的医嘱不规范；药师在高警示药品的调剂、配置等环节未严格落实"四查十对"和双人复核制度；护士在使用高警示药品过程中未严格执行"三查七对"制度，因缺乏相关药学知识、技术操作不规范，用药剂量、浓度、速度不准确，引起严重的不良反应；高警示药品使用过程中巡视不到位，不能及时发现不良反应。

### （二）降低高警示药品使用风险的对策

**1.建立健全高警示药品管理组织和制度**

参照等级医院评审要求，由药学部与护理部、质管部等多部门积极协作，针对高警示药品管理，通过医院药事管理与药物治疗学委员会（组）下发《高危药品管理制度》《安全用药管理制度》《特殊药品管理规定》《急救药品备用管理规定》《药品不良反应报告与处理制度》《高危药品目录》等。成立高警示高危药品安全管理小组，定期或不定期对各科室高警示药品的管理进行检查、考核、评价，并进行持续质量改进。

### 2.规范高警示药品的管理

（1）存储管理　高警示药品应当实行专区、专柜、固定放置，并且毒麻类药品要使用专用保险柜存放并加锁保管；部分药品需低温存放的，要放入冰箱内指定的温度区域；抢救药品放在抢救车内，严格区分高警示药品与普通药品。药名相近或相似、包装相似的高警示药品禁止存放在一起，并分别在外包装上用不同颜色圈点加以标识；科室所有高警示药品必须使用原包装盒或瓶。对于高浓度电解质注射液，除急诊科手术室、重症监护室外，其他病区一般不得储存，并且应由药剂科以及科室主任、护士长共同确定品种和基数，并存放于专门的抽屉内，加锁保管。

（2）警示标识管理　药剂科联合护理部共同制作全院统一的高警示药品警示标识，如采用红底黑字警示标识，在处方、医嘱、用药指导单上的药品名称前设置"危"；在医院HIS系统中对高警示药品加以标红或斜体警示，便于校对，以提高医护人员的警惕性。

（3）使用流程管理　对高警示药品实行基数管理，采用 Excel 表格详细记录高警示药品的基数，并每日盘点；同时，根据医院各科室所需增设基数，调整必备药品的数量，取药时先取用非基数药物；每月进行质量控制，随时抽查。在医院信息系统中设计高危药品标准化处方和医嘱，由医生直接输入，避免手写字迹辨认错误。医生在开具医嘱时，系统采用红色、斜体、加粗显示高危药品的名称，起到提示效果；若存在用量错误等情况，系统将出现警示画面。在调剂高警示药品时，药师要严格执行"四查十对""双复核"制度。在执行医嘱时，护士要严格执行双人核对制度，确保患者、时间、给药途径正确。护士到床边给患者用药时，须执行"三核对、四确认、一交代"，即患者身份"三核对"，包括呼唤患者姓名、识别腕带标识、反问患者姓名；药卡"四确认"，包括药名、剂量和浓度、用药途径、用药时间；"一交代"，即向患者交代高警示药品用药注意事项和进行安全用药宣传教育。

### 3.制定高警示药品不良事件应急预案

在使用高警示药品前应严格核对，加强巡视，如患者发生疑似药品不良反应或不良事件，医护人员应第一时间进行处理，详细记录药品名称、剂量、剂型，以及患者出现的症状，同时及时在系统中上报。

### 4.加强对医务人员高警示药品知识的培训与考核

由高警示药品管理组织定期对医生、药师、护士进行高警示药品用药培训，提高医生对高警示药品的使用风险意识，熟知高风险药品的潜在风险和注意事项；加强医生对高警示药品的处方审核与发放、储存的用药教育，并加强药师与医生的沟通，尽可能减少不良反应的发生；重点培训护士对高警示药品的用法用量、配伍禁忌、注意事项、不良反应的防控及处理等，以减少用药差错的发生。

## 二、相似药品

相似药品是指包装、规格、读音等相似，易与其他药品混淆，有误用风险的药品。相似药品调剂差错是用药差错发生的高风险因素之一。

### （一）相似药品用药差错的风险点及发生原因

#### 1.药品因素

相似药品用药差错发生的原因主要是药品名称相似、药品外包装相似、同一药品规格不同、同一药品剂型不同，以及仿制药厂家众多等。相似药品极易误导药师取错药品，在工作高峰时段，调剂人员易出现视觉疲劳，对有相似包装和标签的药品鉴别力下降。

#### 2.管理因素

导致调剂差错发生的管理因素有：药品标签模糊、相似药品警示标识更新滞后、相似药品存在相邻摆放等；相似药品提示或警示信息化不足，药品信息维护不到位；相似药品信息整理记录不全、相似药品目录未及时更新等。

#### 3.药师因素

药师因素有：药师未严格执行双人共同核对发放药品的制度准则；药师对药品不熟悉，专业素质不高；个别药师责任心不强、工作标准不高、工作态度不认真；药师的工作状态易受到外界环境的影响等。

### （二）有效降低相似药品调剂差错的措施

#### 1.梳理相似药品目录，规范科室药品标签

参照ISMP公布的相似药品目录，医院药事管理与药物治疗学委员会（组）应当结合本院药品实际情况及既往出现调剂差错的统计数据，梳理本院相似药品，基于药品在名称、外包装、标签、临床使用方面的看似、听似、多规等特性，制定看似、听似、多规的药品目录，并定期进行评估，根据实际情况，对目录内的相似药品定期进行准入和退出，及时更新目录。同时，相似药品标签应统一以某一固定背景进行标识，以区别于普通药品，并在标识牌中注明醒目

的"相似"字样，以起到警示作用（图2-4-1）。

图2-4-1 相似药品图标示意

### 2.规范相似药品的储存与摆放

对于看似、听似或多规药品，存放处贴上全院统一的警示标识，分开放置。药库和各调剂部门的公告栏中张贴相似药品的对比图和目录。此外，在充分考虑药品周转频率、单位体积、批号管理等的前提下，将相似药品尽可能分开摆放。对于调剂过程中发生调剂差错较多的相似药品，要及时分析原因，调整药品货架，并及时将调整信息在科室公告栏中公示，提醒药师注意。

### 3.加强点账管理

对于每日常用且特别易混淆的药品，应制定每日清点管理制度，即对这部分相似药品，一旦发现数值不对，应立即展开调查，通过复查处方、查看监控、联系患者确认等方式弥补发生的差错，尽可能减轻损害。

### 4.加强相似药品的警示措施

在发药系统与医嘱系统中，听似药品录入时应有区分听似药品的提示（图2-4-2）；多规药品的名称、剂量、产地或剂型应前置，以示区别（图2-4-3）。

| 状态 | 标准编码 | 通用名称 | 规格 | 账簿类别 |
|---|---|---|---|---|
| 启用 | | (自备)(100mg)司妥昔单抗 | 100毫克*1支 | 针剂 |
| 启用 | | (自备)(400mg)司妥昔单抗 | 400毫克*1支 | 针剂 |
| 启用 | | (自备)两性霉素B胆固醇硫酸酯复合物针 | 50毫克*1瓶 | 针剂 |
| 启用 | | (自备)乌司奴单抗注射液 | 130毫克/26毫升*1支 | 针剂 |
| 启用 | | (自备)二甲双胍格列吡嗪胶囊 | 1粒*10粒/盒 | 片剂 |
| 启用 | | (自备)伊匹木单抗针 | 50毫克:10毫升 | 针剂 |
| 启用 | | (自备)伏美替尼片 | 40毫克*28片 | 片剂 |
| 启用 | | (自备)依库珠单抗注射液 | 300毫克/30毫升*1支 | 针剂 |
| 启用 | | (自备)卡度尼利单抗注射液 | 125毫克:10毫升*1支 | 针剂 |
| 启用 | | (自备)厄贝沙坦片 | 75毫克*14片/盒 | 片剂 |

共有 783 条记录 每页显示：10 〈上一页 1 2 3 4 …〉

图2-4-2 住院患者用药系统中听似药品显示

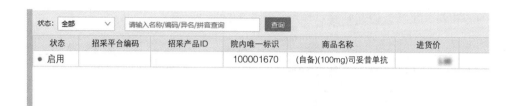

图 2-4-3　门诊系统中多规药品显示

### 5.引入先进设备，进一步减少人为错误

在调剂部门安装自动摆药机、智能发药柜，拟通过机器摆药来减少人为辨识错误，进而减少调剂差错的发生。

### 6.加强对药师的培训，规范发药流程

将更新的相似药品目录张贴于科室公告栏中，并组织药师学习。通过开展多种形式的相似药品鉴别、调剂竞赛，提高药师对相似药品的熟悉度。同时，及时在科室公告栏中公示近期发生调剂差错的相似药品，组织药师每日上岗前学习，避免调剂差错再次发生。另外，将相似药品的学习纳入科室岗前培训的内容，以保障新进人员及调岗人员及时了解相似药品知识，避免发生类似调剂差错。同时，明确药师调剂时应严格遵守"四查十对"和双人复核；禁止在调剂台周围摆放药品，并将退回药品及时归位，保持调剂台整洁，以免出现桌面药品零乱而拿错药的情况。

### （三）案例分享

#### 1.案例介绍

患者术中带药凝血酶冻干粉 500U×8 瓶，医生要求静脉用药，护士请上级医生查看药品标签（严禁注射）后，建议医生查看医嘱，确保医嘱的正确性。上级医生登录电子医嘱系统，发现下级医生将静脉滴注的"人凝血酶原复合物"开成禁止静脉滴注的"人凝血酶冻干粉"，遂重开医嘱。

#### 2.防范措施

（1）针对本案例，医务人员存在相似药品相关知识欠缺的问题。故应当加强对药师、医生有关相似药品的培训。

（2）完善相似药品的警示措施，对于相似药品，可在医嘱系统中增加看似、听似、多规药品等的提示。

### 三、特殊药品

特殊药品主要指法律法规明文规定应该实行特殊管理的麻醉药品、精神药品、医疗用毒性药品、放射性药品、药品类易制毒化学品、戒毒药品、蛋白同化制剂、肽类激素和含麻黄碱复方制剂等。

#### （一）医疗机构使用特殊药品存在的问题及原因

##### 1.处方管理

（1）专用处方开具问题　麻醉药品、第一类精神药品的处方开具中存在的问题主要有处方书写不规范或未使用专用处方、信息填写不全或不规范（主要见于部分家属代办的情况）等。代办家属极易出现所提供的信息不全或证件不全等问题，但在家属的强烈要求下，部分医生在未核对信息的情况下开具处方，导致安全隐患增加。部分医生粗心大意，未使用第一类精神药品的专用处方而使用普通处方，但使用普通处方会被药房退回，患者来回奔波易引发矛盾。

（2）处方用量不规范问题　麻醉药品、第一类精神药品的用量有严格规定，在实际工作中，由于存在部分含义模糊的管理内容，门诊医生在开具处方时往往未按照规定用药，极易出现处方超量等问题。患者对制度不理解，要求增加处方用药量，在医生未满足要求且未给出解释的情况下易引发矛盾。

##### 2.病历相关

（1）复诊和随诊管理存在漏洞　医院应对长期使用麻醉药品、第一类精神药品的门（急）诊癌症患者，以及中、重度慢性疼痛患者建立每3个月复诊和随诊一次的制度。但在实施过程中，部分医院对需要复诊、随诊的患者管理不到位，加之部分患者未遵医嘱按时复诊、随诊，大大增加了麻醉药品、精神药品、医疗用毒性药品等特殊药品流失的风险和管理难度。

（2）病历内容不规范　部分医生责任心不强、安全意识不高，在未对患者病历信息进行审查或患者信息不全的情况下，就随意开具处方，存在药品滥用的隐患。

##### 3.使用流程

（1）药品领取操作不规范　在第一类精神药品、麻醉药品的取药过程中，部分操作人员的操作方法不规范，未按照制度要求取药，导致药品选取出现差错。例如，部分操作人员为了节省取药时间，取药顺序控制不到位，易导致药品遗漏和丢失等问题，影响药房服务质量。

（2）有效剩余药品及废贴、空安瓿回收不及时　麻醉药品使用完毕后，废贴、空安瓿回收不及时的问题在医院麻醉药品管理工作中时常发生。此外，对于剩余的麻醉药品和第一类精神药品，患者及家属需无偿返还给医院，医院按照相关规定予以销毁处理；若不回收，普通群众无法正确管理药品，会存在一定的安全隐患。

（3）用药交代不完善　患者对特殊药品相关的药物知识缺乏了解，使用不当易对麻醉药物产生心理和生理依赖性。同时，患者不清楚使用完毕后的废贴、空安瓿需要交回医院，易引起相关安全问题。

**4.流通过程**

医院特殊药品的流通环节十分复杂，由于环节多，涉及人员广，因此经常会出现各种问题，如验收环节不能做到双人验收、验收的内容不完善、操作不当等。

**（二）加强与完善医院特殊药品管理的对策**

**1.规范第一类精神药品、麻醉药品的管理**

医院第一类精神药品、麻醉药品应实行基数管理。第一类精神药品、麻醉药品安全管理与使用是特殊药品管理工作的重要内容之一。

（1）规范药房麻醉药品的管理　药房在麻醉药品发放与回收、库存维护、每日盘库、交接班管理、自查等环节应实行闭环管理。随着信息化的发展、物联网技术的提高和药品管理水平的提升，越来越多的药房通过引入麻醉药品、第一类精神药品智能存储柜、电子药柜等智能化设备，结合实际开发麻醉药品、第一类精神药品智能管理系统，对第一类精神药品、麻醉药品进行智能化管理，即从药品验收入库到患者使用，每一环节、每一种药品信息在系统中皆有记录。医院在开具处方之后，可以直接通过信息技术实现电子处方、电子出账、电子记录，生成电子日报账，从而实现来源可查、去向可追。例如，借助信息化手段构建"手术药房"，根据一段时间的夜间手术量情况，设定夜间值班药品的基数，包括常用的麻醉辅助药品、冰箱保存药品和麻精药品。值班麻醉医生接班前取用夜班用药箱，值班过程中需用的其他药品均需从智能药柜、药车和夜间基数冰箱取用，并做好登记。智能药柜、药车都设有高清监控摄像头，可记录药师、医生的操作过程。

（2）规范临床科室麻醉药品、第一类精神药品的管理　需要备有麻醉药品、第一类精神药品的临床科室按需提出申请，明确基数，填写《麻醉药品和第一类精神药品科室备用申请表》，上报临床药学部、分管院长批准，建立《病区麻醉药品备用基数表》。临床科室应指定专人负责麻醉药品、第一类精神药品的账物管理，设立《麻醉药品、第一类精神药品交接班记录本》，交接班时账物点清并双人签名，确保账物相符。麻醉科、手术室、内镜室等重点部门要严格执行全程双人操作制度，麻醉药品、第一类精神药品处方开具、使用和管理不得由同一人实施。药学部门质量管理小组每月对临床科室麻醉药品、第一类精神药品的管理与使用情况进行检查并记录。例如，对于门诊无痛胃肠镜检查使用的丙泊酚、依托咪酯等麻醉药品，一般由麻醉科为拟行胃肠镜检查的患者进行麻醉评估，对宜采用无痛胃肠镜术的患者开具麻醉医嘱，实行当日打包收费，采取患者预约制，择日到胃肠镜中心完成检查。麻醉科每日按基数向门诊药房申领，药品无须经手患者，从而有效避免药品在使用环境中的潜在风险。

**2.加强使用过程安全监管**

（1）麻醉药品和第一类精神药品储存应当专人负责、专库（柜）加锁。专库应有防盗设施并安装有报警装置，专柜应使用双锁保险柜，专库和专柜应当实行双人双锁管理。储存区域设置有安全监控系统。入库、出库应在专用账册中逐笔登记。出库由双人复核，出库前药师核对药品名称、规格、数量、有效期，核对无误后双方在专用账册上签字出库。药品储存、入出库应做到账物相符、批号相符，各环节管理班班交接。专用账册的保存期限应当自药品有效期满之日起不少于5年。

（2）制定麻醉药品调配制度与回收制度，要求在调配麻醉药品、第一类精神药品时双人开锁；临床各科室、手术室等调配使用有残余液时，必须在视频监控下双人在场立即销毁处置，并逐条记录。使用后的空安瓿和废贴必须交回住院药房统一销毁处理。麻醉药品、第一类精神药品使用后必须填写《麻醉药品、第一类精神药品临床使用、空安瓿及废贴回收、残余液销毁登记记录表》，包括口服制剂、注射剂、贴剂等。麻醉药品、第一类精神药品的使用及空安瓿、废贴回收管理应做到日清日结、账物相符。相关监控视频保存期限原则上不少于180天。

### 3.完善麻醉药品专用病历的信息化管理

临床上，麻醉药品的使用范围十分广泛，同时也存在滥用的风险。从安全角度看，麻醉药品专用病历管理对规范医务人员在使用麻醉药品过程中的行为、杜绝人为因素引起的患者安全问题具有重要意义。目前，针对麻醉药品专用病历管理，大部分医院仍以手工管理的模式为主，但这种模式管理效率低下、存在安全隐患，因此迫切需要建立一个信息化系统用于管理麻醉药品专用病历。部分医院对此进行了探索，如浙江省人民医院通过对医院信息系统进行改造，在医院建设的麻醉药品专用病历管理模块（图 2-4-4）从门诊办公室、医师站和药师站入手，实现了专用病历的全程化、多元化、数字化管理。门诊办公室工作人员建立患者专用病历信息后，直接在医师站和药师站显示专用病历办理情况和剩余有效期（图 2-4-5），对未办理、过期以及超处方天数的患者病历进行管控（图 2-4-6），大幅提高了管理效率，也提高了麻醉药品使用的安全性和合理性；对于不合理情况，系统直接给予提醒和管控。

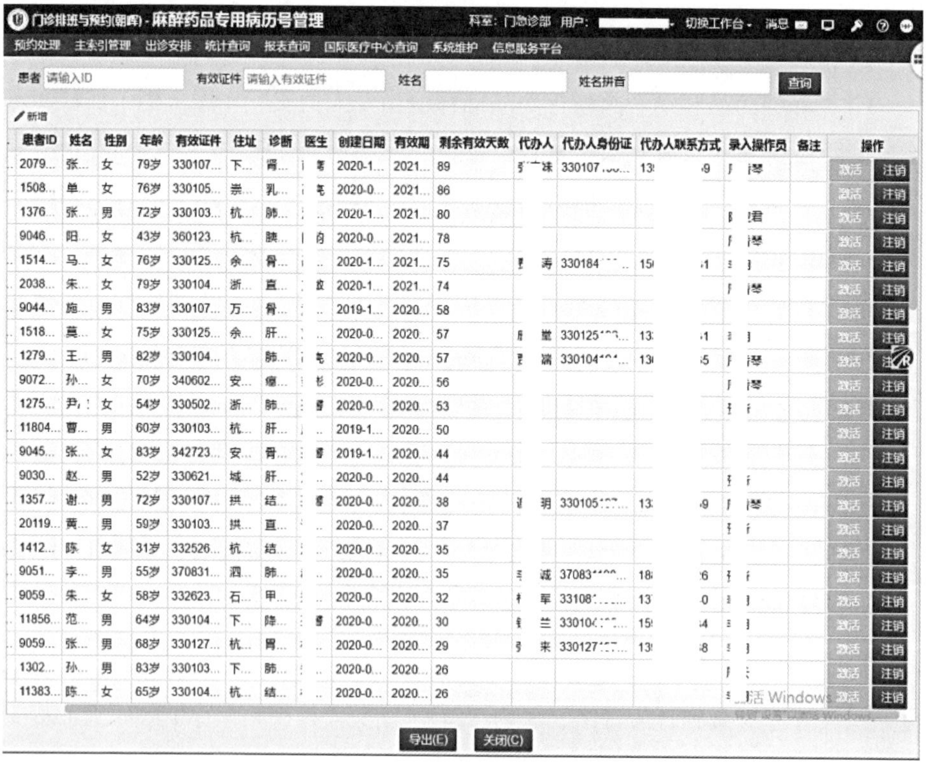

图 2-4-4 门诊办公系统专用病历管理模块

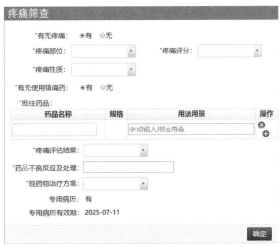

图2-4-5 门诊医师站显示专用病历办理情况和有效期

| 序号 | 药品名称 | 有专用病历号最大天数 | 首次开立最大天数 | 专用病历过效期最大天数 |
|---|---|---|---|---|
| 1 | 磷酸可待因片 | 3 | 3 | 3 |
| 2 | 盐酸羟考酮缓释片 | 15 | 7 | 3 |
| 3 | 盐酸羟考酮缓释片 | 15 | 7 | 3 |
| 4 | 芬太尼透皮贴剂 | 15 | 7 | 3 |
| 5 | 硫酸吗啡缓释片 | 15 | 7 | 3 |
| 6 | 盐酸吗啡片 | 7 | 3 | 3 |
| 7 | 盐酸羟考酮缓释片 | 15 | 7 | 3 |

图2-4-6 临床药师根据专用病历办理情况，个体化维护麻醉药品处方天数

### 4.精细化设置麻精药品处方审核规则

精细化设置麻精药品处方审核规则包括：查阅法律法规相关条款及药品说明书；协助相关科室，根据药品说明书、相关用药指南、临床路径等进行超药品说明书用药备案；通过临床合理用药智能管理系统，精细化设置处方的合法性、适宜性、规范性审核规则，包括药品用法用量、疗程、相互作用、重复用药、适应证和禁忌证等，根据需要设置不同的拦截级别，加大对处方合理性的监管力度。

### 5.对医院特殊药品管理人员进行培训

对医院特殊药品管理人员进行培训包括：①对刚刚入职的医院特殊药品管理人员进行培训，使他们充分认识到医院特殊药品管理工作的重要性，并且严格按照相关规章制度对药品进行规范化管理，有效降低医疗事故的发生率；②对医院特殊药品管理人员进行培训，当医院特殊药品相关管理制度发生变更时，应通过培训及时告知特殊药品管理人员；③对特殊药品管理人员的管理能力进行考核，对考核不合格的管理人员进行相关培训，使其能够熟练掌握管理流程和管理制度，做好医院特殊药品的规范化管理工作。

## 四、自备药管理

自备药指本次住院期间患者带入医院，包括急诊留观室患者入院时带入，并在住院期间使用的药品。

### （一）自备药管理存在的问题

1. 医院自备药管理制度不完善。

2. 医护人员对患者自带口服药的安全性认识不足。

3. 患者用药安全意识薄弱，用药依从性差。

### （二）自备药管理的改进对策

#### 1. 建立自备药管理制度

针对自备药管理中存在的问题，医疗机构应制定《住院患者自备药管理制度》，使临床医务人员有据可依。医务科联合护理部对自备口服药的发放流程进行有效改进，做好自备药用药的监督管理与引导工作。

#### 2. 构建自备药目录

基于医院《住院患者自备药管理制度》建立自备药目录，针对目录内、目录外药品采取两条不同的路径，对于目录内的自备药，药剂科已完善药品信息，医生可直接开具；而对于目录外的自备药，需临床科室主任、医务科审批通过，并通知药学部门增加药品相关数据后，医生方可开具。目录外自备药经审批通过后，由医务科通知药剂科，在药库系统中录入自备药信息，设置虚拟库存，同时药房系统进行对应的领用并完善入库，临床药师完善用药信息后，医生方可开具电子医嘱／处方。自备药统一命名"（自备药）某某"，设置虚拟库存，价格为"不计价"，并勾选"自备药"以示区分。自备药虚拟入库后，便产生对应自备药的药品编码，知识库系统通过识别该编码，予以调取药品合理用药信息（图 2-4-7）。

#### 3. 严格落实各项措施

（1）明确自备药管理原则，做好宣教工作　由责任护士主动询问入院患者自备药情况，告知患者医院不主张使用自备药，若确系患者病情需要服用而医院无此替代药物，由病区主任及患者主管医生共同对自备药的使用进行确认。

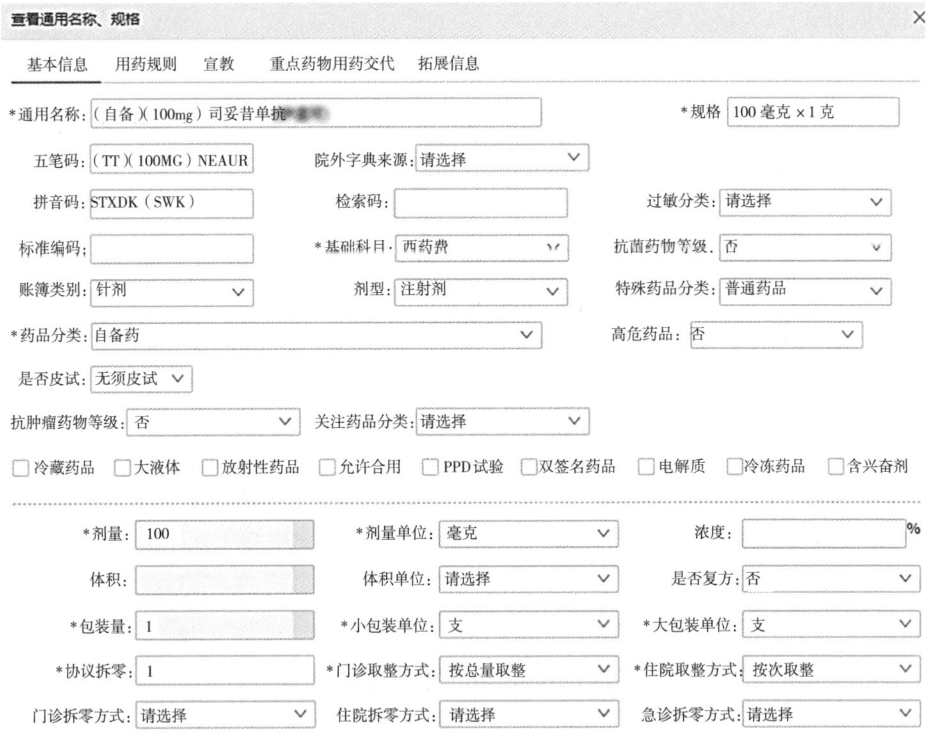

查看通用名称、规格       ✕

基本信息   用药规则   宣教   重点药物用药交代   拓展信息

*通用名称：(自备)(100mg)司妥昔单抗▢▢▢      *规格 100 毫克 × 1 克

五笔码：(TT)(100MG)NEAUR    院外字典来源：请选择 ▾

拼音码：STXDK（SWK）    检索码：    过敏分类：请选择 ▾

标准编码：    *基础科目：西药费 ▾    抗菌药物等级.否

账簿类别：针剂 ▾    剂型：注射剂 ▾    特殊药品分类：普通药品 ▾

*药品分类：自备药 ▾    高危药品：否 ▾

是否皮试：无须皮试 ▾

抗肿瘤药物等级：否 ▾    关注药品分类：请选择 ▾

☐冷藏药品 ☐大液体 ☐放射性药品 ☐允许合用 ☐PPD试验 ☐双签名药品 ☐电解质 ☐冷冻药品 ☐含兴奋剂

*剂量：100    *剂量单位：毫克 ▾    浓度： %

体积：    体积单位：请选择 ▾    是否复方：否 ▾

*包装量：1    *小包装单位：支 ▾    *大包装单位：支 ▾

*协议拆零：1    门诊取整方式：按总量取整 ▾    *住院取整方式：按次取整 ▾

门诊拆零方式：请选择 ▾    住院拆零方式：请选择 ▾    急诊拆零方式：请选择 ▾

图 2-4-7   自备药目录信息维护

患者使用的自备药需经药师核查，确认药品相关信息后，医、护、患三方共同签署《医院自备药管理知情同意书》，一式两份，一份交由患者保管，另一份放入患者病历中随档留存。

（2）规范自备药储存，专柜放置   根据医院自备药管理制度，将患者自备药放入病区专柜保存，出院时交还患者。患者签署知情同意书后，由主管医生开具非文本药物医嘱，医嘱后标注"自备"二字，药师对医嘱进行审核，若发现不合理的医嘱，应及时与主管医生沟通。由两名护士共同核对医嘱，核对无误后打印医嘱单、口服药单、患者自备药信息标签，将自备药信息标签粘贴于药盒上方，放置于科室自备药专用柜内。

（3）规范自备药使用流程   ①医生填写《患者自备药使用知情同意书》，对患者进行谈话告知，患者签字确认。②医生根据处方流程开具自备药医嘱。③使用前，患者及医院相关人员检查药品外观、效期，核对药品名称、规格、剂型与医嘱相符，非散装药品还需查看批号、效期、批准文号等信息。④患者将自备药交给护士保管。⑤给药前，护士按常规核对药品；给药后，护士记录给药时间。

### 4.加强医护人员的培训

（1）定期对医护人员进行警示教育，规范自备口服药发药流程，要求与病区发放的口服药一样做到"看服到口"。

（2）加强药物相关知识的学习，定期组织科室医护人员学习药物知识。

（3）对医生加强关于自备药的培训，确保医生规范开具医嘱，一旦变更药物剂量，医生、责任护士必须及时告知患者。

### 5.加强患者用药宣教

在患者入院时，要求责任护士了解患者自备口服药的种类、服用时间、剂量及作用等情况，评估患者文化程度、依从性，进而制作相应的宣教方法说明书并进行分类；对于一些特殊的注意事项，做好标注，提醒患者。

### （三）案例分析

#### 1.案例介绍

某患者入院后一直自服洋地黄，同时医生根据患者因"心房颤动"长期用药史又开具洋地黄医嘱，导致重叠服药。对患者血样进行检测，结果显示洋地黄水平显著高于安全范围，遂诊断为洋地黄中毒。

#### 2.防范措施

针对本案例的改进措施：①加强医患沟通。患者入院时，接诊医生在详细了解患者病情的同时，应了解和掌握患者目前用药情况。②制定患者自备药物管理制度。对于患者入院前的药品，按照患者自备药制度进行规范管理与用药监测。

## 五、患者自我给药药品管理

患者自我给药的药品是指医嘱开具的方便患者按需即用的药品，包括救心丸、镇咳糖浆、气雾剂、吸入剂、漱口水、外用软膏剂、外用溶液剂、滴眼液等。

### （一）患者自我给药的风险和问题

患者自我给药存在风险，其原因主要有患者对药品不熟悉、用药依从性差、医院自我给药管理制度不完善、用药交代不到位等。

**（二）防范自我给药风险的改进措施**

**1.规范医疗机构患者自我给药管理制度**

（1）医生确认患者的自我给药能力，开具药品医嘱。

（2）护士发放药品时宣教用法、用量及注意事项，患者每次使用后须做好记录。

（3）无论是院外带入或是院内开具的自我给药的药品，主管医生均须知晓，并记录在病历中。

（4）患者每次使用后，护士在《患者自我给药登记表》中予以记录，出院时归档在病历中；或在医疗电子系统中的"病区护理""床位一览表""执行签名"环节按医嘱执行确认。

（5）护士须核实药品的实际使用情况，发现使用不当时应及时指正。

（6）药品由患者自行保管。

**2.完善自我给药药品合理开具处方的实施细则**

自我给药药品合理开具处方的实施细则涉及药品使用极量、药物相互作用、禁忌证和适用人群等。在此基础上，加大对医生的培训力度，提高其合理开具处方的意识；同时，加大对药师审方知识的培训力度。

**3.加强患者用药宣教，提高患者用药依从性**

（1）多途径、多形式开展药物相关知识宣教。可通过病区健康教育栏、自我给药药品宣传册，采取图文并茂的形式，对自我给药药品注意事项进行宣传教育；采用广播、知识讲座、个别指导等方式开展宣教活动，提高患者对药物知识的掌握水平。

（2）对于文化程度较低、服药依从性差的老年患者，入院时发放便携式口服药盒，以便于每餐分装口服药。鼓励患者在服药前先将药品摆放于口服药盒中，经护士核对后才服用，养成良好的服药习惯。服药时间患者不在时，可在床头柜上放置温馨提示"亲爱的病友，回来后请及时告知我们，帮助您及时服用药物，谢谢您的配合"。

## 六、超药品说明书用药

超药品说明书用药又称"药品说明书外用法""药品未注册用法"，是指药品使用的适应证、给药方法或剂量不在药品监督管理部门批准的说明书之内的用法。

2022 年 3 月开始实施的《中华人民共和国医师法》首次在法律层面明确了医生可以进行合理的超药品说明书用药，并规定仅在尚无有效或者更好治疗手段等特殊情况下，医师在取得患者明确知情同意后，可以采用药品说明书中未明确但具有循证医学证据的药品、用法实施治疗；同时，医院应当建立相应的管理制度。尽管超药品说明书用药已经被法律允许，但我国仍未出台超药品说明书用药的实施细则，包括循证医学证据具体要求、患者权益保护、医院管理制度要求及医保支付等。目前欧盟已经有法国、德国、英国等 10 个国家制定了法律来规范超药品说明书用药。为了满足临床诊疗的需求，我国部分行业协会和医疗机构制定了一系列超药品说明书用药的指导性文件，以规范超药品说明书用药活动，降低法律风险，减少医疗不良事件的发生。指导性文件可以分为两类，一是通用性的指导文件，二是针对特定疾病、特定人群的指导文件。目前，我国临床诊疗过程中的超药品说明书用药的实施规范依据主要是行业协会和学术机构发布的指导性原则。

**（一）超药品说明书用药的风险因素**

超药品说明书用药在临床上十分普遍，主要风险因素有药品说明书自身、药物品种剂型的限制、药品生产厂家以及医患等方面。

**1.药品说明书自身**

药品说明书是保证患者安全用药的重要纸质文件，也是患者了解药品信息的主要途径。因此，药品说明书内容的科学性、准确性以及更新的及时性都会对临床治疗起到关键性作用。虽然国家对药品说明书的项目、内容、书写等方面均做出了严格的规定，但由于医学是一门需要在无数临床实践中不断探索、不断发展的学科，很多在临床上已经被证实对患者治疗有利的药品、用法并未及时在药品说明书中予以更新，使得目前许多药品说明书因缺乏最新信息而不可避免存在缺陷。此外，不同药品生产厂家生产的同一种药品的说明书内容有时也会不一致，这无疑导致超药品说明书用药风险增加的可能性。因此，药品说明书并不一定代表该药目前的治疗信息，不能完全、合理地指导临床用药。

**2.药物品种剂型的限制**

药物临床试验尽量不将无行为能力的人群或身体情况特殊的人群纳为志愿者，尤其是儿童和孕妇，这必然导致部分药物因缺乏临床试药经验而在治疗中缺乏对这两类患者的合适剂型。因此，超药品说明书用药现象在儿科和妇产科经常出现。

### 3.药品生产厂家的问题

药品生产厂家对药品说明书的重视程度远远不够，特别对于已经上市的药品，若要变更药品说明书，不仅需要提供大量的有效性和安全性的数据，还需要国家药品监督管理局对这些数据进行严格审查，整个过程耗时、耗财，导致许多药品生产厂家不及时修改药品说明书，很多在临床上已经广为使用并被证实疗效显著的药品因说明书更新滞后，导致医生在用药过程中缺乏纸质依据，增加了医院及医生承担责任的风险。

### 4.医患问题

临床医生在用药时受既往用药经验及供货商的影响，主要关注药物的药理作用，对药品说明书中药物的氧化性、还原性、渗透压、酸碱性等理化性质，以及超药品说明书用药的潜在风险关注甚少，这无疑增加了医生超药品说明书用药事件发生的可能性。而同一药物，因为生产厂家、剂型、规格不同，适应证、用法以及药物价格也不同，患者受到外界因素（如药品广告和其他患者）的影响，进而要求医生开具超药品说明书用药处方，影响医生的用药决策。

### （二）降低超药品说明书用药风险的策略

#### 1.严格执行药品超说明书使用情形

基于超药品说明书用药的专家共识，药品超说明书使用应满足以下五个条件：在影响患者生活质量或危及生命的情况下，无合理的可替代药品；用药目的不是试验研究；有合理的医学实践证据；经医院药事管理与药物治疗学委员会（组）同意，并提交医院伦理委员会批准通过；保护患者的知情权。

#### 2.完善药品超说明书使用管理制度

为促进临床合理用药，保障临床用药的安全性、有效性、合理性，避免产生医患纠纷，根据《中华人民共和国药品管理法》《处方管理办法》《药品说明书和标签管理规定》《医疗机构药事管理规定》等法律法规，结合医院具体情况制定超药品说明书使用管理制度。医疗机构超药品说明书用药管理流程（图2-4-8）具体如下。

（1）主治医生仔细评估患者情况，经科室讨论后，向医院药学部门提交超药品说明书用药申请表，并附超药品说明书用药方案、患者知情同意书、风险应急预案以及超药品说明书用药依据。

（2）药学部门对超药品说明书用药申请进行初审，主要针对药品的超说明书用法进行循证医学评价，评价内容包括有效性等级、推荐强度和证据等级。

（3）提交医院药事管理与药物治疗学委员会（组）审批，用药风险较大的，还需提交医院伦理委员会审批。

（4）审批通过后，授予医生相应处方权限，并在医务部进行相关备案。

（5）开展治疗监测，临床药师应当对超说明书用法病例进行登记，对疗效、不良反应进行分析评价，及时整理、反馈，并上报医务部和相关科室。

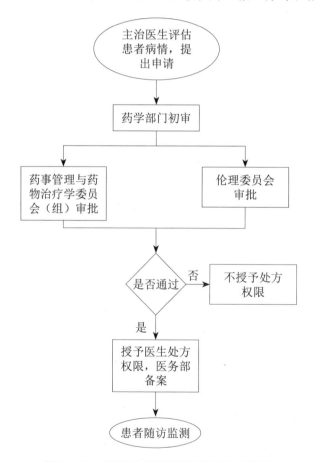

图2-4-8　医疗机构超药品说明书用药一般流程

### 3.加强对药品超说明使用处方审核

医院应督促医务人员提高执业水平，规范诊疗行为，加强对药师药品使用知识的培训，建立药师审方分级制度。药师应分析超药品说明书用药的合理性及必要性，核准无误后请医生注明原因并再次签名。药师在审核、调剂处方时若发现不规范的超药品说明书用药，应拒绝调配，真正做到合理用药。总之，只有医生和药师结合起来，才能保证患者接受最优化的治疗方案，降低风险。

**4.建立有效的医患风险分担机制**

只有确保医务人员和患者对超药品说明书用药的法律地位及其在临床治疗中的作用有了正确的认识，才有可能使医患双方就此问题达成共识，降低医疗纠纷发生的风险。在医务人员方面，医疗机构要加强对医务人员的相关培训，使其认识到超药品说明书用药存在合法的情形；在患者方面，对于风险较大的超药品说明书用药，医疗机构应当了解患者的风险承担能力，履行告知义务，详细告知患者超药品说明书用药可能存在的风险，并取得其同意。

**（四）案例分享**

**1.案例介绍**

某胃癌患者在医院接受根治手术，术中医生使用了一种化疗药物——氟尿嘧啶植入剂。患者及其家属由此向当地法院提起诉讼，其诉讼理由为：①医院在使用化疗药物时未遵照药品说明书指定给药方法（注：氟尿嘧啶植入剂说明书标明给药途径为植入给药）；②医院擅自改变给药途径，未取得患者及其家属授权；③医院改变给药途径属于试验性临床治疗，未经安全性论证，医生此项操作方法未经医院授权。鉴于此，患者及其家属认为医院存在违法医疗行为。

**2.防范措施**

（1）针对该案例，医疗机构应当健全超药品说明书用药制度，规范超药品说明书用药的流程。

（2）加强超药品说明书用药的处方审核。

（3）加强医患沟通，重视超药品说明书用药过程中患者的知情同意。

---

**参考文献** ———————————————————————

Bonaga B, Sánchez-Jurado PM, Martínez-Reig M, et al. Frailty, polypharmacy, and health outcomes in oldera adults: the frailty andd dependence in albacete study. J Am Med Dir Assoc, 2018, 19(1): 46-52.

Institute of Medicine, Board on Health Care Services, Committee on Identifying and Preventing

Medication Errors, et al. Preventing medication errors: quality chasm series. http://www.nap.edu /catalog /11623.html.

World Health Organization, 2019. Medication Safety in Polypharmacy.

蔡乐,刘传斌,高媛,等.老年慢性病患者用药依从性现状及其影响因素.中华老年多器官疾病杂志, 2023, 22(2): 86–90.

蔡美妆,邹新豪,赖卓鑫,等.基于 PDCA 循环理论构建医院高警示药品的安全体系.中国处方药, 2021, 19(1): 50–52.

曹晓孚,冯蕾.运用 PDCA 循环管理法降低门诊相似药品调剂差错率.实用医药杂志, 2018, 35(2): 188–190.

褚燕娟,周建芳,黄敏佳.基于多部门合作下住院患者自备药管理策略.中国乡村医药, 2021, 28(21): 65–66.

高洋洋,郭毅,王世燕,等.药师用药交代与指导服务能力提升的实践与探讨.华西药学杂志, 2021, 36(2): 233–236.

广东省药学会.超药品说明书用药中患者知情同意权的保护专家共识.今日药学, 2019, 29(6): 361–367.

广东省药学会.医疗机构超药品说明书用药管理专家共识.今日药学, 2017, 34(3): 436–438.

金燕.医院信息系统与持续质量改进模式在特殊药品管理中的应用.中医药管理杂志, 2021, 29(7): 125–126.

李荔,李莎,卫芸,等.社区老年人多重用药率及其相关因素的系统综述.中国全科医学, 2021, 24(15): 3161–3170.

李维筠.高警示药品的管理与安全用药.中国医药指南, 2018, 16(8): 298, 封 3.

李雪梅,杨丽娟,张丽芳,等.调剂药师参与出院患者床旁用药宣教的工作模式探索.临床药物治疗杂志, 2021, 19(2): 80–82.

林潮金,陈庆强,李小芳,等.某三甲专科医院住院患者自备药管理模式分析与探讨.今日药学, 2021, 31(2): 154–156, 160.

林福群,俞继芳,吴凡,等.利用信息技术改进临床口服用药安全的探讨.医院管理论坛, 2022, 39(8): 74–76.

刘芳,张婷,张晓乐,等.基于专家共识和医务人员调查的高警示药品目录建立.中国药学杂志, 2018, 53(17): 1523–1528.

商永光,张翠翠,郭冬冬,等.北京市基层医疗机构用药安全自我测评量表的构建与应用.中国医院药学杂志, 2023, 43(20): 2326–2330, 2337.

邵海燕,熊一帆.自备药规范化管理制度对住院患者自备口服药的管理效果观察. 2019 年浙江省医学会泌尿外科学、男科学学术大会论文集, 2019.

汪凌云,张芷兰,葛卫红,等.美国、英国、加拿大和澳大利亚应对用药安全挑战的相关行动简介.医药导报, 2022, 41(8): 1092–1097.

王安其,郑雪倩.1 例超药品说明书用药引发的相关思考.中国药学杂志, 2015, 50(8): 735–

738.

王翌羽，潘志星，何丹丹．医院医务人员用药宣教需求现状与模式探讨．中国乡村医药，2022, 29(8): 38-39.

王韵娇．我院静脉用药调配中心特殊药品的管理．临床合理用药，2023, 16(19): 169-172.

翁烽，蔡华晶，张正超，等．某儿童医院临床超药品说明书用药的现状分析．抗感染药学，2021, 18(2): 182-186.

肖晗，朱民田，张思义．医院特殊药品安全管理的探索与实践．北方药学，2018, 15(12): 172-173.

肖明朝，姚丽丽，李跃荣，等．1例用药近似错误事件的根因分析．中国卫生质量管理，2020, 27(1): 86-89, 113.

谢雪梅，高静，柏丁兮，等．老年人多重用药依从性现状及影响因素的Meta分析．中国全科医学，2023, 26(5): 4393-4403.

徐玲玲，杜萍，张转运，等．医院麻醉药品与精神药品智能信息化管理的实践．中国护理管理，2022, 22(5): 768-771.

《医养结合机构衰弱老年人多重用药安全管理中国专家共识(2022版)》编写组，中国老年医学学会医养结合促进委员会．医养结合机构衰弱老年人多重用药安全管理中国专家共识(2022版)．中华保健医学杂志，2022, 24(5): 355-362.

应靖雯．药品编码定位与相似药品管理在病区药房中的应用效果．中医药管理杂志，2020, 28(4): 118-119.

周佳佳，冯凌娇．住院患者自备药的安全管理．中医药管理杂志，2019, 27(15): 178-179.

# 第三章
# 数智建设与用药安全

数智建设指利用数字技术和数据驱动的方法，实现工作的智能化、自动化及决策化。它结合人工智能、大数据分析、机器学习等技术，通过对大量数据进行收集、整理和分析，为机构单位提供智能化的决策支持。随着信息技术的不断发展，医院各信息系统之间的医疗数据实现了共享与交互，为医院数智建设提供了可能。运用数智化手段对用药安全进行全流程管控，其管控效果会更全面、更深入、更有效。

## 第一节　软件系统

### 一、权限系统

医疗机构对本机构内专业技术人员的资格审查及管控往往是通过权限系统来实现的。权限系统的作用是根据国家药品管理政策，及时、便捷地管理新用户及原有用户的相应权限，管控医务人员在诊疗、用药、手术、操作等环节的资格准入，提高规范性，降低诊疗风险。在用药安全方面，权限系统主要涉及医务人员的权限设置和医务人员的身份识别两个方面。

#### （一）医务人员的权限设置

医务人员的权限由医务科统一设置并管理。医务科根据国家相关政策、医生职称、各类考试（如精麻考试、抗肿瘤药物考试、抗菌药物考试等）通过情况、诊疗情况，定期进行授权、变更或终止，并在医院内做好相关签名留样管理。与用药安全相关的权限包括处方开具权限和处方调剂权限等。

### 1.处方开具权限

（1）通用处方权限　普通药品、精麻药品权限。

（2）抗肿瘤药物处方权限　普通使用级、限制使用级权限。

（3）抗菌药物处方权限　非限制使用级、限制使用级、特殊使用级权限。

### 2.处方调剂权限

处方调剂权限包括普通药品、精麻药品、抗菌药物、抗肿瘤药物权限。

以上权限设置可通过信息化自动识别与管控，无权限的医务人员无法实施相应权限的诊疗行为（图 3-1-1）。

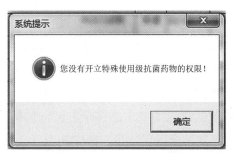

图 3-1-1　医生无抗菌药物（限制使用级）权限警示界面

### （二）医务人员的身份识别

医务人员登录 HIS 系统需通过密码验证，在相关诊疗报告中应签署电子签名。通过密码验证及电子签名可以有效保证医务人员对自己的诊疗行为负责，在诊疗环节做到溯源管理。医生处方开具、药师处方调剂、护士给药环节均可通过信息化实现医务人员的身份绑定，其他如超药品说明书用药的知情告知等也可通过电子签名方式实现溯源，从而有效保障患者用药安全。

## 二、预警系统

预警系统是基于信息和数据分析的一种实时预警和预测系统，其能够较早地警示可能发生的风险和危机，从而采取相应的措施来避免或减少不良事件的发生。医疗机构预警系统一般通过警示语弹框、警示标志等方式示警，不同等级预警以等级级别、颜色、是否强制操作等方式予以区别。与用药安全相关的预警系统主要有合理用药预警系统、智慧医保预警系统、输液安全预警系统、药品储存预警系统、药品不良反应预警系统等。

## （一）合理用药预警系统

合理用药预警系统是性能较全面的综合性的一类预警及控制系统。这类预警系统通过系统的药品规则库对合理用药进行全方面预警及管控。药品规则库涉及药品的适应证、禁忌证、用法用量、给药途径、给药时机、相互作用、配伍以及特殊人群等方面，一旦医生开具处方或医嘱触发相应的药品规则，就会在医生端进行警示提醒，从而起到预警作用。

## （二）智慧医保预警系统

智慧医保预警系统是基于信息化、数字化技术的一种医保管理系统，旨在通过数据挖掘、分析等技术手段，对医保运行过程中的风险进行预警和监控，提高医保管理的效率和准确性。该系统可以对医保基金的使用情况、医疗机构的诊疗行为、患者的就医行为等进行分析和监测，及时发现异常情况，并采取相应的措施进行干预和管理。

智慧医保预警系统的建设需要考虑多个方面，包括数据采集、存储、处理、分析等，同时还需要结合医保政策、医学知识等，进行深入研究和开发。此外，该系统的实施还需要得到相关部门和机构的支持和配合，以确保数据的准确性和可靠性，以及预警和监控的有效性。总之，智慧医保预警系统是一种重要的医保管理工具，可以帮助医保管理部门更好地掌握医保运行情况，提高管理效率和准确性，保障医保基金的安全性和可持续发展。

## （三）输液安全预警系统

通过输液安全预警系统，对静脉输液配制、使用过程进行监管，使输液配制完成后能更快捷、高效、合理地运输到各病区，并保障患者输液安全。

### 1.输液情况异常预警系统

系统后台跟踪并记录输液调剂、流转等各个环节的时间节点数据；当输液情况异常时，及时发出提醒。

### 2.输液放置时间预警系统

输液放置时间信息会在护士PDA端显示。若输液放置时间超过前期设置的药品稳定时间，护士PDA端界面会弹框提醒护士是否继续执行医嘱。

### 3.输液滴速预警系统

输液滴速在输液标签及护士PDA端进行标识，提醒护士正确执行医嘱，避免由滴速问题引发不良反应。

### 4. 输液滴注耗时预警系统

若滴速过快或过慢，在护士使用PDA扫描腕带时，输液滴注耗时预警系统会发出警示提醒，提醒护士注意滴注速度不当可能引发不良反应等。

## （四）药品储存预警系统

### 1. 药品效期预警系统

对近效期的药品进行登记并用不同颜色标识区分（图 3-1-2）。通过该系统监管药品效期，可确保药品质量，减少浪费，保证临床用药安全性和有效性。

| 操作日期 | 入库方式 | 入库单号 | 药品名称、规格 | 单位 | 产地 | 有效日期 | 药品批号 | 提前入 |
|---|---|---|---|---|---|---|---|---|
| 2022/12/2 | | | 苯酚滴耳液 8ml*1支 | | | 2024/04/12 | 20230413 | 180 |
| 2022/10/2 | | | 阿普唑仑片 0 | | | 2024/04/14 | 拆3C0102D40 | 180 |
| 2023/02/2 | | | 乌美溴铵维兰特罗吸入剂 | | | 2024/04/27 | AK4A | 180 |
| 2023/06/2 | | | (大)西尼莫德片 | | | 2024/04/30 | B8761F | 180 |
| 2021/07/2 | | | 格隆溴铵福莫特罗吸入气 | | | 2024/04/30 | 603062A00 | 180 |
| 2023/04/2 | | | 帕立骨化醇针 | | | 2024/04/30 | PL221101 | 180 |
| 2023/06/2 | | | 甘露醇注射液 20g/10C | | | 2024/04/30 | S2211142 | 180 |
| 2022/11/2 | | | 碳酸氢钠滴耳液 8ml*1 | | | 2024/05/09 | 20230509 | 180 |
| 2023/06/2 | | | 注射用腺苷钴胺 | | | 2024/05/11 | 23211080 | 180 |
| 2022/01/2 | | | 毛果芸香碱滴眼液 | | | 2024/05/13 | 23051461 | 180 |
| 2023/07/2 | | | 盐酸西那卡塞片 | | | 2024/05/16 | 20210502 | 180 |
| 2022/03/2 | | | 氟替美维吸入粉雾剂 | | | 2024/05/25 | DU5R | 180 |
| 2023/01/3 | | | 薄荷脑樟脑滴鼻剂 10m | | | 2024/05/29 | 20230530 | 180 |

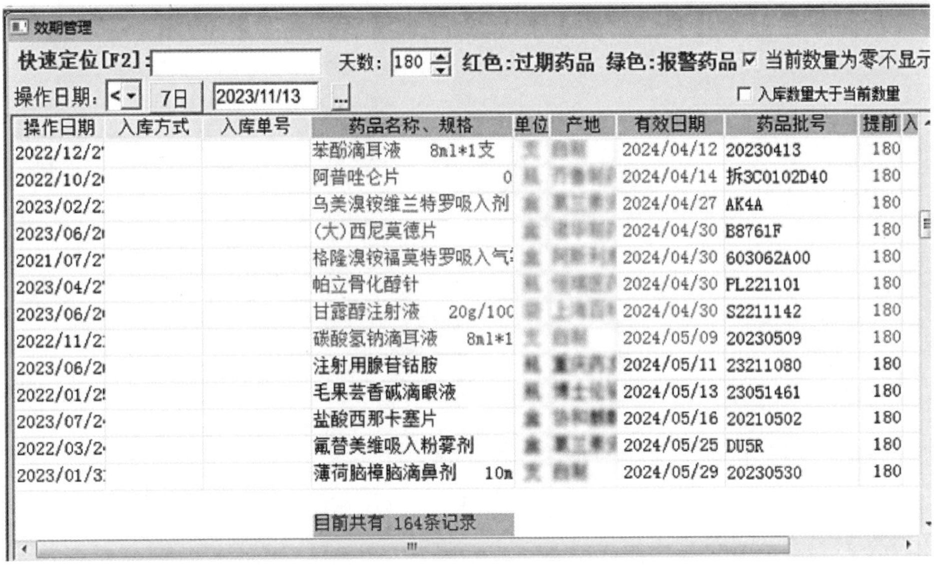

图 3-1-2　不同效期的药品颜色区别显示（图中浅色文字实际为绿色）

### 2. 药品库存预警系统

在药学部库存管理系统中设置药品的最低及最高存储数量警戒线，当药品存储量超出警戒线时，登录系统即会提醒。库存预警可以保障药品供应安全或避免库存过多所带来的药品安全隐患。

### 3. 温湿度监控平台

利用温湿度监控平台，通过智能化的温湿度传感器，将药库、各类药房及分散在全院各科室的药品储存冰箱等温湿度数据进行联网，实现实时监测和统一管理。当温湿度异常时，系统通过短信形式自动向科室或部门负责人预警提示（图 3-1-3）。

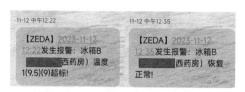

图 3-1-3　冰箱温度预警短信界面

## （五）ADR预警系统

在医生为特定患者进行诊疗时，ADR预警系统可以及时对用药潜在问题进行提醒，如图 3-1-4 所示，通过用药规则维护及分级警示，全方位保障多柔比星合理使用，以规避可能存在的用药风险，从而保证患者用药安全。

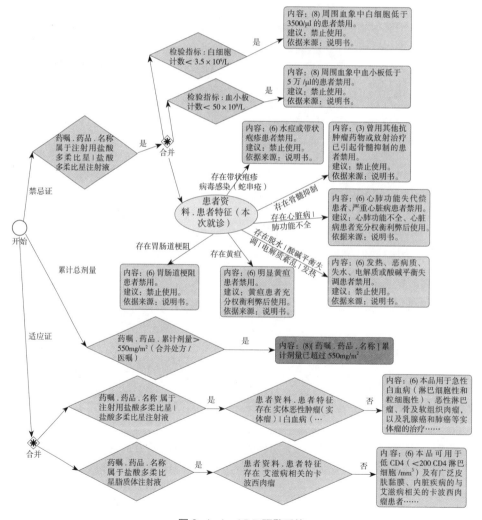

图 3-1-4　ADR预警系统

## 三、控制系统

利用信息系统对合理用药的各要素进行强制管控，以达到规避用药风险的目的。

### （一）合理用药控制系统

利用系统的药品规则库对明确的、需要管控的指标（如药物的日最大量、日最小量、使用疗程、输液的溶媒限制等）进行信息控制，即在医生端进行拦截或提醒，避免出现用药风险。此外，系统还可对患者用药的间隔时间进行控制，对重复开药或开药量在限定范围外的患者加以提醒，告知医生警示出现的原因以及患者下次开具此药的时间。当医生端开具处方或医嘱不符合规则时，即会警示弹框提醒，要求医生必须修改至符合药品规则，或填写处方理由，并经审方同意后才能下达处方或医嘱。

### （二）抗菌药物管理控制系统

#### 1.抗菌药物疗程控制

开具抗菌药物时需选择用药目的，如为治疗用药，则抗菌药物管理控制系统自动设置抗菌药物使用时间不超过 7 天；如为预防用药，则系统自动设置抗菌药物使用时间不超过 1 天（图 3-1-5）。超过时限的，医生需要重开医嘱。

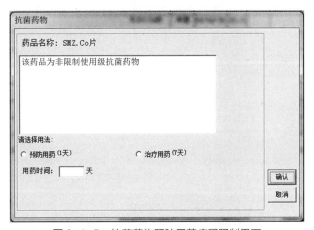

图 3-1-5　抗菌药物预防用药疗程限制界面

#### 2.围手术期抗菌药物管理

抗菌药物管理控制系统根据医院围手术期预防抗菌药物用药流程进行相应设置，涵盖从医生开具医嘱到手术室执行医嘱、药学部门调剂药品、患者用药、退费退药的全流程，实现手术室对围手术期预防抗菌药物的一站式管理。该系统可将患者药物过敏情况、术前抗菌药物给药时机、术中追加抗菌药物等信息推送给医生以提醒，从而保障围手术期患者抗菌药物使用安全。

### 3.特殊使用级抗菌药物会诊审批管理

临床应用特殊使用级抗菌药物须严格掌握用药指征，经抗菌药物管理工作组指定的专业技术人员会诊同意后，由具有相应处方权的医生开具处方。工作组通过设置审批人员权限资格及规范审批流程来保障审批结果的专业性、合理性，从而确保患者用药安全。

如图 3-1-6 所示，由需要使用特殊使用级抗菌药物的患者的主管医生提交会诊单，经感染科、呼吸科、重症医学科、微生物检验科、药学部门等具有高级专业技术职务任职资格的医师、药师或具有高级专业技术职务任职资格的抗菌药物专业临床药师进行会诊审批，若提示拒绝，则需重新填写规范的会诊单；若提示变更，则表示不同意使用特殊使用级抗菌药物，同时会诊专家应提供用药建议；若提示同意，则打印特殊使用级抗菌药物使用会诊单，完成审批流程。对于住院患者，由具有正高级专业技术职务任职资格的医师开具处方或医嘱。无正高级专业技术职务任职资格医师的科室，由科室主任开具处方或医嘱。急诊处方须由具有高级及以上专业技术职务任职资格的医师或科室主任开具。使用限制使用级抗菌药物、特殊使用级抗菌药物时，感染科、呼吸科、重症医学科医师的技术职务任职资格要求可降低一个等级。

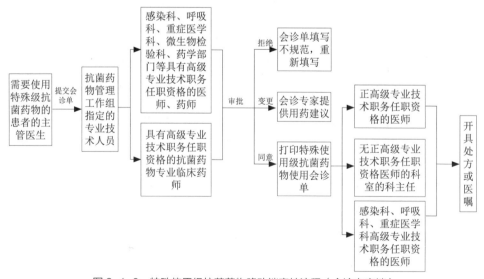

图 3-1-6　特殊使用级抗菌药物移动端审核流程（会诊专家端）

### 4.抗菌药物越级管理控制

抗菌药物越级使用审核：24 小时内由具有审核权限的医生对越级使用情况进行审核，审核状态有"未审核""审核通过""审核不通过"三种情况。

### （三）肠外营养液开具控制系统

由于肠外营养液中多种物质并存，对营养配比、物质相容性等的要求较高，通过肠外营养液开具控制系统可对药物选择及配比进行管控，保证药物的相容性及稳定性，从而在事前保证医嘱的准确性及安全性，同时减少医生开具医嘱及药师审核过程中烦琐的指标计算，提高工作效率（图 3-1-7）。

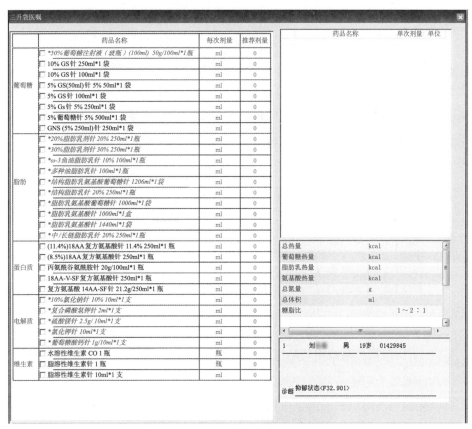

图 3-1-7　肠外营养液医嘱开具界面

### （四）临床路径控制系统

临床路径（clinical pathway, CP）指通过对医疗费用及住院时间进行控制，来科学地规划、安排、制定某种疾病（手术）的诊疗方案，以保障患者用药安全性、有效性、经济性。患者符合入径条件进入临床路径后，医生根据患者情况勾选路径对应项，然后护士执行相应的医嘱。患者的药品品种选择、用法用量等均由系统管理路径管控，不允许出现超路径使用药品的情况。若发生变异或者退出等情况，需填写详细的"变异/退出"原因。

## 四、防呆系统

防呆系统（Fool-Proof System）最早应用于工业生产过程，是大型自动化流水线中一种常用的方法，是用于消除人为错误的方法。该系统采用自动作用、报警、标识、分类等手段，避免人为疏忽、外行人员等因素而造成工作差错。防呆系统在用药安全领域的应用离不开医院各信息系统的支持。

### （一）通过目视管理在医院信息系统中对药品信息进行特殊标注

对于同一厂家、同一化学名、不同规格的药品，将规格置于药品名称前，突出剂量的不同，例如托吡酯片 25mg 和 100mg（图 3-1-8）。高警示药品、相似药品在各系统中进行统一的特殊标注，如颜色、字体的区别（图 3-1-9）。这些药名表述不仅出现在药品字典信息中，也出现在处方的开具、调配、给药等各个环节，方便医务人员核查。

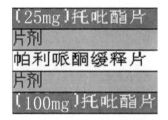

| 图 3-1-8　同一化学名、不同规格的药品目录显示 | 图 3-1-9　高警示药品以红色、斜体显示 |
| --- | --- |
| | （图中浅色文字实际为红色） |

### （二）医院信息系统中药品货位码的标注

在药嘱单上标注药品货位码，并将药品调剂顺序按货位码进行排序，方便药师及轮转的实习生、见习生快速找到药品并完成调剂。同时，标注的货位码能起到核对的作用，减少业务不熟悉而造成的调剂错误，尤其是多规格和包装相似药品的调剂差错，如图 3-1-10 和图 3-1-11 所示。对特殊存放位置的药品进行标注（如智能存储药柜），有利于药师在取药过程中加以区分，避免因混淆而造成差错。

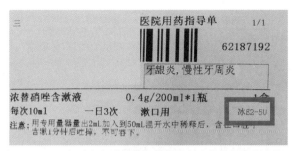

图 3-1-10　门（急）诊药房用药指导单上的药品库位码显示

### 1-5F NICU
### 针剂药品发放汇总表

领药科室：　　　　　　　发药序号：18823267　　　　　第1页/共1页
领药人：　　　　　　　　发药人：　　　　　　　　日期：2024/05/04 09:07
排药人：　　　　　　　　审核人：
*代表高警示药品

| 应发 | 药品名称规格 | 实发 | 位置 | 产地 | 单位 |
|---|---|---|---|---|---|
| 1 | *肝素钠针12500U*1支 | 1 | E14 | | 支 |
| 2 | ▲★1.0g头孢噻肟钠针（　　　）1.0g*1瓶 | 2 | F32 | | 瓶 |
| 2 | ▲盐酸万古霉素针（　　　）0.5g*1支 | 2 | G11 | | 支 |
| 9 | 派拉西林钠/他唑巴坦钠(2.25g)2.25g*1瓶 | 9 | G22 | | 瓶 |
| 3 | ▲美罗培南针（　　　）0.5g*1瓶 | 3 | H33 | | 瓶 |
| 8 | 6g阿莫西林钠克拉维酸钾针(0.6g　　）0.6g*1瓶 | 8 | I12 | | 瓶 |
| 1 | ▲注射用阿奇霉素（　　　）0.5g*1瓶 | 1 | J25 | | 瓶 |
| 5 | 酚磺乙胺针（　　　）0.5g/2ml*1支 | 5 | O11 | | 支 |

图 3-1-11　住院药房针剂药品发放单上的药品库位码显示

## （三）医院信息系统中药品用法用量的维护

在医院信息系统中预设药品的常规用法用量，包括单次给药剂量、给药频率、给药途径，如图 3-1-12 所示。在医生开具药品医嘱时，预设的信息可直接显示在医生开嘱界面，减少医生不必要的手工录入，从而规避差错发生。

| 1.业务处理 | 2.综合查询 | 3.常用维护 | 4.系统维护 | 5.辅助功能 | 6.退出系统 | | |
|---|---|---|---|---|---|---|---|
| 价格序号 | 拼音码 | 药品名称、规格 | 药品产地 | 一次剂量 | 单位 | 用法 | 频次 |
| 59518 | ABDEPQ | 阿比多尔片（　　　）0.1g*12片 | | 2 | 片 | 餐后服用 | TID |
| 56300 | ABN | 媛葆宁25ml*1瓶 | | 2 | ml | 外用 | QD |
| 37757 | ABP | 安宝片10mg*10片 | | 1 | 片 | 餐后服用 | PRN |
| 59984 | ABTLPA | 阿比特龙片（　　　）0.25g*120 片 | | 4 | 片 | 空腹服用 | QD |
| 116321 | ABTNPY | 奥布替尼片◆（　　　）50mg*30片 | | 3 | 片 | 餐后服用 | QD |
| 42684 | ABTP | 阿贝他片0.2g*20片 | | 1 | 片 | 与餐同服 | TID |

图 3-1-12　药品用法用量维护界面

## （四）药库一键扫码入库系统

通过信息技术将医药公司配送的药品信息生成二维码，药库工作人员通过扫码一键导入药库的信息系统（图 3-1-13），完成配送药品信息的入库，避免手工入库而造成人为差错的发生。

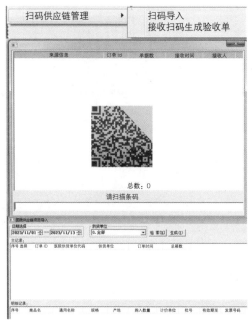

图 3-1-13　药库一键扫码入库界面

## （五）智能处方审核系统的机器干预

利用合理用药软件设置药品规则，如药品的单次最大剂量、每日最大剂量、每日最大给药频率、禁忌证的药物相互作用、输液浓度范围、溶媒的配伍等。若医生开医嘱时不符合预设的药品规则，则在医生端开医嘱阶段进行拦截，如图 3-1-14 所示。

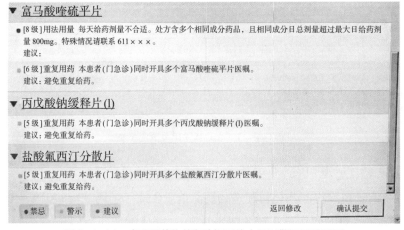

图 3-1-14　合理用药软件在诊间系统中予以警示干预界面

### （六）药品核对系统

利用扫码技术，结合药品尺寸、颜色，对调剂过程中的药品准确性进行核查。如智能发药系统的药品入库核查，通过两次扫码入库的设计、入库药品的包装尺寸与机器预设的药品尺寸的查验，避免发生药品入库错误；病区药房的核对机根据药品的颜色、大小、数量，通过与机器预设的药品信息进行比对，以及时发现问题，如图 3-1-15 所示；PIVAS 的智能贴签核对机叫通过内置数据库，根据成品输液的颜色及成分，判断输液调剂的准确性。

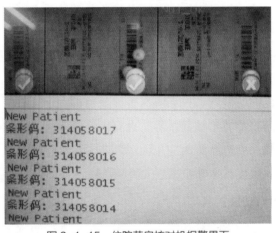

图 3-1-15　住院药房核对机报警界面

### （七）患者信息核查系统

利用条形码识别患者身份，避免患者用药差错发生。如 PIVAS 扫码收费、扫码出仓时，若患者已转科、转床，机器端或计算机端会出现声音、弹框提示，必须手工点击"确认"键才能进行下一步操作（图 3-1-16）。护士站扫码输液时，若患者信息与药品信息不匹配，系统会出现报警提示等。

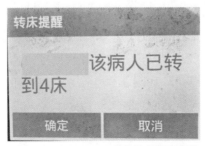

图 3-1-16　PIVAS 患者转床警示界面

## 五、处方/医嘱审核系统

处方/医嘱审核是药学工作的重要组成部分，是促进合理用药的关键环节。以往药师在审核处方/医嘱时存在审核时间短、同质化标准不统一等问题，造成处方/医嘱审核质量较低，故如何提升处方/医嘱审核质量一直以来是医院合理用药的管理难点之一。

随着信息技术的发展和患者合理用药需求的增加，前置审核的模式逐渐替代传统的审核模式。同时，医院信息化也朝着智能化的方向发展，其中临床决策支持系统（clinical decision support system, CDSS）是医院信息化建设走向智能化最重要的环节之一，前置审核系统作为承载各项临床决策支持系统的平台，负责在适当的时机，利用适当的干预模式，为医疗人员提供临床决策信息。

目前应用较成熟的前置审核系统有美康药师审方干预系统、逸曜合理用药系统、普华合诚医嘱前置审核系统等，也有医疗机构由本机构的信息部门开发了相应的审方系统。审方系统的应用为医院药学信息化建设提供了思路，也为医疗联合、药物同质化管理等积累了宝贵的经验。

### （一）前置审方功能的实现

审方系统要实现前置审核功能，大多需要建立基础数据知识库，设置预警模块、即时沟通模块等。

#### 1.建立基础数据知识库

作为审方系统的核心组成部分，基础数据知识库通常能将药品的基础数据，如用法用量、配伍禁忌、用药适应证等，以电子信息的形式加以储存，在处方/医嘱开具后再由预警模块调用，对医嘱进行合理性比对。储存这些电子信息的形式多种多样，如逸曜合理用药系统的树形逻辑线规则（mysql＋redis规则设计系统）、美康药师审方干预系统的"MCDEX合理用药知识库"等。目前，基础数据知识库的建设、维护、知识更新等基本仍依靠人工操作，数据库本身不具备学习和自我纠错功能，这就使得医疗机构不得不配备专职人员不断对审方系统进行更新维护。如图3-1-17所示，某三甲医院利用循环改进的模式对处方/医嘱审核规则进行动态修正。

| 权责单位 | 作业流程 | 说明 |
|---|---|---|
| 医生、护士，临床药师，以及各调剂部门 | | 医生、护士、临床药师，以及各调剂部门通过医院 OA 系统、纸质申请单等渠道提交申请 |
| 药学部审方组 | | 药学部审方组专门人员负责收集 |
| 药学部审方组 | | 药学部审方组判定是否紧急申请 |
| 药学部临床药师及审方组 | | 药学部临床药师组、审方组联合进行集中讨论审核；紧急申请由审方组组长组织在职审方药师即刻审核 |
| 药学部信息组 | | 药学部审方组负责将审核通过的申请通报给药学部信息组<br><br>对于合理的修改建议，由药学部信息组维护并上报医务部门或行政主管部门备案；对于未通过的建议，由药学部审方组反馈给申请人 |

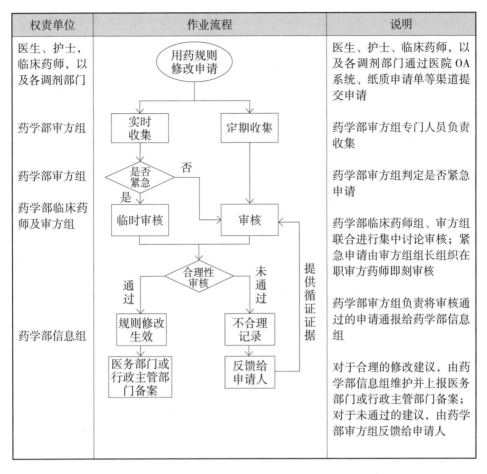

图 3-1-17　某三甲医院处方/医嘱审核规则循环改进示意

2. 预警模块

通常，预警模块的生效模式是调用基础数据知识库对医嘱进行合理性比对，然后以警示信息的形式提示审核人员。在完成合理性比对后，不经过审方人员直接将医嘱返给开具人员，或限制医嘱进入调剂流程，则实现拦截功能。警示信息提示的方式有多种，如弹窗提醒、色块提示、锁定界面提示等。预警模块的主要目的是对可能发生的不合理用药情况进行风险评估，提高处方/医嘱审核的覆盖率，而分级拦截、提醒可以大幅降低处方/医嘱审核中的人工操作比例。

3. 即时沟通模块

由于处方/医嘱审核系统本身不具备学习和自我纠错功能，部分存在一定风险的用药仍需要人工进行判定，如：对于入院诊断中有消化道出血的患者，在开具抗凝药物时，药师会对抗凝药物医嘱进行二次确认；二甲双胍恩格列净片与吡格列酮二甲双胍片同时开具时，药师认为两者含有相同成分，需二次确认二甲双胍未过量使用等。由此可知，建立处方/医嘱开具人员与处方/医嘱审核人员即时沟通的交互系统是必不可少的（图3-1-18）。稳定且即时的沟通系统可以使处方/医嘱审核人员的用药建议充分发挥作用。

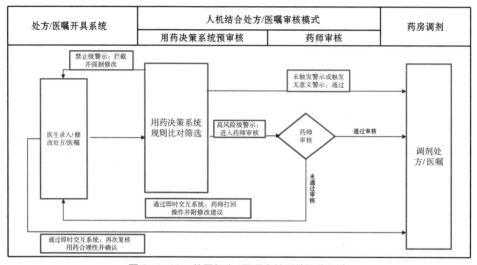

图 3-1-18　前置处方/医嘱审核系统运作示意

### （二）审方系统的应用

2018年7月，国家卫生健康委员会、国家中医药管理局等联合发布的《医疗机构处方审核规范》明确指出，医疗机构所有处方（包括门诊处方和病区医嘱单）均应当经过药师审核，审核通过后方可进入划价收费与处方调配环节，未经审核的处方不得收费与调配。这意味着处方前置审核已经成为法规要求，药师审核处方应该成为保证患者用药安全的一道屏障。近年来，前置审核系统投入医疗服务后，医疗机构的处方/医嘱审核质量得到了大幅度提升。例如，费思思等报道的浙江省某三甲医院在应用前置审核系统后，医嘱审核失误率由最高时的0.466件/万医嘱降低至0.116件/万医嘱。又如，刘玲等报道的上海市某医院在应用前置审核系统后，门诊不合理处方率由3.43%降至0.47%。合理用药数据的大幅提升及前置审核系统的广泛应用都说明医院药学信息化建设是打造智慧药学和数字药学发展的重要方向，也是更好地为患者提供安全、有效、经济的药学服务的重要途径。

目前，尽管前置医嘱审核系统和相应的审核模式大幅提升了患者用药的安全性、有效性和经济性，但在实际临床应用过程中仍有一些问题需要我们注意和解决。

1.临床医生对前置审核系统及相应审核模式的接受度低

前置审核系统和相应的审核模式初上线时，临床医生往往难以接受，特别是具备拦截功能的审方系统，一旦发生拦截医嘱的情况，医疗行为即可能中断。所以，前置审核系统和相应审核模式可选择循序渐进的上线方式，先由较为明确的不合理用药问题入手，逐渐对规则进行维护和修正，不断消除临床医生对前置审核系统和相应审核模式的抵触情绪。另外，联合行政部门设置药物合理使用规则，也能提高临床医生的接受度。

2.审方药师相关临床经验及知识储备不足

国内不少研究指出，在不合理医嘱干预过程中，临床药师可根据最新指南或证据指导用药，临床医生往往较易接受临床药师的用药建议。故审方药师需具备相关的临床经验及知识储备。部分医疗机构审方药师为了更好地干预临床不合理用药情况，可以积极参与临床药师的培训、查房工作，以增强自身与临床医生的沟通能力。

3.前置审核系统的维护与修正欠缺

在前置审核系统的维护和修正工作中，大部分修正建议来自临床科室与调剂部门，而目前国内临床药师缺口较大，审方药师往往难以及时接受临床对前置审核系统规则的意见。国内相关报告指出，临床医生直接参与不合理用药的管理有助于减少不合理用药现象的发生。因此，建立一种合适的机制，促使临床医生主动参与合理用药软件规则的维护、修正工作，可以大大降低用药管理的难度。

4.前置审核系统滞后

前置审核系统的维护、修正工作尚存在滞后的问题。不少用药问题或审核失误直至发生后才被发现，然后由药师进行维护或纠正，应对问题的发生十分被动。因此，需制定应对问题的维护机制，并对日常拦截、日常警示、专项点评等医嘱定期进行回顾性分析，以避免用药问题发生，或及早发现用药问题并及时解决问题。

**5.防止审方药师过多依赖前置审核系统**

调剂药师甚至临床医生长期使用前置审核系统进行用药合理性审核,易产生依赖性。审方药师应定期梳理医嘱审核失误事件的种类,不断更新医嘱审核的规则,并将这部分内容纳入医疗机构日常学习中,才能保持医务人员的警惕性。

**(三)处方/医嘱审核的质量监控**

如何评价处方/医嘱审核质量一直以来没有统一的标准,国内文献报道基本是通过处方干预率、处方合格率、医嘱错误率等间接数据来评判处方/医嘱审核的质量。为了更好地把控处方/医嘱审核的质量,质量管理部门应该定义更合适、与用药安全直接相关的数据指标来进行评价。例如,费思思等报道的浙江省某三甲医院在应用前置审核系统后,医嘱审核失误率指标发生变化,其中医嘱审核失误率的定义为在医嘱通过审核后,由调剂药师或护理人员发现的不合理用药情况,即发生医嘱审核失误。这类重新定义的指标能更好地判断处方/医嘱审核的质量,也与患者用药安全更加直接相关。

## 六、医嘱录入系统和临床决策支持系统

### (一)医嘱录入系统

**1. 医嘱录入模块**

以往医嘱录入系统的主要目的是避免手写字迹不清或抄写错误而发生差错。目前,医嘱录入系统从前端就开始预防与药物治疗有关的不良事件发生。例如,设定药物的默认剂量、默认用法、频次等(图3-1-19)。

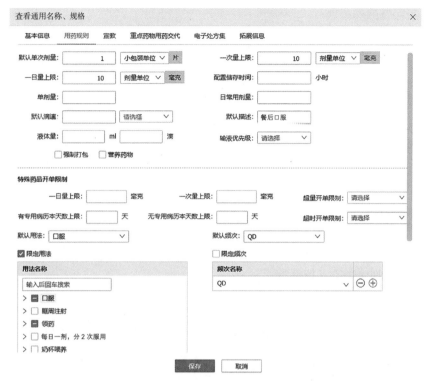

图 3-1-19　某三甲医院药品字典维护中默认的用法用量界面

对于医嘱录入系统中的特殊用药，设有专门的模板输入（图 3-1-20），可以大幅提升开具医嘱的准确率。

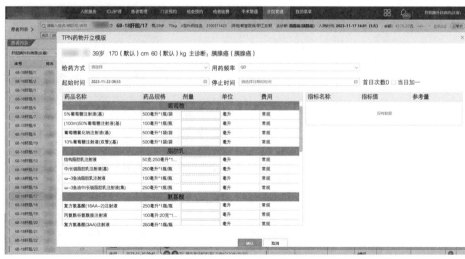

图 3-1-20　某三甲医院专门用于开具肠外营养袋的输入模板界面

## 2.医嘱追溯模块

医嘱录入系统可以存储医嘱资料，以便进行追溯查询及回顾性分析等（图 3-1-21）。

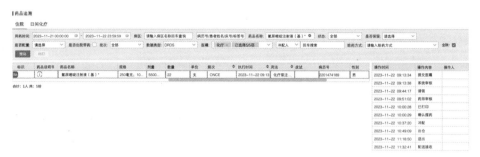

图 3-1-21　某三甲医院医嘱录入系统自带的医嘱追溯模块界面

### （二）临床决策支持系统

1. 风险规则模块及相应的警示提示

临床决策支持系统更倾向于辅助临床医生开具医嘱。该系统抓取患者的基础信息和实验室指标、药品属性等数据，与预设的用药风险规则、合理性风险规则、经济性风险规则进行比对，进而调用与之绑定的警示信息（图 3-1-22）。

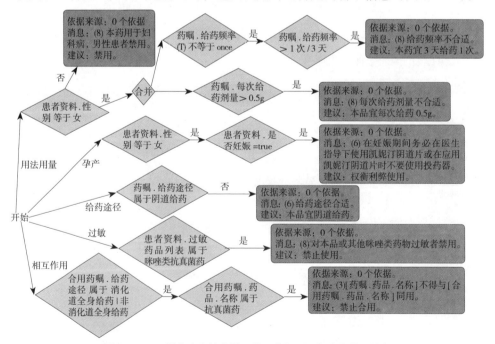

图 3-1-22　某临床决策支持系统用药规则及绑定的警示信息

### 2. 即时反馈模块

系统调用与比对风险规则绑定的警示信息，并即时将与风险相应的建议反馈至医嘱开具界面供医嘱开具人员参考（图 3-1-23），形成完整的临床决策支持模式。

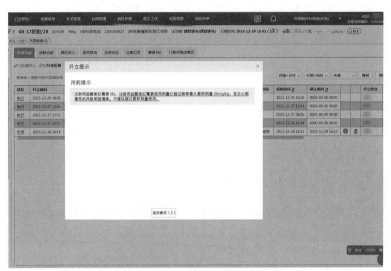

图 3-1-23　某临床决策支持系统反馈至医嘱开具界面的建议提醒

### （三）医嘱录入系统和临床决策支持系统的现状

尽管医嘱录入系统在保证患者用药安全、提升医疗质量和医疗效率等方面已得到肯定，但随着近年来临床药师工作由单纯的调剂逐渐向促进合理用药转变，以往的医嘱录入系统逐渐无法满足现有医疗工作的需求。于是，临床决策支持系统（CDSS）的概念进入了大众的视线，其在以往医嘱录入系统的基础上，借助计算机技术改善临床诊断和治疗决策。临床决策支持系统的应用在减少用药差错发生、药物安全评估方面具有跨时代的意义。

目前，国内外有大量文献报道了临床决策支持系统，但临床决策支持系统的设计目的、开发以及验证等过程各有不同，而我国的临床决策支持系统起步较晚，普及率较低。例如，李汶睿等分析 2020 年 3 月以前文献报道的我国医疗机构开展处方前置审核的现状，发现仅 29 家医疗机构开展了处方前置审核工作，其中 86.21% 为三级甲等医院。国内的临床决策支持系统仍以"药物信息、药物属性"审查模式为主，如药物剂量及剂型、药物相互作用和重复用药等，而"药物属性、患者信息、疾病诊断"审查模式越来越成为临床决策支持系统的研究热点。例如，王瑾等总结了基于肾功能水平的临床决策支持系统的构建方式、有效性验证、不足及优化等。朱瑞芳等介绍了临床决策支持系统在结核潜伏感染筛查诊断中的应用。上述研究分析均将药物属性与患者信息或疾病诊断信息相结合，都是为医疗人员提供临床支持信息的典型案例。

综上所述，临床决策支持系统已成为医院信息化建设走向智能化最重要的环节之一。通过减少药品不合理使用，可以提升医疗质量，确保患者用药安全，同时降低医疗成本。此外，还可以将国家医疗卫生政策在临床决策支持系统中予以体现。

以往医嘱录入系统应用的是循证医学、临床路径应用的基础。而临床决策支持系统的加入使医院信息化建设完成蜕变。两者结合应用使临床电子平台在保障患者安全方面更有竞争力，也使使用者成为医疗信息化建设的领跑者。

### （四）医嘱录入系统和临床决策支持系统的前景

目前，医嘱录入系统和临床决策支持系统是医院信息化建设的前沿，但还需进一步优化。

#### 1.区域化的医嘱录入系统和临床决策支持系统整合平台

目前，国内大部分临床辅助决策类系统只针对一些特定的应用场景独立设计，其消息规则和展示形式各异，易造成警示信息混乱，无形之中会增加医务人员的工作量、疲劳感。部分前置审核系统虽然整合了临床决策支持信息，但是往往仍外挂于医嘱录入系统。常见的处理方法是将两者用信息接口进行串联，医嘱录入系统录入处方/医嘱后，传输至前置审核系统，由前置审核系统中的临床决策支持信息进行判定，然后将结果返回至医嘱录入系统，从而真正将两者完全整合。但这在国内还较少见，而能在一定区域集中应用的更为少见。国内许多医疗机构的医嘱录入系统已是 20 世纪的产品，面临着淘汰和替换，国内医疗机构亟须区域化的医嘱录入系统和临床决策支持系统整合平台。

#### 2.基于用药顺序和用药时间的临床决策支持系统开发

目前，许多药品和特定条件下应用的临床决策支持系统纷纷被开发和应用到临床实际，但是基于用药顺序和用药时间的临床决策支持系统的开发仍是该技术中的难点。由于患者用药方案的个体化，患者用药的复杂程度越来越高，用药顺序不同对药物疗效、患者安全的影响也越来越受到临床医生的关注。例如，化疗方案中几种化疗药物联用时，用药的先后顺序可能直接影响治疗的效果。而用药时间与给药速率、患者耐受程度等密切相关。因此，了解多样化的临床需求，利用信息化智能技术解决临床关注的问题，有助于提升医疗质量、确保患者安全。

## 七、条形码给药系统

条形码给药系统（bar code medication administration system, BCMA），简称条码给药，是指能够赋予药品特定的数字条码，并通过特定的扫码设备扫描药品外包装上所附带的专属条形码，同时反馈至HIS系统或其他显示设备端，以完成药品信息识别和给药流程终端操作，最终达到为患者提供药学服务的综合性工作模式。实现完整的条码给药工作需要经过编码、赋码、信息录入、扫码、信息识别和信息更新六个步骤，并根据不同的实施端建立不同的标准流程。如药房端的条形码给药系统标准流程：形成药品编码→药品外包装赋码→HIS系统录入药品编码信息→扫描药品外包装条形码→HIS系统或显示设备展示药品信息→调配药品→用药交代→HIS系统更新药品信息。

药品条形码是识别药品的一种信息技术，是反射率相差很大的黑条和白条组成的一系列相互平行的图案。它具有可靠准确、数据输入速度快、经济便宜、灵活实用、易于制作等优点。不足之处在于信息存储量小，仅能存储一个代号，使用时通过这个代号才能调取计算机网络中的数据。药品条形码常用于标识药品的名称、剂型规格、生产厂家、生产日期等重要信息。传统的药品外包装上一般印有两种条形码，分别是商品条形码和药品追溯码。二维码是条形码的一种，它是用某种特定的几何图形，按一定规律在平面（二维方向）上分布的黑白相间的记录数据符号信息的图形。二维码能够在横向和纵向两个方位同时以图形表达信息，因此能在很小的面积内表达大量的信息，具有存储容量大、可引入加密措施、抗损毁能力强、空间利用率高、持久耐用等优点，可以视为升级版的条形码。因识别规则的原因，目前药品二维码使用不多，仅在一些较新的包装上增加一种新的二维码，一般称为企业自建追溯码。

商品条形码有EAN-8和EAN-13两种形式，采用全球通用的规则，由国际物品编码组织负责管理和维护。它的编码要求为一类一码。我国常用的是EAN-13条形码，即由13位数字组成的规则编码，包括前缀码、制造厂商代码、产品代码和校验码四个部分。其中，前缀码用于标识药品的国际物品编码组织，如中国产的药品都会以69作为前缀码开头；制造厂商代码是由国家药品监督管理部门分配给各制药企业的唯一代码；产品代码由制药企业自行编制，用于标识不同的药品；而校验码一般用于校验药品条形码的正确性，防止误读和误扫。

药品追溯码又可称为药品电子监管码，于2006年起在我国推行。它可被视为药品的电子身份证号码，用于唯一标识药品的销售包装单元，包含药品标识码和生产标识码两个部分。药品标识码是用于识别药品上市许可持有人/生产企业、药品通用名称、剂型、制剂规格和包装规格的唯一代码；生产标识码则由药品生产过程相关信息的代码组成，应至少包含药品单品序列号，还可以（可能）包含药品生产批次号、生产日期、有效期等。药品追溯码使用20位编码，采用Code128C编码标准进行编码，其中前7位是产品资源码，包括企业信息、药品名称、规格、剂型、批准文号等信息，8～16位是单件商品序列号，最后4位是校验位，以验证药品追溯的正确性。每一盒独立包装药品的追溯码都不一样且唯一，国家药品监督管理部门不仅要求一盒一码，同时还要求做到"物码同追"，即可以追溯到每一盒药品从生产到流通的每个环节。无论是医疗机构还是普通患者或消费者，均可以通过追溯码查询药品的真伪。

除此之外，部分药品外包装上还可能印有一种全新的二维码，通常被称为企业自建追溯码，简称企业自溯码。这是生产企业自行通过不同渠道展示药品名称和厂家信息的方式，有时也可显示药品说明书、用药提醒等内容。

药品外包装上条形码的赋码和印刷工作一般在药品生产环节完成，但由于我国对药品所对应的编码均为要求强制赋码，同时无论哪一种编码，在药品的管理中均未实现完全统一，因此存在有些药品外包装上一个条码都没有的情况。在这种情况下，为了实现条码给药，医疗机构药学部门可以根据不同的条码规则自行给药品赋码，以完成扫码后的信息匹配。自行赋码由编码规则库识别，一般采用商品条形码的形式，也可采用国家药品供应保障综合管理信息平台编码（YPID）或医保药品代码（国家医疗保障局赋予药品的分类代码）。

在医疗机构的药品流转和调剂环节，为了能够识别和使用药品条码，必须将所有的药品信息及条码规则提前录入HIS系统，并将扫码设备与HIS系统联网，嵌入各给药环节，才能准确和顺利地完成条码给药。药品的条码信息根据种类不同会有不同的数据来源。商品条形码因其一类一码的特性，编码规则为公开信息，故可以直接将条码规则录入HIS系统，医院自行赋码也可使用该方式进行识别。药品追溯码为一物一码，可以通过统一形式向不同的生产企业或商业公司进行信息索取，也可通过端口连接第三方追溯平台，如中国药品电子监管网系统或阿里健康提供的"码上放心"平台进行信息识别。企业自溯码包含的信息一般较少，推广度不够，且因合作机构的识别能力不强，故不建议在医疗机构内部使用。YPID和医保药品代码因其数据库、信息更新覆盖面和规则公开程度不同，一般情况下也不作为首选方式。录入HIS系统的药品信息根据使用方式的不同，也可分为两种形式：①单纯的给药系统使用，一般只需识别至药品类别信息，如通用名、厂家、规格剂型等；②如还需同步进行药品精细化管理，除使用更详细的编码规则外，还可以通过信息导入、药师人工输入等形式，将药品的批号、生产日期和失效日期、给药途径，以及药品说明书中的部分信息和用药交代信息等录入系统。

医院HIS系统完成信息录入后，即可在药品使用环节进行扫描识别。一般来说，扫描技术主要有激光扫描和图像扫描两种类型。前者使用激光束扫描条形码表面；而后者则使用相机扫描，将条形码转换为数字信息。扫描药品商品码的设备很多，并不需要限制于特定的设备或专用装备，如常见的扫码枪、扫码仪及部分手持终端设备（如PDA等），同时日常使用的大部分智能手机和平板电脑也具备条形码的扫码功能。另外，自动发药机等信息化给药设备也具有通过扫码显示信息并完成发药的功能。若需要扫描药品追溯码等更复杂的条码，则可以使用专业开发的设备、应用软件等，并将其与医院HIS系统联网。随着信息技术的不断发展，还会采用射频识别（radio frequency identification, RFID）等新技术，在工作流程中根据具体需求加以选择和应用，以达到最优的效果。

条码给药的信息识别环节一般在工作的终末环节前完成，并根据工作需要显示。药品信息识别的准确率与医院HIS系统信息库的完整性关联很大，因此在进行条码给药工作前，应由医院的药事部门和信息部门共同对药品条码信息库进行核对匹配，以确保在医生、护士或药师端显示的信息准确无误；同时，有必要根据医院药品情况及时更新和修正药品条码信息库。在给药端药品显示时，应根据实际工作需要展示不同的药品信息，如药品名称、规格剂型、给药途径等常规信息，并且全部展示；药师端给药时，可以展示批号、有效期（包括生产日期和失效日期等）、用药交代内容等信息；护理端给药时，应同步展示常规用法用量、给药禁忌、注射剂滴速等信息。

在药品扫码完成给药流程前序内容后，还应在医院HIS系统中同步完成如药品发放数量累计、剩余数量增减、药品先进先出规则、护理端剩余药品情况和药品使用序列等信息的更新和发布，以实现条码给药流程的系统闭环。

应用条形码给药系统能够很大程度降低药品流通各环节的差错率，如药品品规差错、剂量差错、患者取药差错等，同时可以显著缩短门诊药房患者等候时间与住院患者床边给药和静脉输液给药的间隔时间，提高患者的就医满意度和用药依从性，也能一定程度提升医务人员的工作满意度。医疗机构条形码给药系统的实施场景很多。首先在药学部门，如在门诊药房药品调剂过程中，药师取放药品、窗口发药都可以通过扫码完成，并且通过条形码给药系统可以增加更多的信息提示，除了常规的文字信息外，还可以显示药品的外包装、独立最小包装和裸药图像等，以帮助窗口药师更准确地发放药品，做好用药交代。而现在应用比较广泛的各种类型的自动发药机和自动包药机在入药、发药、确认等所有环节都需要使用条形码给药系统。住院药房和PIVAS在使用条形码给药系统发放注射类药品时，面临两种情况：一种是有独立包装的针剂或溶媒，它们一般会具有完整的条码信息，可以直接使用扫码功能识别或通过输液自动识别设备进行扫码；另一种是大包装类型的单支小针剂或聚氯乙烯（polyvinyl chloride, PVC）软袋包装的溶媒，它们的安瓿瓶和软袋上无法印刷条码，一般扫描人工粘贴的条码或扫描外包装，然后采用人工操作的方式完成系统信息录入和更新。除此之外，在护理工作中，通过条码的形式对口服给药、静脉输液给药的标签进行管理，护理人员可以通过扫描药品标签再扫描患者腕带的形式辅以人工确认，从而达到"三查七对"工作要求。例如，将条形码给药系统进一步扩展，还可以实现医院药品存储管理的数字化改造，以及离院环境下如患者居家给药时的药品识别、给药信息识别等。

【应用实例】 某医院采用信息化技术手段，以条码化和PDA移动药房APP功能为基础，构建了病区药品闭环管理流程体系。在病区药品闭环管理流程建设中，创新性地给全院每个药品创建了对应的药箱码、药架码、药品码，将"三码合一"、条码化管理贯穿于整个药品院内流通过程。同时，开发移动药房APP功能，包含"三大药房""五大功能模块"。其中，"三大药房"涵盖住院药房、口服药房、PIVAS。"五大功能模块"包括药品上架、拣药退药、药品打包、药品配送、编码对照，改变了以往完全依靠人工肉眼核对的药品调剂模式，提高了无纸化水平，降低药房差错率。

### 八、患者用药提醒系统

患者用药提醒系统（patient medication reminder system），简称提醒系统，是指采用信息化技术手段，借助各种媒介，如手机、平板、个人电脑和其他的智能设备，通过文字、声音、图像等信息，向指定患者发出提醒，帮助患者完成合时、合理、合量的必要用药行为的一种新型工作模式（图3-1-24）。目前，医疗机构内部通过窗口用药交代、用药指导单、医院HIS系统信息支持等手段，可以较完善地达成对患者的药学服务，因此患者用药提醒系统主要的实施场景应定位于门诊或住院患者离开医院后的居家环境或社会活动环境等。

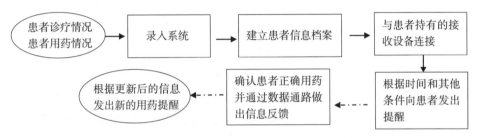

图3-1-24　患者用药提醒系统工作流程（虚线为可选择条件）

患者用药提醒系统的实现需要具备多个前置条件：①有完整的患者信息，包括患者的个人信息、就诊信息等，以便拟定患者提醒的规则和频次；②患者持有可远程通信或接收信息的设备，如日常随身携带的手机、智能手环等；③建立一套具有成熟的信息筛查和判断机制的系统，能够自动根据患者情况设置个性化的提醒模块，并向患者所持有的设备发送信息；④在条件允许的情况下，与患者接收提醒后的用药情况作信息交互，并在系统中记录和匹配。

患者信息的来源主要有两个：一是由医疗机构内部提供，可将患者用药提醒系统与医院HIS系统相连，实现信息共享。此情况下应注意对患者信息进行脱敏处理，部分信息须征得患者本人同意后方可使用。二是由患者自行提供，可在患者门诊就诊或住院流程结束前通过医院工作人员向患者索取，由患者本人或代办人填写或录入系统，并签订必要的免责协议，避免敏感信息引起纠纷。此情况下应注意对患者信息的比对和确认，以免因信息错误而向患者提供不必要或引发用药错误的提醒信息。完整的提醒系统所需要的患者信息应至少包括以下内容：①就诊情况，包括检查信息，用于判断患者的诊断和个人体征；②用药情况，包括药品总量、用法用量、联用情况和使用禁忌等，如有其他医疗机构开具药品的情况，也需要提供，用于为患者建立用药提醒的架构和安排；③特殊人群的部分家庭情况，如儿童用药时的监护人信息、老年人用药时的陪护信息等，用于在特殊时期和特殊节点扩大用药提醒信息的发送范围。

患者信息收集完毕后，应建立一个合适的管理系统录入和使用数据。一个覆盖全部基本功能的提醒系统<sup>*</sup>应该至少包括终端分系统（简称终端）和后台分系统（简称后台）两个部分。后台可以建设在医院内部，通过内部网络与互联网端进行交互；也可以建设在第三方平台，由专业人员管理。后台利用前期录入的患者信息，综合处理后向终端发送患者用药信息。终端一般情况下安装在使用者所携带的设备上，根据设备的性质主动或被动地采集患者的用药信息，实时或以一定的时间周期发送至后台，由后台形成患者用药情况的记录日志，并根据日志进一步分析和优化用药提醒方案。

根据使用设备的不同，患者用药提醒系统的功能一般可以分为必要性功能和选择性功能两种。必要性功能主要有四种，包括：①通信功能。提醒系统具备远程监控属性，故后台（管理端）和终端（使用端）都必须具有通信功能才能完成数据交互。后台根据患者情况产生的提醒信息需要通过通信功能才能传送至终端（如向终端发送一些控制指令信息），也需要通过通信功能向终端发送相关数据信息。终端如果将使用数据和记录数据传送回后台，也需要通过通信功能才能完成。②提醒功能。系统的提醒功能是核心要素之一，根据患者信息，系统生成文字、声音或图像信息并通过通信功能推送至终端。③用药信息记录功能。提醒系统另一个核心的功能就是实时或定时记录患者的用药情况，无论患者是按时用药，还是未按时用药，系统都需要及时且完整地进行记录，这样才能形成与患者相对应的用药信息日志。④基本信息管理功能。该功能包括患者个人信息管理、医疗信息管理、药品信息管理、患者用药日志管理，以及其他必要信息的基本管理。选择性功能主要有三种，包括：①报警功能。终端报警可以作为提醒系统的辅助功能之一，可以使整个系统更加人性化和智能化。当患者未按医生规定的时间用药或者用药的时间有误，系统就会自动报警，向患者发出相应的提醒信息，从而提高患者用药的有效性和依从性。②数据主动采集功能。部分智能设备的终端可以主动采集患者的用药行为，如用药量、用药周期、用药习惯等，并将其转换为电信号传送至后台，而无须由患者自行录入或点击相关信息，更加方便、快捷。③医患交互功能。部分患者在条

---

\* 注：此处的提醒系统不包括简单的文字信息推送形式。

件不允许主动就诊或特殊人群遇到用药困难的极端情况时，可以使用终端的医患交互功能，寻求医生或药师等专业人员的帮助，及时解决用药问题。

患者用药提醒系统可使用的设备或平台很多。在硬件方面，常用的信息设备如台式计算机或笔记本电脑等，移动设备如智能手机、平板电脑等，还有智能手环、手表等。此外，目前还开发了各种形式的便携式装备，如多功能药盒、药瓶等，都可以作为终端设备使用。在软件方面，使用第三方平台所开发的功能，如支付宝、微信及其他通信软件，或单独开发一套合适的应用程序，都可以满足用药提醒系统的需要。目前，非医院体系开发和推广的手机端APP很多，常见的命名方式集中在"用药管理""药物管家"等，但都需要患者自行录入使用情况和用药规则。某医院基于离院患者开发了一个创新型"互联网＋"药学服务平台——涵盖用药提醒、用药打卡、语音播报、用药咨询、处方查询、药品说明书查询、健康课程等服务功能的离院患者掌上药学服务平台，从而对诊后患者的用药形成闭环管理。

患者用药提醒系统不仅可以为特殊人群，如老年人、儿童、危重症患者和残疾人群提供服务，而且可以帮助普通人群，特别是工作压力大、生活节奏快、负担重的青壮年人群，做好用药管理。经调查，患者用药提醒系统可以显著提高患者按时用药率和用药准确率，提升患者用药依从性，改善患者的生活质量。

## 第二节　硬件系统

医院药品管理和使用涉及众多环节，如存储、调剂、物流、给药以及监测等。随着信息技术的不断发展，越来越多的智能化硬件设备被应用于上述环节，以保障患者安全用药管理。

### 一、药品存储硬件

与药品存储相关的硬件包括智能药架、智能药柜等智能装备，可以保障药品的品规安全、数量安全、上下限库存量安全，及特殊管理药品、抢救类药品的管理安全；另外，药品存储硬件还包括药品温湿度管理设施设备，可以有效保障药品的质量安全。近年来，随着药品临床试验质量管理规范（Good Clinical Practice, GCP）业务在医疗机构的迅速开展，与其相关的药品存储硬件也得到了有效提升。

### 1.智能药架

通过与医院或企业的信息系统相连，借助扫码以及货架电子标签等，实现药品快速定位功能、数量增减绑定和屏幕显示功能。智能药架在药品流通企业应用较多，在医疗机构也有一些应用。另外，高级的智能型仓储已经在探索类似扫地机器人自动运输药架的功能。

### 2.整合式的病区药品储存柜

病区治疗室是药品存放较多的地方。其药品种类繁多，包括高危药品、自备药品、多剂量使用药品等，导致实际工作中会出现管理上的许多难点或者盲点。医院或病区为了提高管理水平，通常会采用各种各样的方法，但这些方法同质化、规范化和智能化不足。目前，已有部分信息化水平较高的医院会在病区添置整合式的病区药品储存柜，与HIS系统直接连接，实现了身份确认、药品数量品相的核对与扣减、取药加药等环节的追踪溯源等功能，大大提高了工作的便捷性和安全性。

### 3.智能麻精柜/智能药柜

以智能柜体管理药品为核心，采用物联网技术，结合软件系统实时接收医嘱，实现药品在医院的分布式存储、智能管控及快速调剂；该产品结合系统可有效提升医院药品管理的可追溯性，是一个软硬件结合的高度智能化的药品管理平台。其主要分为盒装药品管理模块、针剂单剂量管理模块、管控药品管理模块、药品感应管理模块、冷藏药品管理模块。主要优势如下。①权限认证和管理：采用指纹或ID卡登录，安全、快速；并进行权限分级管理。②模块化设计：可自由组合各个模块，满足不同场景下的药品管理需求。③管控药品双人双锁验证：通过用户双重认证，更好地管控高风险药品处方。④具备紧急解锁装置：应急处理支持双人双锁管理，防止麻精药品意外失控。⑤空瓶回收：系统可自动提醒空瓶回收。⑥麻精药品处方打印：手术药品确认后，自动打印麻精药品处方。

### 4.麻精药房相关设施设备

麻精药房配备保险柜、备药箱。

### 5.抢救药品设施设备

抢救药品设施设备包括抢救车、急救箱（包括救护车的急救箱）、储存设施设备（同质化）。

### 6.温湿度管理设备

温湿度管理设备包括温湿度智能管理冷链系统、等级医院评审中相关的设施设备、烘箱、冰箱（需要特殊温度的冰箱）。

### 7.GCP药品存储设施设备

如20～25℃恒温冰箱、2～8℃恒温冰箱，以及GCP药品冷藏柜等。

## 二、药品调剂装备

药品调剂装备主要应用于门诊药房、住院药房、PIVAS以及中药房等，可以有效保障患者身份安全、药品品规安全、药品数量安全以及配置安全。

### 1.门诊药房调剂设备

（1）自动发药机　自动发药机是指支持盒装、板装、瓶装、袋装及异型包装等全品种药品全自动存取的智能发药系统，具有无人值守机器人全自动补药、三维测量＋视觉识别双重复核等功能，支持全程补药录像，可回放追溯；具有问题药品自动回收功能；模块化设计，可扩展。另外，自动发药机还用于高频次、大批量药品存储与发放的专用发药系统，发药的同时支持无间歇、快速、批量、多品种补药。自动发药机采用全新外观设计，占地面积小，最大限度优化药房空间布局，高度契合现代化药房的需求。

（2）拆零分包机　拆零分包机即为全自动药品单剂量分包机，是通过接收住院计算机系统传递的医嘱信息，将每个患者一次用量的药片或胶囊自动包入一个药袋内的设备。

（3）自助售药机　自助售药机可以提供在线药师远程咨询服务，支持处方药和非处方药购药取药；实时监控记录、批量复核，保证取药安全；支持支付宝、微信等多种支付方式；支持阴凉药品存储；具备发药二级复核机制；取药口具备自动消毒功能；具备处方单回收功能。

（4）中药饮片自动调剂系统　中药饮片自动调剂系统能够按照医生处方（或患者所需）的用药量、味数、剂数等参数，完成药品识别、称重、计量等动作，并遵循中医辨证施治、随症加减的原则，实现处方接入、智能审方、自动调剂、高速落药、结果回传、数据归档等功能。中药饮片自动调剂系统主要由智能调剂机器人柜体、多功能一体化的智能复核台、自动调度控制台、周转料盒提升机等部分组成。

### 2.住院药房调剂设备

智能片剂药品分包解决方案用于解决住院药房药品分包、门诊药房拆零分包等多种场景下药品分包精细化管理的问题，实现全调剂流程信息的可追溯和闭环管理。它以智能片剂药品分包机（摆药机、包药机）及其辅助配套产品为载体，可采用多种组合配置，根据医嘱信息将患者每次需要服用的药品自动分包为单剂量包装。智能片剂药品分包机又称"全自动片剂摆药机"，是根据HIS系统传送的医嘱信息，自动将患者每次剂量的片剂或胶囊包入同一个药袋内（即单剂量药袋）的设备。智能片剂药品分包机主要由立式旋转药库、异形药托盘、触摸显示屏、多种规格药盒、包装单元、条形码识别等模块组成。智能片剂药品分包机可搭配智能拆零分包机、自动剥药机、自动数粒机、切片机使用。

### 3.PIVAS调剂设备

（1）智能针剂库 ①智能机械手：采用机械手抓取方式完成药品的存取，单次取药时间少于9秒。②触摸显示屏：用于操作系统软件，完成药品安全存取管理；扫码识别，用于完成药品的扫描核对。③智能传送抽屉：将扫描核对后的药品放入传送抽屉入库；根据药品统领单弹出抽屉自动出药；设置预摆药库存管理控制。④指示灯：快速、正确地指示药品所在位置。⑤冷藏管理单元：确保需冷藏药品存储安全。

（2）全自动针剂发药 全自动针剂发药是以全自动针剂发药机系统为载体，将药仓系统、机器人系统和传输线系统与医院HIS系统有机组合起来，实现药房药品全品类（西林瓶和安瓿针剂、盒装药品及其他异形包装药品）全自动调剂和智能化管理，提高医生工作效率，缩短患者等待时间，解决夜间取药安全难题，促进合理用药，最终实现药学部门工作模式的转型。

（3）智能药筐小车 智能药筐小车用于输液药品的统领和摆药的智能管理。提供液晶屏提示，直接提示药品信息，操作更直观，管理更便捷。此外，还可由HIS系统对批号、效期进行管理。

（4）智能溶媒货架 智能溶媒货架是用于溶媒存储和发放的专用智能管理系统，与自动贴签机绑定，可以实现标签医嘱信息与溶媒货架信息一一对应。智能数码指示溶媒摆放位置及统领数量，减少人工差错发生。输液信息智能统一管理，全程信息化追踪，确保用药安全。

（5）细胞毒性药物配液机器人 细胞毒性药物配液机器人是用于实现细

胞毒性药物静脉输液自动进药、自动调配、自动出药的智能机器人，其使用通用耗材，可兼容西林瓶和安瓿瓶。该智能机器人主要由以下系统或模块组成：①自动进药缓存系统，用于完成耗材和药品的安全传送；②过滤系统，对密闭区域内空气进行过滤，符合国家卫生健康委员会颁布的静脉用药调配规范要求后排放；③自动出药缓存系统，完成成品传送输出；④双机械手，单处方调配，平均每小时调配60袋；⑤摄像头、外置触摸屏以及称量复核模块。

（6）全自动批量配液机器人　全自动批量配液机器人是用于实现抗菌药物快速、批量调配工作的智能机器人，可兼容西林瓶。其优势有：双机器人协同，高效精准；安全传感器，确保人员安全；批量预溶模块，用于药品的批量预先溶解；8套相互独立的称重单元，确保药品冲配的精准性；空瓶自动回收，减少人与药品接触。

（7）自动贴签机　自动贴签机用于袋装及瓶装溶媒的自动贴签，与智能溶媒货架绑定，可以实现标签医嘱信息与溶媒货架信息一一对应。自动贴签机主要由以下三个系统组成。①传送系统：透明传输与核对传输相互独立，分段传输，全流程可控，前后配备双显示器，可选配全流程监控功能。②压覆系统：可自由摆放液袋，机器人多角度感应压覆；具备下压抚平模块，可将标签完全包覆瓶身；配置独立吹气吸气机构，贴合更稳定。③纠错系统：具备底部反向识别技术，符合医院贴签不覆盖液袋基础信息的要求；能对图片、数字、标识多维度识别核对，可识别多厂家的同规格液袋；具备二次确认和回收功能，可利用警示图标快速处理故障。其优势有：通过操作系统软件，可切换自动贴签和手动贴签，控制灵活；标签自动传递信息，清晰显示患者信息，降低贴签差错率；输送瓶装、袋装溶媒，实现快速贴签。打印、贴签一体化，支持一维码、二维码及各种自定义条码；标签打印速度15.2cm/s，贴签平均速度每小时1800袋。

（8）智能分拣机　智能分拣机用于成品输液病区分配管理的专用智能管理系统。其主要由以下环节组成。①传送带：可传送各种规格的瓶装及袋装成品输液。②条码识别：条码自动扫描识别（支持一维码、二维码），准确、快速地按病区分拣成品输液。③数码管指示：数码管显示病区信息和输液袋数量。④自动分配存储货位：根据病区药品用量自动分配存储货位。⑤病区箱自动称重：病区箱有自动称重功能，可智能设置院内轨道物流承重负载。

### 三、药品物流装备

不断优化升级药品的物流装备，可以保障药品运输的时效性以及准确性。

#### 1.智能箱式物流传输系统

智能箱式物流传输系统是通过在院内建设独立的传输通道，或已建成建筑外加装工作井道，以周转箱为载体，全自动完成医疗物资快速、安全、平稳、高效的发送与接收，实现全院范围内跨楼宇、跨楼层、跨区域的自动化运输。

#### 2.智能气动物流系统

智能气动物流系统是以高压气体为动力、以密闭管道为路径的智能气动管道物流传输系统，可以轻松、便捷地连接院内多个科室，点对点快速运输小型医疗物品，高效完成院内物流紧急传输任务。该系统适用于门（急）诊验血站与检验中心、手术室与病理科等运输时效性要求高的部门或科室。

#### 3.物流机器人

物流机器人（automated guided vehicle，AGV）运用自主导航、多机调度、自动乘梯、自动装卸等人工智能技术，可与院内物流传输系统进行无缝对接，实现物资的接驳传输需求。特别是在医院运行低峰时间段内，医用物流机器人可以承担大规模物资运输任务，解决物流运输中劳动力匮乏、人力成本高、效率低下等问题，满足24小时作业需求。该物流机器人适用于手术室通道、行政楼等非公共区域的物资运输，或用作夜间全院物流的补充方案。

### 四、药品给药系统

药品给药系统可以保障给药时药品剂量准确、速度可控、低位报警。

#### 1.输液泵

输液泵用于向患者体内泵送液体、药液或者营养剂，通常经过静脉输送，但有时也通过动脉、皮下、硬脑膜外、胃肠道等途径输送，广泛应用于各级医疗机构中。主要优点有以下四个方面。①简单：有多种操作模式，满足基本临床需求。②易用：仅需三步即可完成输液方案的操作。③精准：精度可达±2%。④安全：具有输液补偿系统，确保输液器长时间使用仍保持精度。同时，有些输液泵具备稳定的固定架，有利于救护车转运。

#### 2.注射泵

可叠加式单通道及智能双通道注射泵，依次叠加可组成叠加2道、3道……最多可叠加8道的注射系统。该设备可以三步完成注射方案操作，具有紧密的传动系统，配合专利软件技术，确保注射精准、平稳。此外，该设备还支持在线滴定功能，在线注射速度可调节。

### 3.营养泵

该设备适用于需要通过精确控制静脉注射流速治疗的患者，如临床各科室的成人、小儿和新生儿患者。营养泵具有多种工作模式，方便临床操作。同时，该设备内置耗材品牌与自定义品牌可自由选择，搭载最新系统C＋P芯片架构设计，24小时近百万次判断，且系统稳定、安全，超长电池续航设计可长达24小时。

### 4.可组合输注工作站

与输液泵叠加，注射泵最多可组成叠加8道注射系统，电源集中管理，节约床旁使用空间。

基于不同的分类规则，或者由于技术特性不同，或者由于治疗目的不同，市场上出现了各类输液泵，如化疗泵、镇痛泵、输液港、输液监控系统、智能化的分液器（口服液）、高压注射器增强CT等。

## 五、用药监测硬件

用药监测设施设备可以提高患者的用药依从性，确保患者服药时药品品规、数量正确，保障患者用药有效、安全。

### （一）用药行为监测设施设备

#### 1.便携式智能药盒

便携式智能药盒的主要特点是便携，并且外形美观。这款药盒密封性强，采用分格设计，取药时拨开拨片即可。

#### 2.居家使用型智能药盒

居家使用型智能药盒实用，药品容量大，适用于居家长期服药的人群。该药盒可以自动识别药品的类别和名称，可以在相应的APP设置服药时间，到点提醒患者服药。此外，该药盒还能统计分析多项数据，可以持续记录服药情况。

#### 3.患者口服智能药板

该智能药板的特征在于：把药片板划为表格，每次服用的药片为一格，使患者能清楚地查看在每一时段此药片的服用情况。对于服用多种药片的患者，能避免出现服错药片的情况，以及降低多服少服药片带来的风险。

### （二）用药指标监测设施设备

用药指标监测设施设备分为院内用药监测设施设备和院外用药监测设施设备。其中，院内监测系统可以在全院集中管理用药指标，提高给药方案的精准性，确保用药安全。院外监测系统包括患者孤岛式自我用药监测和医院参与联网式、医院共同参与的用药监测。

#### 1.院内全院血糖管理设备

糖尿病患者及医务人员在缺乏可靠信息的情况下往往对治疗倍感无助，全院血糖管理设备可协助医疗健康专业人员全面地掌握糖尿病患者的病情，从而增强患者对治疗的信心。数字医疗应具备"3D"要素，即设备（device）、设备的数据（data）和数据所产生的医疗决策（decision）。在这"3D"要素中，设备位列第一，可见其重要性。这同样适用于糖尿病数字化管理，足够适用的智能设备才能解决"缺少可靠信息"的问题。

根据适用患者、使用方式的不同，目前主流的糖尿病数字化管理模式主要包括两大类：①基于连续血糖监测（continuous glucose monitoring, CGM）、自动胰岛素输注和控制算法的人工胰腺系统；②基于智能指尖血糖仪、胰岛素笔注射剂量计数器和智能决策的自我管理系统。早期"CGM＋胰岛素泵"需要人工调整胰岛素剂量，因此被称为开环人工胰腺系统。随着胰岛素智能输注技术的发展，"CGM＋控制算法＋智能胰岛素泵"的闭环系统得以问世。

除此之外，对于2型糖尿病患者的管理，更需要患者养成并保持良好的生活行为习惯，以及提高对治疗的依从性。"智能设备＋智能决策"的数字化糖尿病管理系统，即基于个体数据的个性化提醒、智能建议、娱乐游戏化激励和人机交互，是针对糖尿病患者群体的根本解决方案。对患者而言，遵照更精准的管理方案才能稳定控制血糖水平，降低并发症的发生风险；对药械企业而言，这些创新能够提升药物、耗材在患者中的使用量，为企业带来新的增长点，具有显著的产业价值。

#### 2.院外可穿戴医疗设备

可穿戴医疗设备指可直接穿戴的、便携的电子医疗设备，在传感器、无线通信技术与软件的支持下，可以感知、记录、分析人体健康情况，甚至干预、治疗疾病。

可穿戴医疗设备具有四大特征，具体表现为可穿戴性、可移动性、可持续性和可交互性。可穿戴医疗设备根据产品属性不同，可分为消费级可穿戴医疗设备和专业级可穿戴医疗设备两类。①消费级可穿戴医疗设备：以健身爱好者为目标用户，主要功能为监测运动量、心率、呼吸等基础人体数据，对数据的精确度要求一般，仅作为用户参考，典型产品有智能戒指、智能手表、智能手环、智能腕带、智能跑鞋等。②专业级可穿戴医疗设备：以各类疾病患者为目标用户，根据功能差异又分为监测型可穿戴医疗设备和治疗型可穿戴医疗设备两类。监测型可穿戴医疗设备主要用于监测体温、血压、血糖、氧供、心电等数据，为医生诊断提供依据，典型的产品有血压计、血糖仪及血脂检测仪等；治疗型可穿戴医疗设备，如可预防心脏室性心律失常的可穿戴心律除颤器、可缓解背部疼痛的可穿戴背部治疗设备等。

**（三）影像射频装备**

**1. 人工智能技术**

通过计算机视觉、人工智能以及大数据挖掘技术的融合，智能化医学影像辅助诊断可以完成医学图像自动阅片，实现病灶识别与标注，以及靶区的自动勾画。智能化医学影像辅助诊断有助于提高诊断的准确率，有效降低漏诊率和误诊率；同时，可以减轻医生的工作量，提高诊断效率，协助解决放射科医生短缺的问题。

**2. 影像云平台**

影像云平台是运用数字化成像、计算机及网络通信技术，将影像资料远程传输和云端存储，实现本地与远端的信息共享，进行即时显示、远程诊断或远程会诊的信息平台，同时也是在线提供各种医学影像后处理工具的应用工具平台。

# 第三节　数据挖掘系统

## 一、数据挖掘

**（一）概　念**

数据挖掘（data mining, DM）是一种应用预测模型、聚类、离差检出和不相称性测定等统计技术，自动选取海量、模糊且有干扰的随机大型信息源或数据库中隐藏的潜在有用的知识，以往未知、新颖的、可信的、确实有据且能发挥作用的信息的程序。其原理复杂、算法多样，在医药领域应用广泛，如疾病的辅助诊断、药物开发、医院信息系统、生物信息学等，尤其普遍运用于药品不良反应（ADR）的监测。

### （二）数据来源

目前公开可利用的包含分子或药理学信息的开源数据库有DrugBank、PubChem、Therapeutic Target Database等，通过提取具有药理功能的数据，进而获得模型相关特征，以及确定药物的属性和相似性。其中，DrugBank是一个囊括药物化学结构和药物靶点等信息的综合性数据库，可作为完全搜索的计算药物资源，弥合分子结构与临床领域之间的桥梁。目前最新版的DrugBank包含13791种药物条目，其中包括2653种经批准的小分子药物、1417种经批准的生物技术药物、131种营养品和6451种实验药物，以及与药物相关联的5236个非冗余蛋白即药物靶标、酶、转运体、载体等序列。PubChem是一个包含有机小分子生物活性数据的数据库，包含三个子数据库，分别是PubChem Compound、PubChem Substance以及PubChem BioAssay，可供检索的有化合物11100万种、物质28700万种、生物活性27300万种，以及相关文献3200万篇、专利250万种。

利用这些数据库的信息，可以了解如蛋白质结合靶点、药物作用和代谢生物途径、化学亚型结构与特定毒性之间的联系，以及药物之间的化学结构相似性，更好地理解不良反应的分子决定因素，建立有效的计算工具。通过这类计算工具自发呈报的数据库评价分析就是对监测数据的挖掘过程，完成对药品不良反应的信号检测，可以进一步讨论不良事件发生的根源。

### （三）信号检测

#### 1.信号检测步骤

（1）明确研究目标，选取匹配的数据库　研究者必须清楚所研究的可疑药物和可疑不良事件，并选择合适的数据库。

（2）选取与研究目标相关的变量，确定字典数据库　在探索ADR信号的过程中，为了避免错失潜在的机会信号，要尽可能多地选取与研究目标相关联的变量。其中，最主要的变量是药物通用名称和不良事件名称。

（3）数据的清理、编码、拆分与准备　将从数据库中提取的ADR报告数据进行整理，严格按照药品通用名数据字典、不良反应术语集字典，统一编码报告中不规范的药品名称、不良事件名称。如果简单分析药物与不良事件之间存在因果关系，那么还需进一步拆分数据，以获取相应的各项数据。数据准备指从数据库中提取目标药物发生目标不良事件以及其他事件的例数，还需要提取其他药物发生目标不良事件以及其他事件的例数数据，通过现有的信号检测方法，分析目标药物与目标不良事件之间是否存在信号。

（4）数据挖掘与信号检测方法的应用　根据研究目的、资料类型选择合理的信号检测方法，并按照该方法对应的公式进行计算，进而与相应的信号检测评价标准进行比较，判断信号是否成立。

（5）数据解释与信号检验　解释所检测出的信号并对信号进行检验，判断因果关系，确认信号是否为药品不良反应。

### 2.信号检测方法

比值失衡测量法（Measures of Disproportionality），又称不相称性测定，是目前常用的鉴别药品不良反应的数据挖掘技术，被广泛应用于实际药品不良反应监测工作。目前，比值失衡测量法已被荷兰国家药物警戒中心、英国药品不良反应监测系统、世界卫生组织乌普萨拉监测中心（WHO-UMC）及美国药品不良反应自发报告系统和处方事件监测数据库广泛应用。比值失衡测量法中，具体测量比值失衡程度的方法可概括为频数方法与贝叶斯方法两大类。前者主要包括报告比值比法、比例报告比法、MHRA法等，后者主要包括贝叶斯判别可信区间递进神经网络模型与美国食品药品监督管理局采用的经验性贝叶斯伽马泊松分布缩减法等。各类方法的具体算法如下。

（1）报告比值比法　报告比值比法（Reporting Odds Ratio，ROR）代表比例失衡的一种测量方法，由荷兰国家药物警戒中心实验室首先提出。该实验室负责管理和开发荷兰全国药品不良反应自发呈报系统，是荷兰药品不良反应知识的中心。该方法在Logistic回归分析中可用于解释药物交互作用、目标药物与不良反应综合征的信号探讨。计算公式如下：

$$\left.\begin{array}{l} ROR = \dfrac{a/c}{b/d} = \dfrac{ad}{bc} \\[2mm] 95\%CI = e^{\ln ROR \pm 1.96\sqrt{\frac{1}{a}+\frac{1}{b}+\frac{1}{c}+\frac{1}{d}}} \end{array}\right\} \qquad （式3-3-1）$$

信号判断的临界值：95%CI下限＞1。

ROR的计算是基于ROR计算公式（表3-3-1）进行的。从公式3-3-1可以看出，ROR 是暴露于某一药物的 ADR 比值与未暴露于该药的情况下出现的 ADR 比值之比。在采用此方法对自发呈报的 ADR 数据库进行信号检测的过程中，"病例组"代表数据库中出现某 ADR 的报告，"对照组"则代表未出现某 ADR 的报告，"暴露"指暴露于研究的某药。报告比值比法计算简单、易于应用，但在目标药物仅发生目标不良事件而不发生其他不良事件，或者只有目标药物才导致目标不良事件的情况下，即 $b$ 或 $c$ 为 0，ROR 将无法计算，这也是报告比值比法的弊端之一。

表 3-3-1  ROR 计算公式

| 项目 | 目标 ADEs 报告数 | 其他 ADEs 报告数 | 合计 |
|---|---|---|---|
| 目标药物 | $a$ | $b$ | $a+b$ |
| 其他药物 | $c$ | $d$ | $c+d$ |
| 合计 | $a+c$ | $b+d$ | $a+b+c+d$ |

（2）比例报告比法  比例报告比法（Proportional Reporting Ratio，PRR）是由 Evans 等描述的，是在黄卡系统收集的药品不良反应报告的基础上，对可疑不良反应信号进行检测的尝试。计算公式如下：

$$\left.\begin{array}{l} PRR = \dfrac{A/(A+B)}{C/(C+D)} \\[2ex] SE(\ln PRR) = \sqrt{\dfrac{1}{A} - \dfrac{1}{A+B} + \dfrac{1}{C} - \dfrac{1}{C+D}} \\[2ex] \qquad\qquad = \sqrt{\dfrac{B}{A(A+B)} + \dfrac{D}{C(C+D)}} \\[2ex] 95\%CI = e^{\ln PRR \pm 1.96 SE(\ln PRR)} = e^{\ln PRR \pm 1.96\sqrt{\frac{1}{A} - \frac{1}{A+B} + \frac{1}{C} - \frac{1}{C+D}}} \end{array}\right\} （式3-3-2）$$

信号判断的临界值：95%CI 下限 >1。

（3）相对比值比法  相对比值比法（Relative Rate，RR）是通过估计数据库中实际报道的不良事件的数量与预期发生数量之间的比值来推断可疑药物与可疑不良反应之间联系的强弱。如果 RR >1，那么提示可疑药物与可疑不良反应之间很可能存在某种方式的联系。但有时数据库中某种药物的不良事件组合很少，即 $A$ 值很小，导致估计的预期值也很小，从而影响 RR 估算的稳定性。计算公式如下：

$$E = \frac{(A+B)(A+C)}{A+B+C+D}$$
$$RR = A/E = \frac{A(A+B+A+C)}{(A+B)(C+D)}$$
（式3-3-3）

式中，$E$为预期的与目标药物有关的不良事件数；当$A$值较小时，可以通过贝叶斯伽马泊松分布缩减法来计算经验贝叶斯几何平均数及其95%CI（EB05，EB95）。

信号判断的临界值：RR $>1$，EB05 $>2$，A$\geqslant 3$。

（4）贝叶斯判别可信区间递进神经网络模型 贝叶斯判别可信区间递进神经网络模型（Bayesian Confidence Propagation Neural Network, BCPNN）是由WHO国际药物监测合作中心，又称乌普萨拉监测中心（WHO-UMC）的Bate建立的一套新的药品不良反应信号检测方法。该方法在四格表的基础上应用贝叶斯判别原理，使模型具有前馈性。随着数据库信息本身不断增加和更新，模型能定期进行自主学习和演绎推断，结合新的信息，对以往累积的药品不良反应报告进行再评价。该模型具有早期发现药品不良反应信号的能力。最早在交互信息中，信息成分用于测量单个变量某种状态间的联系［对于二分变量而言，信息成分（information component, IC）值则有四种不同的组合］。但在探索药品不良反应的信号中，IC只包括一种情况：报告中出现可疑药物或者出现可疑不良事件。IC值的大小反映了可疑药物与可疑不良反应发生之间联系的强弱。如果IC值大于0，那么说明可疑药物与可疑不良反应之间存在某种联系。计算公式如下：

$$IC = \log_2 \frac{p(x,y)}{p(x)p(y)} = \log_2 \frac{A(A+B+C+D)}{(A+B)(C+D)} = \log_2 RR$$
（式3-3-4）

式中，$p(x)$指药物$x$出现在报告中的概率；$p(y)$指药品不良事件$y$出现在报告中的概率；$p(x,y)$指药物$x$和药品不良事件$y$同时出现在报告中的概率。

信号判断的临界值：IC值的可信区间下限大于0，也就是IC$-$2SD $>0$。SD为其标准差。计算公式如下：

$$
\begin{aligned}
&\mathrm{IC}=E(\mathrm{IC}_{ij}),\mathrm{SD}=\sqrt{V(\mathrm{IC}_{ij})}\\[4pt]
&\gamma_{ij}=1,\alpha_i=\beta_j=1,\alpha=\beta=2,c_{ij}=A,c_i=A+B,c_j=A+C,N=A+B+C+D\\[4pt]
&\gamma=\gamma_{ij}=\frac{(N+\alpha)(N+\beta)}{(c_i+\alpha_i)(c_i+\beta_i)}\\[4pt]
&E(\mathrm{IC}_{ij})=\log_2\frac{(c_{ij}+\gamma_{ij})(N+\alpha)(N+\beta)}{(N+\gamma)(c_i+\alpha_i)(c_j+\beta_j)}=\log_2\frac{(c_{ij}+\gamma_{ij})\gamma}{N+\gamma}\\[4pt]
&V(\mathrm{IC}_{ij})=\frac{\dfrac{N-c_{ij}+\gamma-\gamma_{ij}}{(c_{ij}+\gamma_{ij})(1+N+\gamma)}+\dfrac{N-c_i+\alpha-\alpha_i}{(c_i+\alpha_i)(1+N+\alpha)}+\dfrac{N-c_i+\beta-\beta_i}{(c_i+\beta_i)(1+N+\beta)}}{(\log_2)^2}
\end{aligned}
\qquad(\text{式 }3\text{-}3\text{-}5)
$$

BCPNN方法具体的计算过程如下。①对于特定药物-不良事件组合的发生概率为：$D$表示药物，$A$表示不良事件，即在$D$药物的前提下，$A$不良事件发生情况的计算公式如下：

$$
P(A|D)=\frac{P(A,D)}{P(D)}=P(A)\frac{P(A,D)}{P(A)P(D)}\qquad(\text{式 }3\text{-}3\text{-}6)
$$

式中，$P(A|D)$是后验概率，表示特定药物下发生不良事件的概率。$P(A)$是先验概率，表示特定的不良事件出现在报告中的概率。$P(D)$也是先验概率，表示特定药物出现在报告中的概率。$P(A,D)$是联合概率，表示特定药物与特定的不良事件同时出现在一份报告中的概率。后验概率与先验概率以对称式相关。如果后验概率大于先验概率，药品不良事件组合超过数据库的期望值，那么表明有信号。贝叶斯法稳定性好，但是计算复杂，信号检出时间相对滞后。

（5）卡方检验（Chi-square法）　卡方检验是一种用途很广的假设检验方法，可以用于分类资料统计推断以及拟合优度检验等。其优点在于利用四格表的数据很容易计算得到结果，适应面广；缺点是结果很难解释。信号判断的临界值为$P\leqslant0.05$。目前，国内外在比较信号检测方法时，都把卡方检验作为一种单独的信号检测方法，但实际运用过程中，卡方值常结合$A$值以及PRR值作为综合判断的标准。计算公式如下：

$$
\chi^2=\sum\frac{(|O-E|-0.5)^2}{E}=\frac{(|AD-BC|-\dfrac{N}{2})^2 N}{(A+B)(C+D)(A+C)(B+D)}\qquad(\text{式 }3\text{-}3\text{-}7)
$$

式中，$O$为实际频数，$E$为理论频数。

（6）Yule's $Q$　要求四格表中$A$、$B$、$C$、$D$都有报告数，从其计算公式3-3-8可以看出，$Q$的标准误有时无法计算得到，结果也很难解释。

$$Q = \frac{AD - BC}{AD + BC}$$

$$SE_Q = \frac{1}{2}(1 - Q_2)\sqrt{\frac{1}{A} + \frac{1}{B} + \frac{1}{C} + \frac{1}{D}}$$ （式 3-3-8）

$$95\%CI = Q \pm 1.96SE_Q$$

信号判断的临界值：95%CI下限（Yule's $Q - 1.96SE$）> 0。

（7）Poisson概率法 Poisson概率法仅用于罕见事件的信号探索，在Poisson回归模型中能考虑协变量，其缺点是仅提供$P$值。信号判断的临界值为$P \leqslant 0.05$。计算公式如下：

$$P = 1 - \sum_{k=0}^{A-1} \frac{e^{-\mu} \cdot \mu_k}{k!}$$ （式 3-3-9）

式中，$A$为目标药物发生目标不良事件的实际频数；$\mu$为目标药物发生目标不良事件的理论频数。

（8）MHRA法 MHRA法是英国药品和健康产品管理局（Medicines and Healthcare Products Regulatory Agency, MHRA）采用的综合标准法，即结合PRR值、绝对报告数（$A$值）、皮尔森$\chi^2$值（Pearson Chi-square）或校正$\chi^2$值来评估信号的关联强度。信号判断的临界值：PRR $\geqslant 2$，$A \geqslant 3$，$\chi^2 \geqslant 4$。当对特定药品不良事件组合信号检测的结果满足此判断标准时，表明特定药物与特定不良事件之间可能存在一定的因果关系，即初步信号存在。

（9）序贯概率比检验（Sequential Probability Ratio Test，SPRT）法 SPRT法是基于比值失衡测量法的四格表数据来计算的。计算公式如下：

$$\ln(2) \cdot A - E \geqslant \ln(B)$$

$$B = \ln(\frac{1-\beta}{\alpha})$$ （式 3-3-10）

$$\alpha = \beta = 0.05$$

$$\ln(2) \cdot A - E \geqslant 2.94$$

式中，$A$为实际频数；$E$为期望频数$=(A + B)(A + C)/N$。当$A$与$E$之间的差值达到一定的信号检测临界值时，表明可能存在一定信号。

这种方法与卡方检验和Poisson概率法一样，只是通过临界值来判断有无可能存在信号，而无法区分信号的强弱，也无法通过时间的追踪来发现信号的变化。

除上述方法外，其他可能的探索不良反应信号的方法还包括预测模型法、聚类分析法。其中，预测模型法与统计学的多元回归分析法非常类似，即通过建立模型，预测服药人群可能发生的不良反应，但是预测结果往往会受数据库中一些异常值的影响。所谓的聚类分析，是指通过比较不同记录报告间相同和不同的地方，对数据库中的记录进行分组和归类。

当前，尚没有任何一种通用的方法可以完美地识别来自所有数据源或所有类型的不良事件的安全信号。同时，药品不良反应信号检测数据分析时还应注意复杂用药场景下药品交互作用导致的不良反应，如某些慢性病长期用药对新近用药的影响、药品与食物及环境等的相互作用等。此外，将真实世界研究中出现的各种偏倚控制方法应用于信号检测领域，利用机器学习或人工智能结合已有信号检测方法来提高药品不良反应信号检测效率，是值得进一步探讨研究的工作命题。

## 二、数据挖掘的应用研究

### （一）数据挖掘技术在药物治疗中的应用

数据挖掘技术通过对大量患者的临床数据进行分析，从中探寻不同患者群体之间的药物反应差异，从而进行个体化调整药物剂量、联合用药等，达到优化治疗方案、减少不良反应发生甚至提高疗效的目的。此外，数据挖掘技术还可以挖掘与药物安全性相关的遗传变异和基因表达差异，进一步辅助医生做出诊断。有研究显示，基于Apriori算法分析发现，高龄及患病史是阿托伐他汀联合降压药发生不良反应的高危因素。因此，数据挖掘各类算法的应用可以辅助临床诊疗人员合理用药，提高药物治疗的效果和安全性，减少不必要的不良反应以及机体耐药等的发生。

### （二）数据挖掘技术在药物安全评价中的应用

药物安全评价是保障公众健康的重要环节。数据挖掘技术可以帮助人们发现与药物安全性相关的新信息、新模式，从而提高药物安全性评价的准确性和及时性。数据挖掘技术通过分析大量的药物数据库和临床试验数据，探索不良事件和不良反应的新模式，辅助制定药物的使用和监管政策，提高不良反应的监测和上报效率。此外，数据挖掘技术还可以挖掘药物相互作用信息，帮助医生和药师预防和识别药物相互作用导致的不良反应。如利用聚类分析，将双聚类算法应用于我国ADR监测中，为潜在ADR确认、筛选需重点关注的ADR信号，以及ADR的病因学研究等提供了有效的参考信息，旨在促进我国不良反应监测中信号评价工作效率的提高。通过这些应用，数据挖掘技术在提高药物安全性评价的准确性和及时性，减少不良反应的发生和降低发生风险等方面具有广阔的前景。

### （三）数据挖掘技术在药物安全监管中的应用

数据挖掘技术在药物安全性监管工作中应用同样广泛，目前对不良反应的监测正逐渐从被动监测过渡到主动监测，许多机构正着力于研发不良反应主动监测系统。在各方支持下，国家药品监督管理局开发了可以主动获取药物警戒信息的系统，即中国医院药物警戒系统。已有研究将贝叶斯工具变量方法应用于ADR的主动监测中，重点评价服用中药制剂的过程中，伴随疗法对发生药品不良事件和严重不良事件的影响，进一步确认相关的危险信号，提高用药的安全性。

### （四）数据挖掘技术在儿童用药中的应用

随着我国医药卫生事业的发展，儿童安全用药问题受到越来越多的社会关注。儿童的药物代谢酶分泌和肝肾功能等与成年人相比均存在较大差异。同时，儿童的机体器官及系统功能发育尚不完善，对药物的敏感性较高、耐受性较差，极易发生严重的不良反应。现有研究表明，由于儿童特殊的生理特征，其用药与成年人有很大不同，易存在安全隐患。对儿童用药数据进行挖掘分析，总结总体用药、高频用药、用药组合和用药关联规则，有助于提高儿童用药的安全性和规范性，为儿科临床和疾病诊治提供科学依据。

### （五）数据挖掘技术在老年人用药中的应用

老年人的疾病种类多、慢性病多，普遍存在同时服用多种药物以及服用超过实际需要的情况，这在增加ADR发生风险的同时，还可能给老年人的身体造成较大伤害。已有的研究显示，老年人用药安全与多种因素相关，并提出了有针对性的改善建议，包括开展多样的安全用药知识宣传、关注老年人药品营销、加强健康教育干预、采取灵活的用药教育、加快推进医保制度改革、完善相关法律法规等。利用数据挖掘技术可挖掘出更多有用的信息，因此其在老年医疗领域具有广阔的应用前景。

数据挖掘技术在医药学领域的应用尚处于初级探索阶段。随着数据库、人工智能等技术的发展，数据挖掘技术也会日臻完善。数据挖掘技术未来必将对医学管理决策、科学研究发挥直观的作用，并产生不可小觑的效益。

# 参考文献

Chen JJ, Huo XC, Wang SX, et al. Data mining for adverse drug reaction signals. International Journal of Clinical Pharmacy, 2022, 44(6): 1351-1360.

Coloma PM, de Bie S. Data mining methods to detect sentinel associations and their application to drug safety surveillance. Epidemiologic Methods, 2014, 1: 110-119.

Shao QQ, X YL, Li M, et al. Research on beers criteria and STOPP/START criteria based on the FDA FAERS database. Eur J Clin Pharmacol, 2021, 77(8): 1147-1156.

Subrahmanya SVG, Shetty DK, Patil V, et al.The role of data science in healthcare advancements. Irish Journal of Medical Science, 2021, 19(33): 135-146.

Wu WT, Li YJ, Feng AZ, et al. Data mining in clinical big data the frequently used databases, steps and methodological models. Military Medical Research, 2021, 8(1): 44.

陈昆. 通用权限系统的设计与实现. 武汉：华中科技大学, 2011.

冯海云，刘晓伟，李丹彤. 医院 HIS 中基于角色的通用权限系统的实现. 医疗卫生装备, 2016, 37(10): 63-65.

高嵩，高月娟，朱仁英. 数据挖掘技术在药品不良反应监测中的应用进展. 中国当代医药, 2021, 28(26): 31-39.

郭珉江. 数据挖掘技术在疾病诊断相关分组中的应用. 长沙：中南大学, 2009.

胡磊，秦涵书，郑捷，等. 基于 CDSS 的统一消息集成平台关键技术研究与应用. 中国卫生信息管理杂志, 2022(4): 556-562.

胡珊珊. 关联规则技术在儿童安全用药中的应用. 医学信息学杂志, 2018, 39(10): 69-73.

金玉婷. 基于医院信息化建设的临床路径评价管理系统设计. 无线互联科技, 2022, 19(3): 58-60.

李婵娟. 药品不良反应信号检测方法理论及应用研究. 西安：第四军医大学, 2008.

李汶睿，李顿，赵春景，等. 我国医疗机构处方前置审核开展的现状分析. 中国药房, 2021, 32(5): 524-529.

林彦君. 基于数据挖掘的老年人安全用药知信行研究. 广州：广东药科大学, 2018.

刘馨，李然，薛苏冬，等. 静脉输液合理用药监控平台的建立和应用. 中国医院药学杂志, 2020, 40(23): 2479-2483.

汤晓芬，江干桢，魏怜恤，等. 围手术期抗菌药物管理信息系统构建与应用研究. 医院管理论坛, 2023, 40(6): 73-76.

童元元，霍刚. 数据挖掘技术在中药研究中的应用进展. 中医药学刊, 2010, 28(5): 1067-1069.

王瑾，李晨，陈孟莉，等. 基于肾功能水平的合理用药临床决策支持系统的研究进展. 中国医院用药评价与分析, 2022, 22(8): 1014-1016.

朱瑞芳，郭丽萍，张铁山，等. 临床决策支持系统在结核潜伏感染筛查诊断中的应用. 中华医院感染学杂志, 2022, 32(19): 3025-3030.

# 第四章
## 药学服务与用药安全——医疗篇

药学服务是以患者为中心的全方位服务，旨在提高药物治疗的安全性、有效性和经济性。药学服务涵盖药品研发、生产、流通和使用的全过程，贯穿于患者的整个治疗过程。药师为患者提供科学、合理的用药建议；关注患者的病情变化和不良反应情况，及时调整用药方案；评估患者的用药效果，为其提供相应的用药教育和用药咨询服务，帮助患者更好地理解和使用药品，获得最佳的治疗效果。用药安全是药学服务的重要关注点。药师需要全面了解药品的成分、作用机制、适应证、不良反应和禁忌证等信息，以确保患者在用药过程中获得安全、有效的治疗。同时，药师还需要密切关注药品的安全性监测结果，及时发现并处理药品不良反应事件，为患者提供全面的用药安全保障。

## 第一节　院内用药安全系统设计

### 一、组织架构

院内用药安全系统属于医疗机构药事管理范畴。根据《中华人民共和国药品管理法》《医疗机构药事管理规定》等有关规定，医疗机构药事管理是指医疗机构以患者为中心，以临床药学为基础，对临床用药全过程进行有效的组织实施与管理，促进临床科学、合理用药的药学技术服务和相关的药品管理工作。医疗机构应当设立药事管理与药物治疗学委员会（组）来实施本机构的药事管理行为。

医院药事管理与药物治疗学委员会（组）由医疗机构负责人担任主任委

员，药学和医务部门负责人担任副主任委员，由具有高级技术职务任职资格的药学、临床医学、护理人员，以及院感、医务、质管等医疗行政管理人员担任委员。日常工作由药学部门负责。

医院药事管理与药物治疗学委员会（组）（图4-1-1）下设用药安全管理工作组，设立用药安全主管（medication safety officer, MSO），由其组织和领导用药安全管理工作组开展工作。用药安全主管由具有主管药师及以上专业技术职务任职资格的药师担任，小组成员包括具有专业技术职务任职资格的药师、医师、护师，以及院感、医务、质管、后勤等行政人员和信息技术人员。

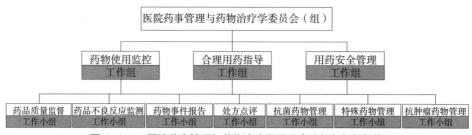

图4-1-1　医院药事管理与药物治疗学委员会（组）组织架构

## 二、工作职责

### （一）药事管理与药物治疗学委员会（组）的工作职责

药事管理与药物治疗学委员会（组）是本医疗机构药事管理、合理用药和用药安全的监督权力机构，是对医疗机构药事各项重要问题做出专门决策的专业技术组织。在药事管理与药物治疗学委员会（组）主任委员和主管院长的领导下开展工作，日常工作由药学部门负责。其工作职责包括：

（1）在上级卫生行政部门和药品监督管理部门的指导下，在药事管理与药物治疗学委员会（组）主任委员和主管院长的领导下，负责组织实施本医疗机构的药事管理、合理用药和用药安全工作。

（2）依据相关法律、法规、条例，制定颁布本医疗机构有关药事管理、合理用药和用药安全的规章制度，并监督实施；负责医院药事质量管理工作，审批全院用药计划，使医院药事管理达到法治化、规范化和科学化的要求。

### （二）用药安全管理工作组的工作职责

1.参与本医疗机构用药安全体系建设，包括各项制度、规范的制定，用药安全管理信息化建设，用药安全相关软件及硬件设备投入的论证评估并给予建议。

2.负责监督各项制度和规范的落实执行。

3.负责药物安全管理项目年度计划的制订、成文、审核和完善；参与规划、设计和实施本医疗机构用药流程管理相关技术措施和自动化系统引进的论证。

4.负责本医疗机构药品不良反应数据的收集、审核、上报和分析。

5.负责用药安全的日常监测，收集、审核、分析用药差错事件，制订并协调实施防范用药差错的相关措施。

6.监督本医疗机构用药差错及系统故障等信息的收集，保证错误信息报告无遗漏，处理报告过程中存在的问题。

7.负责对本医疗机构用药安全相关事件的现场调查和根本原因分析，提出整改措施。

8.使用持续质量改进工具，评估和汇报改善用药安全的工作状况。

9.制订用药安全事件处理的内部及外部应急措施。

10.负责对全院医务人员开展用药安全教育和培训，包括药物安全知识及事件报告流程等。

## 三、适用范围

构建院内用药安全体系，顾名思义，该体系适用于本医疗机构。用药安全涵盖整个医疗机构的用药全过程。医疗机构全员须参与用药安全工作，并承担相应的责任。

## 四、制度、规范

构建院内用药安全体系，针对用药全过程及管理监督体系制定相关制度和规范（表4-1-1）。

表 4-1-1　用药安全系统相关制度和规范

| 类别 | 序号 | 制度、规范名称 |
|---|---|---|
| 组织架构 | 1 | 《药事管理与药物治疗学委员会（组）工作制度》 |
| 药品采购供应 | 2 | 《药品采购和供应管理制度》 |
| | 3 | 《新药引进管理制度》 |
| | 4 | 《药品召回、退回制度》 |

续表

| 类别 | 序号 | 制度、规范名称 |
|------|------|----------------|
| 药品储存 | 5 | 《药品储存管理制度》 |
| | 6 | 《部门储备药管理制度》 |
| | 7 | 《药品调剂管理制度》 |
| | 8 | 《药品有效期管理制度》 |
| | 9 | 《药品丢失与被盗处理制度》 |
| 药品使用 | 10 | 《麻醉药品、精神药品、毒性药品管理制度》 |
| | 11 | 《放射性药品管理制度》 |
| | 12 | 《易制毒化学品管理制度》 |
| | 13 | 《高警示药品管理制度》 |
| | 14 | 《抗菌药物管理制度》 |
| | 15 | 《抗肿瘤药物管理制度》 |
| | 16 | 《自备药物管理制度》 |
| | 17 | 《营养药物管理制度》 |
| | 18 | 《糖皮质激素类药物管理制度》 |
| | 19 | 《药品给药管理制度》 |
| | 20 | 《免费药管理制度》 |
| 合理用药 | 21 | 《药物处方与医嘱管理制度》 |
| | 22 | 《处方点评制度》 |
| | 23 | 《处方审核制度》 |
| | 24 | 《超药品说明书使用管理制度》 |
| | 25 | 《药物过敏试验制度》 |
| | 26 | 《药品处方权资格认定制度》 |
| | 27 | 《重点监控药品使用监测和超常预警制度》 |
| | 28 | 《临床合理用药监督管理制度》 |
| 用药安全监督 | 29 | 《药品不良反应报告与处理制度》 |
| | 30 | 《用药错误报告与处理制度》 |
| | 31 | 《药品质量监督管理制度》 |

用药安全体系的构建需要从多个方面入手，包括：制定和完善用药安全相关制度；建立高警示药物的警示系统；开展处方审核、处方点评、用药指导和用药咨询；营造全院全员用药安全文化，加强多学科（包括药学部、护理部、临床科室、信息科等）协作；利用人工智能、大数据分析等，对药品使用情况进行实时监测和分析，及时发现和解决潜在的用药安全问题，不断提高医院用药安全管理水平。

# 第二节  处方/医嘱审核

2018 年，国家卫生健康委员会发布《医疗机构处方审核规范》，对药师开展处方审核工作提出了指导意见。其中，明确规定："药师是处方审核工作的第一责任人，所有处方（包括门诊处方、住院医嘱）均应当审核通过后方可进入划价收费和调配环节，未经审核通过的处方不得收费和调配。"

不规范处方/医嘱开具错误是用药错误的开端。随着处方/医嘱电子化的推广和普及，手写错误、笔迹难辨、转录错误等被电子处方系统相关的用药差错所替代。用药错误占总体用药差错的比例达 26.1%。开展处方审核工作，可以有效地将用药风险拦截在处方执行前，做到对问题处方及时拦截、干预，从源头减少用药错误的发生。规范医生处方行为，全力保障患者用药安全。同时，最大限度减少患者因不合理处方修改或退药而产生不良情绪，避免发生医患纠纷。近年来，随着处方审核工作的不断推进，药师作为处方审核工作的第一责任人，应对处方各项内容逐一进行审核，包括合法性、规范性和适宜性，同时做到处方审核全程的可追溯性，这对医院药师的职业素质提出了更高的要求，不仅是专业理论知识，还包括实践经验、沟通技能等，从而为当前"跨科室、跨时段、跨处方、跨药品"的多维度高质量处方审核工作的实现奠定基础。

## 一、处方/医嘱审核存在的问题

### （一）人员因素

药师的知识储备、专业能力、工作经验等存在差异，导致处方审核结果判断不统一，特别是涉及多重用药的复杂处方/医嘱。

医生通常关注患者的治疗效果，对药物选择、相互作用、不良反应以及药事管理规定往往认识不足，开具处方/医嘱时会出现未按抗菌药物临床应用管理规定开具抗菌药物处方、超药品说明书用药、重复用药等问题。临床诊疗中的临时医嘱是根据患者病情变化即刻开具的，如未能及时完成病程记录或病历书写，就可能导致药师审方时出现误判。

### （二）信息因素

目前，大多数医疗机构利用信息系统来辅助开展审方工作。审方软件在处方审核工作中的作用越来越重要，但仍存在一定局限性，如：药品信息更新滞后；未充分考虑患者个体差异，以及与患者的检验、影像、病理等结果相结合。

### （三）管理因素

医院药事管理与药物治疗学委员会（组）的监管体制对整个医疗机构的合理用药起着至关重要的作用。不同医院的药师管理水平存在差异，如在三级医院，由于医院规模大、患者多、面对的医生较多且工作量大等，所以药师对政策执行和处方审核工作开展的难度的体会和认识比二级医院药师更深。正确、有效的行政干预可以起到事半功倍的作用，尤其对超药品说明书用药等特殊处方审核管理不是药剂科单方面的工作，还需要医生的配合和协助，更需要领导的支持和行政干预。

## 二、可采取的解决方案

### （一）制定审方标准化流程

审方标准化流程可参考 2018 年国家卫生健康委员会等联合印发的《医疗机构处方审核规范》（简称《规范》）制定。《规范》共 7 章 23 条，明确需审核的处方包括纸质处方、电子处方和医疗机构病区用药医嘱单。《规范》对处方审核工作提出了基本要求，包括处方审核人员的资质和工作职责、信息化建设、执行保密制度，并对审核依据和流程、审核内容、审核质量管理、培训考核等做出了具体规定。通过规范处方审核行为，一方面可以提高处方审核的质量和效率，促进临床合理用药；另一方面可以体现药师的专业技术价值，转变药学服务模式，为患者提供更加优质和人性化的药学技术服务（图 4-2-1）。建立系统的审方药师准入机制和考核培训体系，保障处方审核工作的标准化和同质化。

### （二）完善处方/医嘱审核形式

#### 1.人工审核

审方药师对处方/医嘱的各项内容逐一进行审核。

#### 2.审方软件结合人工审核

使用临床决策支持系统辅助药师开展处方/医嘱审核。信息系统根据预设的处方/医嘱审核规则给予不同等级的警示提醒。对于信息系统筛选出的不合理处方/医嘱，及信息系统不能审核的部分，由药师进行人工审核。人机结合的审核模式可以有效减少假阳性警报。

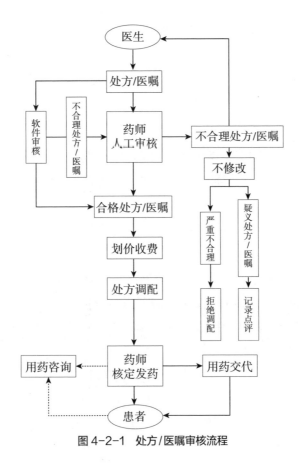

图 4-2-1　处方/医嘱审核流程

### （三）优化审核系统

1.审核系统可实时抓取检查检验结果、标记显示异常的生化指标、既往用药史、药物过敏史等，有助于全面判断药物治疗的合理性。

2.药师通过系统与处方医生沟通。药师可录入个性化干预意见或用药建议，医生可选择接纳或驳回意见（或建议）。

3.根据指南及相关临床证据更新审核系统拦截设置，结合医疗机构自身用药特点维护规则数据库，对新进药品和中成药的适应证、经医院药事管理与药物治疗学委员会（组）批准备案的超药品说明书用药等，进行全面、及时更新。

### （四）搭建区域信息化审核平台

医疗机构管理人员及决策者应重视基层医疗机构患者用药安全，促进审方人才流动下沉及基层卫生人才培养，搭建信息化审核平台。可通过建立审方中心，在一定区域内集中对基层医疗机构处方/医嘱进行审核。

**（五）建立健全审核质量监控体系**

**1.自我监控**

医疗机构成立处方审核质量监控小组，定期对机构内的处方审核质量进行监测、分析、反馈。

**2.主管部门监控**

卫生行政部门组织专家定期对各医疗机构的处方审核质量进行监控。通过现场访谈、实地检查、处方抽查等方式对处方审核的必备条件、过程及质量进行监控。

**（六）加强药师服务沟通技能**

在处方审核过程中，药师发现不合理或有争议的处方/医嘱，需及时与医护人员沟通，通过面谈、电话、文档或网络等交流方式，传递正确用药指导及合理化用药的建议。沟通的主要方法和要点包括但不限于：沟通前拟定内容；沟通中换位思考；沟通时运用技巧；适当运用管理手段；合作中搭建信任。

# 第三节　处方点评

处方审核指对处方/医嘱的合理性进行即时性判断。而处方点评则指事后对处方/医嘱进行回归、点评、反馈的举措。通过对处方的规范性、适宜性和合理性进行评价，发现存在或潜在的用药问题，采取相应措施进行干预和改进。这是一种安全用药监管模式，为安全用药决策提供数据支持。

## 一、处方点评存在的问题

### （一）抽样方法科学性不足

处方点评需要抽取一定的样本量，易忽视抽样方法的具体实施条件以及点评对象特征，抽样结果往往带有极大的随意性，易产生偏倚。

### （二）处方点评流于形式

处方点评内容多停留在规范性审查层面，缺乏完善的多层次、回顾式的处方监管系统，许多医院未开展专项点评。

### （三）点评标准或依据缺乏，或无统一的标准或规范

患者的病情、病程、有无并发症或不良反应等方面存在差异，同时药物的

用法用量及治疗周期、医生对药物的了解程度也不同，导致无法严格按照循证医学流程制定相关标准等，造成点评分析时出现标准不统一的情况。

### （四）点评后干预和改善机制缺乏

我国的处方点评工作自 2010 年《医院处方点评管理规范（试行）》颁布后才逐步开展，起步较晚，对点评工作的认识、方式、结果处理仍处于探索阶段，尚未建立统一的点评结果处理机制。

### （五）点评药师专业素质参差不齐

点评药师对点评依据的理解、掌握、执行不同，知识结构存在差异，造成不同人员点评同一处方的结果不一致。

### （六）其他问题

当前处方点评以医院药师为主，临床参与少；门（急）诊处方信息不全，如妊娠、哺乳、检查检验指标、用药史等，影响对处方点评适宜性、合理性的判断；处方点评信息化程度不高、点评工作量大以及处方点评报告结果不规范等问题已经严重影响处方点评的质量。

## 二、可采取的解决方案

### （一）制定处方点评标准

1.具体内容包括适应证、给药方法、剂量、给药时间、疗程、禁忌证、药物相互作用、重复给药等。

2.参照相关诊疗指南或行业标准，应用循证医学方法，结合临床药学专业知识，通过与临床医生进行有效沟通，综合评价上述点评依据，制定初步的点评标准，确保其专业性、公平性及有效性。

3.基层医疗机构可在借鉴上级医疗机构处方点评经验的基础上，结合自身诊疗特点和用药习惯进行完善。

4.为尽量降低抽样误差对处方点评结果的影响，应按照设计的要求计算最适样本量，确保点评结果做到质与量两个方面真实、可靠地反映总体（即目标样本）的特征，为临床合理用药提供可信的依据。

### （二）成立专项处方点评小组

1.专项处方点评小组由该点评项目的专科临床药师作为点评负责人，点评组员包括临床药师、审方药师、资深调剂药师及有意向参与点评的药师。

2.点评小组人数建议控制在 10 人左右，人员要求相对固定，这样既能保证点评病例的数量及质量，也能保证点评成员之间的有效沟通及团队成长。

### （三）利用信息化手段进行处方点评

如应用临床决策支持系统，利用规则数据库，将可能存在风险的处方问题点全部罗列出来，药师根据相关点评要求抓取问题点，判断处方/医嘱的规范性、合理性。

### （四）完善点评后干预机制

#### 1.审核点评结果

医务部对点评结果进行审核，并定期公布于院内网。

#### 2.开展临床宣教工作

医务部联合药学部对点评发现的问题开展点对点的培训与宣教。

#### 3.加强行政监管

医院药事管理与药物治疗学委员会（组）和医疗质量管理委员会应当根据药学部会同医务部提交的质量改进建议，研究制定有针对性的临床用药质量管理和药事管理改进措施，并责成相关部门和科室落实质量改进措施，提高合理用药水平，保证患者用药安全。

#### 4.点评结果与绩效挂钩

点评结果在院内公示，医生可提供佐证材料用于说明超常用药情况。点评结果与医生绩效考核挂钩。

## 第四节　精准药学服务

精准药学服务是基于对诊疗过程中药学问题的精确把握而开展的一类药学知识服务，目的是实现治疗方式最优化和治疗效益最大化。精准用药的应用范围除抗菌药物的正确使用外，还包括抗病毒药物、免疫抑制剂、抗肿瘤药物等多种药物范畴。精准用药的目的在于提高治疗效果，减少药物消耗，降低不良反应率，控制抗药性等。常见的精准药学服务项目包括毒物分析、治疗药物监测（therapeutical drug monitoring, TDM）、药动学或（和）药效学基因检测、定量药理学模型等。

### 一、毒物分析在精准药学服务中的应用

临床上，中毒包括有毒化学品中毒、农药中毒和治疗药物中毒。对患者血液进行毒物分析具有较高的临床价值。如果是已知毒物，那么只需进行定量分析，主要的样本是血液，通常需要进行多次检测，两次检测的间隔时间根据临床需求和毒物的理化性质确定，常用的检测工具有气相色谱-串联质谱（gas chromatography-tandem mass spectrometery, GC-MS）、超高效液相色谱-串联质谱（ultra performance liquid chromatography-tandem mass spectrometery, UPLC-MS）等。如果是未知毒物，那么需完成定性和定量分析。因为质谱常带有现成的毒物数据库，可用于筛查比对，所以通常采用液质联用或者气质联用技术进行筛查。此外，也可以采用高效液相色谱-二极管阵列检测（high performance liquid chromatography-diode array detector, HPLC-DAD）构建毒物数据库，但其影响因素较多。

### 二、TDM 在精准药学服务中的应用

TDM通过测定患者血液中药物的浓度，并利用药物代谢动力学的原理和公式，结合患者状态来调整用药方案，达到临床安全、有效、合理用药的目的。目前，TDM已经应用于多种疾病的诊疗，例如环孢素用于移植后人群的治疗，很多药物、食物可影响环孢素的血药浓度，而环孢素血药浓度太低时不能有效抑制移植排异反应，血药浓度太高时又会发生严重的副作用，所以器官移植人群在使用环孢素时需全程进行监测，根据血药浓度调整给药方案。此外，TDM在特殊人群精准用药中也具有重要意义。例如，对于有癫痫病史、长期服用拉莫三嗪的孕妇，检测发现拉莫三嗪的血药浓度仅为有效浓度的20%，于是进行多次加量，并于加量后的第二天检测血药浓度，最终剂量加到常规给药剂量的8倍才达到治疗窗，孕妇癫痫症状得到控制并且保胎成功。

### 三、基因检测在精准药学服务中的应用

基因可通过调控代谢酶、转运蛋白和受体蛋白等途径影响药物的治疗效果及不良反应。目前，已经可以根据基因检测结果预测患者对特定药物的反应，优化给药方案，从而提高治疗效果，减少不良反应的发生。近年来，已有部分基因检测被用于精准药学服务，例如氯吡格雷CYP2C19代谢基因检测。氯吡格雷经CYP2C19转化为活性成分，因CYP2C19基因型不同，体内生成氯吡格雷活性代谢物的速率存在一定差异，对于CYP2C19慢代谢型患者，常规剂量

氯吡格雷无法达到有效抗凝的目的。我国居民中慢代谢基因型占 10%～14%，明显高于白种人。

### 四、定量药理学模型在精准药学服务中的应用

定量药理学模型是通过数学建模与模拟技术，将患者、药物和疾病等相关信息进行整合，为患者精准用药提供依据，其核心内容包括群体药代动力学（pharmacokinetic, PK）/药效动力学（pharmacodynamic, PD）的模型化与仿真两个部分。这类模型可以定量分析个体差异对药物PK/PD的影响，并结合患者的个体特征和治疗目标进行模拟计算，仿真结果可为制定最佳的个体化给药方案提供参考。定量药理学模型的应用可贯穿于药物治疗全过程，包括患者评估、初始给药方案制定、用药后患者再评估、后续给药方案调整、药物治疗的依从性判断等，全方位保障患者用药效果及用药安全。定量药理学研究的主流工具是非线性混合效应模型法（Nonlinear Mixed Effects Modeling, NONMEM）。

例如，多黏菌素定量药理学模型。研究共收集 32 例患者 113 个样本，其中 17 例肾损伤患者（肌酐清除率 < 80ml/min），13 例中重度肾损伤患者（肌酐清除率 < 60ml/min），$C_{max}$ 为 4～7mg/dl，$C_{min}$ 为 1～2mg/dl。以单室线性代谢建模，获得群体药动学方程（表 4-4-1 和图 4-4-1），假设最低抑菌浓度（minimum inhibitory concentration, MIC）=1，以稳态药时曲线下面积（area under the drug concentration time curve at steady state, AUCss），0～24 小时 50～100（mg·h）/L 为目标进行模拟，可获得多黏菌素的推荐方案：对于肾功能正常患者，剂量为 75mg，每 12 小时一次；对于肾功能不全患者，剂量为 50mg，每 12 小时一次。

表 4-4-1  多黏菌素 B 的群体药动学模型参数

| 参数 | 估算值 | 相对标准误差 | 收缩值 |
| --- | --- | --- | --- |
| 药动学参数 | | | |
| CL | 1.59L/h | 5.1% | |
| CrCL on CL | 0.408 | 18.7% | |
| $V$ | 20.5L | 11.6% | |
| 个体间变异 | | | |
| CL | 13.0% | 59.7% | 38.0% |
| 残差变异 | | | |
| RUV_CV | 40.5 | 18.2% | 4.0% |

注：CL 表示药物清除率的群体典型值；$V$ 表示药物分布容积的群体典型值；CrCL on CL 表示肌酐清除率对药物清除率的影响参数；RUV_CV 表示比例性残差变异。

多黏菌素B群体药动学模型计算公式如下：

$$CL\left(\frac{L}{h}\right) = 1.59 \times (\frac{CrCL}{80})^{0.408}$$ （式4-4-1）

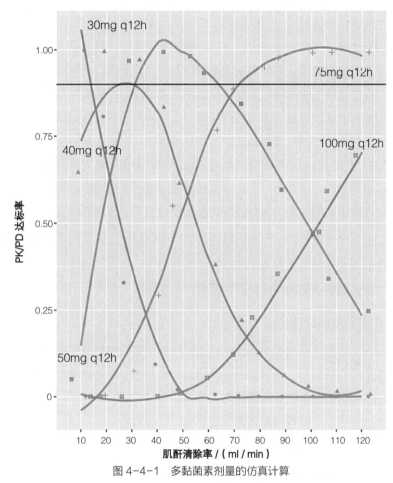

图4-4-1　多黏菌素剂量的仿真计算

《"健康中国2030"规划纲要》提出要加强慢病防控、精准医学、智慧医疗等关键技术突破，精准医学成为一种新的医学模式。精准医学模式的大力推广与应用，极大推动了医院药学服务由传统的"以疾病为中心"向"以个体为中心"的精准药学服务方向转型升级。近年来，国内开展了多模式的"精准药学"探索，如结合基因组学践行精准药学的服务模式、专科临床药学的精准药学探索，以及基于大数据开展精准药学的数据整理等。而以基因检测、血药浓度监测为主要技术手段的精准药学服务在医院药学中展现出了巨大的发展潜力。精准药学服务体系的构建提升了合理用药水平，奠定了医院精准药学的基石。

# 第五节　临床路径

临床路径（clinical pathway, CP），即临床标准化治疗路径，是一种标准化、规范化、制度化的医疗管理方法。通过制定针对特定疾病或手术的临床路径，可以对医疗过程进行全面、系统、科学的管理和评估，旨在降低医院服务对象的医疗费用，并保证提供高质量的医疗服务。

临床路径作为一种能够节约医疗资源、提升医疗服务质量的新兴诊疗模式，在国际卫生领域发挥着日益重要的作用。国内外实践和理论研究证明，临床路径在提升医疗效率、降低医疗费用、保障医疗质量方面均起到了显著成效。进入21世纪后，这种新兴的医疗模式在我国逐渐成为关注的焦点，国内大型医院相继开展了临床路径试点工作并初步取得了一些成绩。但就整体而言，我国的临床路径工作无论在操作方面还是在管理方面，仍处于探索阶段，这一现实也引发了国内学术界对临床路径运行效果、管理模式等方面的广泛讨论。

## 一、临床路径实施中存在的问题

### （一）对临床路径的认识不足

临床路径的实施需要在医院行政干预下由多部门协作完成，但在多数医院缺乏高层管理者的督导；部分医护人员对临床路径工作的背景、目的、意义等认识有限；大多数患者对临床路径的内容、意义等并不了解，甚至有抵触情绪。综上原因，使得各方对开展临床路径工作缺乏主观能动性。

### （二）费用控制不理想

临床路径的实施成果不仅体现在医疗质量提升和流程优化方面，还体现在医疗费用控制方面。但是，研究显示，大多数国内医院对费用的控制不够理想，未能达到降低医疗运行成本和患者就医费用的目标。

### （三）持续改进难以落实

针对变异的讨论分析是临床路径质量持续改进的重要内容，但部分医院对此环节的重视程度不够，变异分析流于形式，并未真正起到完善路径、持续改进的作用。例如，药品带量采购是减轻群众药费负担的重要政策，但由此导致的医院药品目录频繁改变可能影响临床路径中前置性药品的设置；在老龄化社会，基础疾病或多种合并症用药也会导致临床路径内药品的假性变异。

### （四）可操作性有待提升

因为各医院的具体情况不同，临床路径病种选择、诊疗内容、系统管理等的要求也不同，如未"因院制宜"进行充分的调研与探讨，易导致最后设置的临床路径文本的临床适用性不强。此外，部分医疗机构当前无法将临床路径诊疗流程与医院信息系统进行有效整合，因此在实施和管理上存在一些困难和漏洞，尤其是基层医疗机构，其自身在疾病病种、患者数量、治疗技术、医疗设备、医资力量等方面都有一定局限，加之医疗机构信息化管理薄弱，使得基层医疗机构开展临床路径困难重重。

## 二、可采取的解决方案

### （一）健全规范化的用药体系

临床路径给药方案的制定遵循循证证据，经临床经验丰富的专家分析与判断，是多学科医学知识融合的结果。并且结合药物经济学、药物社会学等前沿研究成果，在使用过程中不断干预、评价、总结和改善，使给药方案更加科学、合理，一方面可以避免不必要的多重用药，减少药物相互作用与不良反应的发生，另一方面标准化用药可以杜绝或减少用药差错的发生。

### （二）加强临床用药监护与患者用药管理

临床路径管理的关键在于对临床诊疗过程进行实时监控。医生按照规范化用药体系用药，药师跟踪观察并评估，时刻关注患者用药反应，及时发现患者用药变化并查找原因，提高患者用药管理效率。此外，根据病种收集、整理与分析信息，还可以形成有效的用药信息，为病种用药方案的调整或更新提供依据。

### （三）制定路径设置规范

参照《医疗机构临床路径管理指导原则》，制定适用于本院的《临床路径文本设置基本规范》。药学部参与制定药物医嘱设置要求，严格按照基本规范设置药物医嘱，前置化设置用药方案，避免发生无指征下的药物滥用、药物使用类型不合理等用药差错。

### （四）利用信息化手段

建立科学、高效、符合医院实际需求的临床路径管理信息系统。

利用信息化快捷维护临床路径中的药品目录，简化审核流程，在提高患者依从性的同时，减少审核不完全导致的用药安全问题。例如，实现相同通用名、相同剂型、相同价格与相同质量层次的药品之间的自动替换；或在药学部的审核下，将在疾病治疗中相同种类的可相互替代的药品进行归类，缩短临床路径长度，优化临床路径药物医嘱结构，减少用药差错的发生。

### （五）持续改进

对临床路径变异率高的科室进行药品变异分析，协助临床科室优化路径中的药品，降低变异率。另外，开展专项检查辅助优化临床路径。根据疾病诊断相关分组（Diagnosis Related Groups，DRGs）异动病组专项、均次药费、静脉输液用药专项、异动药品专项、抗菌药物、抗肿瘤药物等专项分析结果，对临床路径中存在用药安全问题的用药进行"瘦身"优化。

### （六）加强相关人员培训与宣教

组织实施临床路径研讨会，由院长、医务部及相关科室主任参加，使管理层了解实施临床路径的重要性；开展全院培训，使广大一线医务工作者了解开展临床路径的意义，并进行考核；发挥临床药师在药学专业知识方面的优势，通过参与查房、会诊、科室巡讲等方式，对临床路径中的用药环节进行监控。

临床路径在用药安全监管过程中起到了多方面的作用，包括推动安全合理用药、提高治疗有效率、减少不良反应的发生、加强医患关系的协调、规范医生的用药行为、提高医生的诊断和治疗水平，以及提高医疗资源的利用效率等。因此，在实际医疗工作中，应积极推广临床路径管理模式，以提升医疗质量和安全用药水平。

### 参考文献

Connie M, Deb S. 用药安全主管 . 闫素英 , 张伶俐 , 译 . 北京 : 科学技术文献出版社 , 2021.

Korb-Savoldelli V, Boussadi A, Durieux P, et al. Prevalence of computerized physician order entry systemsrelated medication prescription errors: a systematic review. Int J Med Inform, 2018, 111: 112-122.

刘超伦 . 以公立医院绩效考核为导向的基本药物管控实践 . 现代医院管理 , 2023, 21(1): 115-118.

卢晓阳 . 药师处方审核基本技能与实践 . 北京 : 人民卫生出版社 , 2020.

卢晓阳 . 医院处方点评规范化操作手册 . 北京 : 人民卫生出版社 , 2019.

# 第五章
# 药学服务与用药安全 —— 患者篇

近年来，用药交代体系构建、"互联网＋药学服务"、居家药学服务、医联体药学服务等已成为医院药学工作不断探索的新热点，并取得了一系列成绩。例如，中药饮片相关服务采用了新的模式——代煎服务，尤其是第三方代煎逐步成为常态。上述一部分药学服务与用药安全管理直接相关，目的是解决用药安全问题；一部分药学服务则需要在服务过程中同时关注用药安全管理问题。本章主要围绕上述药学服务内容，聚焦用药安全管理，介绍目前行业内一些模式和经验，以为更好地做好药学服务提供借鉴。

## 第一节　用药交代与用药安全管理

用药交代是药品调剂工作的最后一环，是指导患者实现安全用药、正确用药的重要保障。目前，医疗机构用药交代现状不容乐观，实际工作中普遍存在药师发药无用药交代或用药交代不充分、用药交代内容缺乏同质性等问题。2022 年，国家卫生健康委员会发布《关于进一步加强用药安全管理 提升合理用药水平的通知》，明确提出医疗机构要健全并落实用药安全相关制度，提高医药护技等人员防范用药错误的意识和能力，实施处方开具、调配、给药、用药的全流程管理；尤其对于特殊人群，要加强用药交代和提醒，避免发生用药差错。当前，药师的职责不仅仅是调剂药品，更要考虑如何做好用药交代，为患者用药的最后一环把好安全关。因此，如何构建用药交代体系，提升药师用药指导服务能力，保证用药交代的质量，是亟须解决的重要问题。本节主要介绍以患者需求为导向的分级用药交代多维体系构建，并建立适应不同诊疗环境的用药交代模式，供行业借鉴和参考。

## 一、背景与现况

用药交代是医院药师的专业性工作，在确保患者得到安全、有效的药物治疗中发挥着至关重要的作用。《处方管理办法》《医疗机构药事管理规定》等相关法规对用药交代都有相应的规定。一项面向全国 65 家医疗机构的医、药、护、患关于医院药学技术人员核心能力的调查发现，仅 32.39% 的患者经常接受来自药师的用药交代服务，只有 18.93% 的患者会咨询药师；与此同时，仅 25.08% 的药师认为自身已具备提供用药交代服务的专业能力。在患者方面，由于患者个人认知差异，所以他们对用药交代的需求各有不同，而患者因用药问题主动寻求药师帮助的氛围也尚未形成。在药师方面，尤其在门诊量大的大型三甲医院，受窗口数量、药师配备及交代服务能力等因素的限制，导致出现患者每人次调剂服务时间不足或交代不充分等问题。此外，部分医疗机构缺乏药物咨询窗口或药学门诊，尚未建立统一的用药交代规范及流程，缺少有效的信息手段支持等。近年来，在"以患者为中心"的新型医疗模式理念下，全国各级医院越来越重视用药交代与用药指导工作的开展及服务质量的提升。2019年 12 月 16 日，浙江省医院药事管理质控中心等单位起草的《用药交代规范》（DB 33/T 2232—2019）经浙江省市场监督管理局批准发布。作为国内首部该领域的地方标准，该文件明确了用药交代的适用范围、基本要求、方式；制定了具体的用药交代流程、用药交代内容，以及用药交代质量监控机制、内容和方式；提出了培训与考核的内容和要求，为医疗机构探索建立分级用药交代多维体系提供了实施依据。

以某三甲医院用药交代地方标准宣贯工作实施为例，通过执行新的标准用药交代体系，门诊药师用药交代率从 40.6% 提高到 93.6%，门诊药房患者满意度从 95.7% 提高到 99.7%，患者用药安全得到了有效保障。

该方案的实施主要基于用户思维，构建以患者需求为导向的分级用药交代多维体系。患者参与药学部观摩会，可以了解药师的工作内容。药师参与患者满意度调查，举办药患交流会，把患者请进来，可以了解患者需要什么样的服务。药患紧密结合，打造严谨、专业、有温度的用药交代体系。

## 二、分级用药交代体系

根据患者用药交代需求，可将分级用药交代体系分为四级，包括用药交代内容、工作要求、实施流程等。此外，用药交代多级体系也可以归纳为 5 个"1"：1 秒、1 视频、1 句话、1 张纸、1 对 1。

一、二、三级用药交代调剂窗口药师根据药品使用要点，适当考虑当前窗口排队取药人数，实施不同等级的用药交代（表 5-1-1），实施流程可参考图 5-1-1。四级用药交代即在原有三级标准上通过开设药学门诊或药物咨询窗口提供个性化药学服务，其包括处方精简、药物重整、生活方式调整及饮食改进等。

表 5-1-1 调剂窗口用药交代三级标准

| 等级 | 内容 |
|---|---|
| 一级 | 药品名称、规格、数量；<br>用药剂量、用药频次、给药时机、给药途径；<br>特殊存储条件；<br>紧急药品咨询联系方式 |
| 二级 | ●在一级用药交代的基础上增加<br>内服药品：送服液体、液体量以及服用注意事项；<br>外用药品：用药部位、使用方法，有稀释倍数要求的药品应告知用量以及稀释倍数；<br>注射药品：明确的注射方式及部位；<br>药品拆零或开封后使用效期 |
| 三级 | ●在二级用药交代的基础上增加<br>同时使用药品间隔使用方法；<br>漏服药品处理方法；<br>用药后身体反应；<br>各种装置的使用方法；<br>服药期间饮食方面需要注意的事项；<br>易致跌倒风险的药物、不可自行停用的药品、光敏药物提示；<br>有明确的监测指标；<br>精、麻、毒三类特殊药品管理方面需注意事项 * |

* 注：根据《医疗机构麻醉药品、第一类精神药品管理规定》（卫医发〔2005〕438 号）、《关于加强医疗机构麻醉药品和第一类精神药品管理的通知》（国卫办医发〔2020〕13 号）、《浙江省医疗机构麻醉药品、第一类精神药品管理实施细则》（浙药质字〔2021〕8 号）等文件指示和规定，门诊药房进行精、麻、毒等特殊药品调剂、发放时，除需按要求核对处方、诊断、特殊用法用量外，还应提高用药交代的等级，即直接上升至三级用药交代，对药物使用中可能出现的各种问题及注意事项做进一步说明，并配发重点药物指导单。

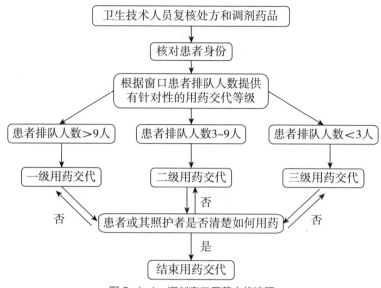

图 5-1-1 调剂窗口用药交代流程

### （一）一级用药交代（1 秒、1 视频）

一级用药交代指为疾病与用药情况相对简单的患者提供的用药交代服务，解决门诊患者用药交代的问题。在整理一级用药交代知识库的基础上，药师以将用药交代标签粘贴于对应药品或提供用药指导单的方式，将患者基本信息以及药品信息、用法用量、储存要求等最基本用药交代信息快速、精准地传递给患者，并口头提示患者注意阅读标签或指导单，按标签或指导单内容用药。同时，通过扫描二维码可以获取更多用药交代内容，如特殊操作、稀释使用、用药禁忌、生活指导等注意事项。用药交代标签见图 5-1-2，用药指导单见图 5-1-3。

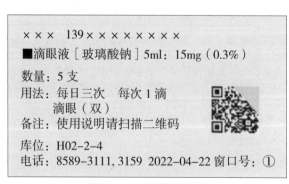

图 5-1-2 用药交代标签

**出院带药指导单**

**尊敬的患友：**

您好！请您仔细核对个人和药品的相关信息，遵医嘱用药。如有任何疑问，请立即联系医生或药师（用药咨询电话）。

祝您早日康复！

姓名：＿＿ 性别：＿＿ 年龄：＿＿ 住院号：＿＿ 病区床位：＿＿ 医嘱日期：＿＿

1.药品商品名、通用名、规格×数量（单位：盒/片）

◇用法用量（如***药，一日几次，每次几片，餐前服用。QD、BID等务必改为患者理解的一日几次；毫克或MG、mg务必改为片、粒等）

◇用药提醒（最重要的一句话，加粗。系统后台有可填写的栏目，药师可在后台自行维护后打印）

2.药品商品名、通用名、规格×数量（单位：盒/片）

（同上）

3.药品商品名、通用名、规格×数量（单位：盒/片）

4.药品商品名、通用名、规格×数量（单位：盒/片）

5.药品商品名、通用名、规格×数量（单位：盒/片）

图 5-1-3　用药指导单

一级用药交代最大的特点是短时、高效、覆盖面广，即采用最简单的药品标签或用药指导单，将最基础的用药信息快速、准确地交代给患者。此外，药师还可以赋予用药指导二维码，患者居家仍可以通过扫描二维码获取药品的使用方法。

对于信息传播而言，视频形式比文字形式有更多的优势。目前，

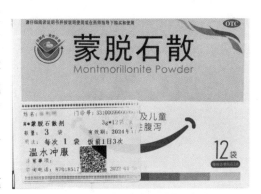

图 5-1-4　扫码获取用药指导视频

已有部分医院制作了各种贴近民众需求的用药宣教视频。这些视频采用家乡话和普通话双语版，通过真人换位思考的讲述，紧扣用药安全的核心要点；民众通过查阅标签、扫描二维码可以方便地获取用药信息，用药时可以随要随到获得真人视频指导，让文字形式的标签变成一张"会说话"的标签（图 5-1-4），

为患者的用药安全增添保障。

### （二）二级用药交代（1句话）

二级用药交代指根据药品性质及处方情况，将需要重点用药交代的内容以50字以内的话对患者进行口头用药交代。建立二级用药交代知识库，将药品特殊服用方法、禁忌证、药物相互作用、需要间隔使用的药品、需要关注监测指标的药品、药品不良反应、易发生或本医疗机构曾发生严重不良反应的药品等情况维护录入信息系统中的"二级用药指导模块"。发药时，信息系统提示发药药师，药师对患者进行口头用药交代并确认患者知悉，以保证患者在较短时间内接收到准确且同质化的用药交代内容。二级用药交代提示模块见图5-1-5。

二级用药交代将关键用药信息凝练成50字以内的通俗易懂的语言，主要体现重点突出、专业术语通俗化、患者易接受等。

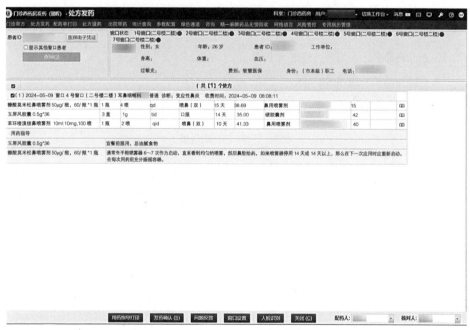

图 5-1-5　发药界面二级用药交代提示模块

### （三）三级用药交代（1张纸）

三级用药交代指通过医院门诊患者用药分析，将其中安全用药风险较高的药品设置为重点药品目录，对患者进行用药交代。2017年3月，在全球患者安全部长级峰会上启动实施世界卫生组织第三个全球患者安全挑战——"药无伤害",用于支持该挑战项目的"5个时刻"安全用药工具。通过对"认识药品"(starting)、"服用药品"(taking)、"加用药品"(adding)、"检查药品"(reviewing)、"停用药品"(stopping)5个时刻各项问题的解答,以通俗易懂的语言编制更为详尽的用药交代内容。并且当门诊发药系统自动读取患者就诊史,识别发现地高辛、华法林等重点药品为患者6个月内首次用药时,门诊药房在发放药品的同时将自动打印三级用药交代"重点药品用药指导单"。药师在发放药品的同时发放用药指导单,并嘱咐患者仔细阅读。三级用药交代的内容包括患者基本信息、就诊信息、用药基本信息、重点用药指导内容、温馨提示及用药咨询联系方式等,并通过三级用药指导模块予以维护。例如,华法林用药指导单见图5-1-6。

### ××医院××院区患者重点药品用药指导单

| 姓名 | | 病案号 | | 出生年月 | | 性别 | |
| --- | --- | --- | --- | --- | --- | --- | --- |
| 诊断 | | | | 开方时间 | | 取药时间 | |
| 开方医生 | | | | 服务药师 | | | |
| 药品通用名(商品名) | | 包装规格 | | 数量 | 使用频次 | 用量 | 用法 |
| 华法林 | | 3mg·100片 | | 1 | | | 口服 |

**重点用药指导:**
1. 您服用的药物是华法林,是一种常用的口服抗凝药物,能够防止血栓形成,限制已有血栓的进一步扩大,抑制血栓的脱落,减少栓塞的发生。用于血栓性疾病的预防和治疗,包括心脏瓣膜病、深静脉血栓、肺栓塞、房颤和心源性脑梗死等。
2. 您需要严格按照医嘱服药并按时监测PT、INR,医生会根据PT、INR结果调整药物服用量,在没有监测PT、INR的情况下服用华法林是危险的。如果您的INR太低,那么可能有形成血栓的风险;若INR过高,则可能表明出血的风险增加。
3. 在服用华法林时,建议您做好服药记录,每日一次,固定时间服药(建议晚上),仔细检查确保剂量准确,餐前餐后均可,定闹钟或使用7天药盒提醒服药,避免漏服。忘记服药时,6小时内想起请尽快补服;超过6小时次日正常服用,切勿服用双倍剂量。连续2次或2次以上没有服药,请及时与您的医生或药师联系。
4. 食物、药物、合并疾病、身体状况和遗传因素等都会影响华法林的抗凝效果,导致INR波动。因此,当您需要服用其他药物或者停用和改变正在服用的药物(包括西药、中草药、营养品等),请一定告诉您的医生或药师,因为这些药物可能使您的INR波动,影响华法林的抗凝效果。含有大量维生素K的食物(主要是绿色蔬菜)会降低华法林的疗效,建议每天定量食用这些食物(维生素K含量等级高的食物),不用刻意偏食或禁食某种食物,保持均衡饮食。
5. 再次强调:患者不能自行调整用量或者停药,须在医生或药师的指导下服药。在就诊过程中,更需要告诉每一位为您诊治的医生,您正在服用华法林。

**温馨提示:**
1. 请务必在您离开医院前问清药品的用法用量。
2. 服药前请您再次检查,若发现以下情况,请不要服药,立即与我们联系:①用药指导单上的患者姓名与您不符;②用药指导单上的药品名称与药盒名称不符;③用药指导单上的用法用量与药品说明书有很大出入,且医生、药师未向您明确说明;④从外观上看药品可能存在质量问题;⑤您曾经使用其中一种药品,并发生了严重的不适或过敏反应。
3. 请您按规定正确用药和储存药品。
4. 服药后出现异常症状,或有疑问,请立即联系主管医生或药师!
本指导单请您妥善保管!祝您早日康复!
医院(××院区)用药咨询电话: (白)、 (夜)

图 5-1-6　华法林用药指导单示意

### （四）四级用药交代（1 对 1）

四级用药交代指通过设立药物治疗管理（medication therapy management, MTM）、药学门诊或药物咨询专窗，对基础疾病多，存在多科用药、长期用药等情况的患者进行个体化用药指导。

（1）进行药物治疗回顾（medication therapy review, MTR），根据病史、用药史，评价药物治疗情况与药品不良反应等相关问题（medication related problems, MRPs），包括对药物适应证、有效性、安全性、依从性等方面的评价。

（2）整理用药，制作个人药物记录表（personal medication record, PMR）和药物治疗行动计划（medication-related action plan, MAP），方便患者居家用药管理、就医时向其他医疗人员提供用药信息。

（3）针对患者药物治疗中存在的问题，对处方精简、药物重整进行干预或提出建议，必要时以药物治疗管理建议单的形式与患者主治医生沟通。

（4）对专科疾病的药物治疗、临床监测结果、患者依从性进行评估，如《非瓣膜房颤抗凝评分表》《出血风险评估表》《服药信念量表》等；提供个体化用药指导服务，结合基因检测和血药浓度监测方式进行精准用药指导。

（5）进行用药宣传教育，增加患者对药物的了解，解答关于用药的问题，确保患者具备正确使用药物的能力或者条件。

（6）建立患者信息档案和随访方案，包括需要监测的指标和预约随访时间等，深化用药交代工作，降低用药风险，促进患者合理用药、安全用药。

四级用药交代中，药师一对一进行药物重整、用药干预，做到药学服务规范化、个体化，从而提高患者用药安全。

## 三、多维用药交代体系

作为分级用药交代体系的支持系统，建立用药交代多维体系，是确保用药交代工作质量、提升药师用药交代专业及服务水平、推进用药交代工作可持续开展的必要保障。用药交代体系的"多维"包括知识库建立多维化、传播载体多维化、培训考核多维化、用药交代文化构建多维化。

### （一）知识库建立多维化

#### 1.用药交代知识库整理与用药交代内容的分级

根据《国家基本药物目录（2018 年版）》及相关药品说明书、药物使用指南等，构建用药交代知识库，同时参考美国卫生系统药师协会、美国食品药品监督管理局、澳大利亚医疗产品管理局、新加坡卫生科学局等对用药交代内容的要求，对药物名称（通用名、商品名）、药物的适应证、用药方法（剂型、剂量、给药方法、给药时间）、漏服药物的处理措施及注意事项、药物的一般不良反应、用药过量或严重不良反应、药物慎用与禁忌等的情况及应避免同时使用的药物和食物、药物的储存方法及时间、装置药品用药操作等内容进行整理。对患者组（包含家属）、医/药/护师组的用药交代需求进行问卷调查，包括重视度排序、认知度排序、依从性分析、不良事件调查等方面。同时，参考专家组背对背通信征询结果，将用药交代内容进行分级，形成三级用药交代相应的内容。

以某医疗机构的用药交代知识库构建为例，其分级用药交代知识库涵盖11大类336种药品；依托HIS系统中用药交代信息模块，分阶段实施，完成二级783种药品、三级66种药品的用药交代知识库内容构建。其中，一级用药交代品种占比达到100%，二级用药交代品种占比74.9%，三级用药交代品种占比13.4%。知识库的建立，使得医疗机构用药交代可以在内容上做到标准化、同质化。

### 2. 用药交代信息软件的开发

以独立于医院HIS系统的用药交代软件的产品模式对用药交代知识库内容进行整合，通过分级以不同形式辅助药师完成用药交代工作。通过权限设置，允许用户对用药交代信息进行维护、编辑，同时所维护和编辑的记录可查、可汇总、可分析。

### 3. 用药交代多媒体制作

为了满足患者对用药交代内容不同展现形式的需求，避免药品企业制作的视频对用药交代工作产生影响，医院可以根据用药交代知识库内容制作统一的用药交代音频、视频、漫画等，帮助患者正确理解用药信息，提高患者安全用药的依从性。截至2023年12月，浙江省某三甲医院共完成100多种药品用药交代指导音频、视频的制作。

### （二）传播载体多维化

### 1. 面对面

药师与患者进行面对面的用药指导信息传递。

### 2.纸质媒介

通过用药标签、用药指导单、用药宣传册、慢性病管理手册等进行用药信息传递。

### 3.二维码

通过扫描标签或者其他媒体获取用药指导文字、语音内容，以及用药操作视频、安全用药科普视频等。

### 4.网页、APP、服务公众号

在安全用药网页、APP或服务公众号中匹配患者就诊信息后可以查询、下载或推送用药交代内容等。

### 5.自助机、寻医问药机器人

提供专门的自助式药品信息资讯机，患者可以根据就诊信息查询，自助获取和打印与处方相关的药品说明书、用药指导单等材料。

### （三）培训考核多维化

培训与考核是提升药师专业能力和服务素养的关键，也是切实提高用药交代工作质量的核心内容。通过建立多维度培训考核，可以解决当前调剂药师继续教育中用药交代专项内容及考核缺乏的问题。通过专项训练、案例分享、差错分享、头脑风暴、情景模拟等，同时落实用药交代内容的培训、学习交流、考核验收，形成学习、分享、复制、传承的机制。在案例分享与情景模拟考核中，邀请患者担任"门诊用药交代体验师"对药师进行评分，使考核结果符合患者实际需求，检验培训内容的实操性。培训考核多维化包括服务素养、专业能力、综合能力的验收三个方面。关于服务素养，每人录制用药交代标准视频，每月对窗口满意度进行调查，结果纳入年度岗位评定；关于专业能力考核，开展业务学习二维码评分、药品现场操作考试、专业知识笔试。除上述考核内容外，创新设置综合能力验收，每位药师每月随机抽取10个处方，通过视频、音频监控评估实际工作中的用药交代质量。根据2020年版《用药交代考核量表》，不断优化考核指标，最终生成用药交代评估量表。评估量表从规范服务、用药交代、持续改进三个方面13项指标对药师用药交代情况进行评价，评价结果实时反馈给当事药师，持续改进意见及典型案例将纳入用药交代案例分享会。某医疗机构门诊窗口用药交代考核量表见表5-1-2。

表 5-1-2　某医疗机构门诊窗口用药交代考核量表

| 评分日期：　　年　月　日 | | 质控员： | | 被评药师： | 被评处方 ID 号： | |
| 处方药品总品项数： | | 交代药品品项数： | | 总得分： | | |
| 序号 | 项目 | 内容 | 要求 | 评分要求 | 得分 |
| 1 | 基础要求 | 文明服务 | 服装整洁；佩戴工作证、青年文明号徽、党（团）员徽章；过肩头发盘起 | 5 分，缺项不得分 | |
| | | 核对患者身份 | "您好，您叫什么名字？"<br>患者明确回答姓名，并核对无误 | 10 分，未核对或患者未明确回答的，不得分 | |
| | | 发放药品 | 发放袋子和药品时动作轻柔，不扔药，不甩袋子（为部分特殊人群发放袋子时进行考核） | 5 分，不足的，酌情扣分 | |
| | | 温馨提示 | "您的 ×× 科药已齐，请您核对后放好药品。"／"您在 × 号窗或急诊药房或中药房还有药品，请您前往取药。" | 10 分，未提示的，不得分 | |
| 2 | 用药交代 | 用法用量 | 应告知患者或家属药品的用法用量均已粘贴在药品包装盒上面，主动询问患者是否会使用药品，患者明确答复会使用的，可以不用实施用药交代，或者患者明确拒绝用药交代的，也可以不用实施用药交代。若患者表示不识字，则需详细讲解，患者有疑问的，应告知患者或家属可以理解的剂量单位。另外，"特殊用法""特殊储存方式""特殊注意事项"等还需要实施专门的用药交代 | 5 分，未指导的，不得分 | |
| | | | 若有非整剂量，应指出并告知患者或家属如何分剂量用药 | 5 分，应指导但未指导的，不得分 | |
| | | 特殊用法 | 1. 内服药品：需借助滴管或其他辅助仪器量取、定量水溶解的内服药品。在与患者确认其会使用的情况下，可不必交代具体用法，其他情况下需告知患者量取方法及具体用量（目录 JD003）。<br>2. 外用药品：在与患者确认其会使用的情况下，可不必交代具体用法，其他情况需告知患者稀释倍数及具体用量（目录 JD005）。<br>3. 注射药品：应逐支核对并告知患者注射地点（目录 JD011）。<br>4. 装置用药（慢性阻塞性肺疾病用药装置、鼻炎用药装置、骨质疏松用药装置）：在与患者确认其会使用装置用药的情况下，可不必交代具体用法，其他情况需告知患者操作视频二维码或纸质说明书，或指引患者到咨询窗咨询具体操作方法等（目录 JD002）。 | 30 分，应指导未指导的，不得分；缺项酌情扣分 | |

续表

| 序号 | 项目 | 内容 | 要求 | 评分要求 | 得分 |
|------|------|------|------|---------|------|
| 2 | 用药交代 | 特殊用法 | 5.胰岛素用药：在与患者确认其会使用胰岛素用药的情况下，可不必交代具体用法，其他情况需告知患者操作视频二维码或纸质说明书，或指引。患者到咨询窗咨询具体操作方法等（目录JD008）。<br>6.不能和抗生素同服的部分药品：窗口药师需要交代患者，与抗生素同服时，至少间隔2～3小时（目录JD006）。<br>7.眼药水和眼膏目录：在与患者确认其会使用的情况下，可不必交代具体用法，其他情况需告知患者使用方法。大原则：先用眼药水，再用眼膏。<br>（1）2种或以上眼药水合用时，告知患者至少间隔10分钟。<br>（2）眼药水使用后，再使用眼膏（目录JD007） | 30分，应指导未指导的，不得分；缺项酌情扣分 | |
| | | 特殊储存方式 | 需要采用特殊的储存方法（如冷藏）进行保存的药品：需要告知药品2～8℃冷藏保存，不能冷冻。冷藏药品一经配出，概不退换（目录JD010） | 10分，应指导未指导的，不得分；缺项酌情扣分 | |
| | | 特殊注意事项 | 1.抗凝药品：在与患者确认其会使用的情况下，可不必交代具体用法，其他情况需告知患者用法。<br>（1）遇口服药，都需告知患者具体用量，不得随意更改剂量；告知患者若遇到出血情况，需及时就医。<br>（2）遇针剂药物，需逐支核对并告知患者注射地点，若遇到出血情况，需及时就医（目录JD004）。<br>2.用药期间禁酒的药品：需要告知患者用药期间禁酒（目录JD001）。<br>3.曾在医院药房引起严重不良反应的药品：窗口药师在窗口发放药品时，需要告知患者或家属注意事项（目录JD009）。<br>4.激素类口服药品：在与患者确认其会使用的情况下，可不必交代具体用法，其他情况需告知患者。用药前和医生确认是否需要减量服药（目录JD012） | 20分，应指导未指导的，不得分；缺项酌情扣分 | |

续表

| 序号 | 项目 | 内容 | 要求 | 评分要求 | 得分 |
|------|------|------|------|----------|------|
| 2 | 用药交代 | 特殊人群 | 对于特殊人群（孕妇或儿童），有些药品应交代给患者或其家属，其中儿童用药应向其监护人交代 | 给予患者指导，每项给附加分1分，分数可累加；未给予指导的，不扣分。若患者主动询问，药师未能正确回答或回答错误，扣分，每项扣1分，分数可累加 | |
| | | 特殊剂型 | 给予以下特殊剂型用药交代：<br>不可掰开需整颗吞服的缓控制剂（目录JD013）。<br>可掰开但不可咀嚼的缓控制剂（目录JD014）。<br>不可掰开需整粒吞服的肠溶制剂（目录JD015）。<br>需嚼碎服用的药品（目录JD016）。<br>经肠道排出的不溶性骨架缓释制剂（目录JD017）。<br>其他特殊剂型，如舌下片、泡腾片、外用片等（目录JD018） | 给予患者指导，每项给附加分1分，分数可累加；未给予指导的，不扣分。若患者主动询问，药师未能正确回答或回答错误，扣分，每项扣1分，分数可累加 | |
| | | 特殊服药时间 | 给予以下特殊剂型用药交代：<br>宜晨服的药品（目录JD019）。<br>宜夜间服用的药品（目录JD019） | 给予患者指导，每项给附加分1分，分数可累加；未给予指导的，不扣分。若患者主动询问，药师未能正确回答或回答错误，扣分，每项扣1分，分数可累加 | |

续表

| 序号 | 项目 | 内容 | 要求 | 评分要求 | 得分 |
|---|---|---|---|---|---|
| 2 | 用药交代 | 其他注意事项 | 服药期间：饮食方面需要注意的事项，不能合用西柚的药品告知患者（目录JD020），忌饮奶制品的药品（目录JD021），忌饮咖啡的药品（目录JD022），易嗜睡、避免驾驶车、船及高空作业的药品（目录JD023），磺胺类过敏药品（目录JD024），光敏反应药品（目录JD024），需多饮水、少饮水、不饮水的药品（目录JD025），服药后排便变色的药品（目录JD026），毒、精、麻三类特殊药品管理方面需要注意的事项（资料JDZ01）。某些药品拆零或开封后使用效期会发生改变，应告知拆零或开封后的使用效期（目录JD027） | 给予患者指导，每项给附加分1分，分数可累加；未给予指导的，不扣分。若患者主动询问，药师未能正确回答或回答错误，扣分，每项扣1分，分数可累加 | |
| | | 其他 | 窗口药师审核发现不合理处方，每张处方可以得附加分 | | |
| 3 | 持续改进 | 一级用药指导需改进 | 经用药交代管理小组讨论确认并制定改进方案的 | 每制定一个方案得附加分10分 | |
| | | 二级用药指导需改进 | | | |
| | | 三级用药指导需改进 | | | |

### （四）用药交代文化构建多维化

长期的专业分工易固化工作人员的认知与思维模式，导致工作人员对外界缺少理解与认知，视角狭隘，思维偏执，形成深井效应。既往机械化的调剂工作及深井式的管理模式造成药师的思维模式和用药交代工作方式僵化，而通过早会、赋能质控、扁平化交流、提升分享意识等措施，可以让药师逐步形成以"患者为中心"的用药交代思维，建立用药交代制度，规范工作流程，形成主动服务的意识，增强药师职业获得感，从而使得药师在用药交代工作中获得持续的动力，形成用药交代文化和安全用药文化。

此外，一线窗口药师在用药交代工作中应注意文明用语，科普用语，语气柔和，用词礼貌，避免使用服务忌语。可通过开展礼仪培训课程，为药师普及沟通技巧以及服务礼仪相关知识。对于用药交代的院外服务延伸，以医院或部门微信公众号为推广载体，定期推送相应时节或公众关注的用药问题，为公众用药答疑解惑的同时也可有效提升药学服务的公众认知度。

自 2019 年《用药交代规范》（DB 33/T 2232—2019）标准发布以来，各级医疗机构不断从用药交代方式、流程、内容、质量监控和培训考核等方面进行有益探索。分级用药交代多维体系在各个环节组成上满足了该规范的要求，保障了用药交代工作的技术性和权威性。同时，该体系整合了知识库建立、辅助软件设计、用药交代培训具体内容与考核方案的制定，使用药交代内容的质量得到了保障，形成了一套易实施、可复制、可推广的项目模式。实践证明，该体系的建立进一步保障了患者的用药安全。然而，现行的分级用药交代多维体系仍存在知识库所涵盖的知识种类有限且更新效率较低，未在软件上实现诊断结果、治疗方案、合理用药等信息的数字化整合，信息系统无法精准判断和覆盖全部存在用药风险的患者等一系列问题，造成用药交代的准确性受到限制，需要通过建立模型进一步协同信息集成，为药师快速、精准地提供用药交代服务提供有力保障。此外，该体系建立过程中医护参与不足，与医护联动不够紧密，存在医护人员在用药交代工作上重视度不够、用药交代内容有差异等问题，仍有待后期进一步探索完善。

## 第二节 "互联网＋药学服务"的安全管理

"互联网＋医疗健康"是在网络科技和大数据创新推动下演进而成的医疗发展新形态。近年来，我国陆续出台《关于促进"互联网＋医疗健康"发展的意见》《关于深入开展"互联网＋医疗健康"便民惠民活动的通知》等政策，鼓励依托互联网探索医疗服务新思路和新场景。在此背景下，"互联网＋药学服务"新生业态迅速发展，现已通过互联网陆续实现在线处方审核、在线购药、用药咨询、用药教育、药学科普、慢病管理等药学专业技术服务。然而，"互联网＋药学服务"作为一个新生事物，参与主体多、涉及领域广、患者隐私泄露风险高，一些环节尚存在风险点，如目录制定环节、审核环节、调剂运输环节、用药指导环节及患者信息安全环节等，迫切需要加强安全管理。为此，本节主要阐述"互联网＋药学服务"的安全管理内容、目标，以及存在的问题和应对策略，供同行参考、借鉴。

## 一、"互联网＋药学服务"安全管理的主要形式和内容

### （一）医院微信药学服务及成效

微信是一款拥有庞大用户人群和丰富信息服务的移动社交媒体软件，支持即时通信和多种形式内容的快速传播。近年来，基于微信平台开展药学服务（简称"微信药学服务"）是国内许多医院药学部门正在探索的新模式。该模式在保留用药咨询个性化服务的基础上，增加了移动医疗的特点，为患者提供了具有时效性、个性化、远程的药学服务新途径，服务内容包括用药教育、用药咨询、药品信息查询、慢病管理、药师门诊预约等。

#### 1.提升慢病管理质量

微信药学服务适合于不同患者慢性疾病的管理，国内学者针对该服务所取得的效果展开了多项研究。施楠楠等发现，接受微信等远程药学服务的老年高血压患者出院 6 个月后在血压达标率（97.30% vs. 63.89%）、药物了解程度评分 [（1.44±0.65）vs.（2.17±0.66），$P < 0.05$] 及用药依从性评分 [（1.41±0.69）vs.（2.17±0.82），$P < 0.05$] 等方面显著优于定期接受常规药学随访的对照组患者。李小玲等对 150 名 2 型糖尿病患者开展随机对照研究，结果表明，微信药学服务可以有效帮助糖尿病患者准确掌握胰岛素使用方法（84.0% vs. 69.3%），提高动作规范率（92.0% vs. 74.7%）。

#### 2.满足特殊人群的服务需求

针对儿童、孕产妇、肿瘤患者等特殊人群开展微信药学服务，相关研究结果提示上述人群的健康行为和水平分别得到改善和提高。

（1）孕产妇　郑州市人民医院通过组建微信群，定期推送补充叶酸等相关知识和单独回答用药咨询等方式，对 96 名围孕期妇女进行干预，2 周后发现 9（6）47% 的孕妇叶酸膳食得到正常补充。

（2）儿童　上海市儿童医院在 19 个月内完成 13315 人次药品相关咨询，日均有效用药咨询量 26 人次，为家长解答儿童常见不适症状、药品不良反应以及药品使用方法等方面的问题。

（3）肿瘤患者　上海交通大学医学院附属第六人民医院构建"六步法流程"，联合医生参与疼痛的多学科治疗，显著提高了患者的用药依从性，患者的 Morisky 评分均值从初次就诊的 5.21 分，提升至第 2、3 和 4 次的 6.22 分、

6.85 分和 7.33 分。

### 3.助力新冠病毒感染疫情防控

面对新冠病毒感染疫情给医疗卫生系统带来的挑战，利用微信等互联网媒介可以提升药学服务的效率和效果。例如，华中科技大学同济医学院附属协和医院为患者提供"零接触"的信息化药学服务，临床药师可主动根据患者具体病史及用药情况开展在线药物重整和用药教育服务。首都医科大学附属北京儿童医院通过微信群及电话远程咨询的方式，帮助神经母细胞瘤患儿减轻疫情期间的治疗负担，患儿家属满意度达 96.54%。另有报道显示，基层医疗机构通过组建医患微信群，为疫情期间的发热患者提供用药咨询和心理关怀服务，服务有效性得到了 95% 以上患者的认可。

当前，微信药学服务所面临的挑战主要来自平台定位不明确、专业人员不足、服务质量不稳定、服务难持续、基层服务发展缓慢几个方面。因此，可以从优化互联网药学服务内容、组建药师团队与加强跨专业协作、组建服务联合体等来应对上述挑战。

与综合医院合作是基层医疗机构应对微信药学服务发展缓慢的重要途径之一。基层医疗机构可以通过加入由综合医院主导的互联网药学服务联合体来提升自身的微信药学服务能力。在药学服务联合体中，微信平台运营经验丰富的医院药学部门可以通过构建药学服务共享资源库，为药学联盟单位的基层药师获取药学知识和服务技术提供便利。同时，通过加强各级医院的交流并发挥协同效应，最终实现区域内药学服务质量的整体提升。

### （二）整合式互联网药学服务

### 1.在线药品目录管理

在线药品目录管理是互联网医院药事管理的一项重要内容。基于单一实体医疗机构设立的互联网医院在线药品目录原则上应从该实体医疗机构的基本用药目录中遴选，且优先考虑国家基本药物和医保药品目录中的药品，同时兼顾孕妇、儿童等特殊人群的用药需求。但是，不得在互联网上开具麻醉药品、精神类药品等国家特殊管制药物处方，以及其他用药风险较高的处方。对于需第三方配送的药品，还应考虑某些对运输有特殊要求的药品（如需冷藏的胰岛素注射液、注射用胸腺法新）不宜列入在线药品目录，或虽列入在线药品目录但不配送，仅限患者在医院或社区药店自取，以保证药品疗效和用药安全。

### 2.在线电子处方管理

（1）处方开具和审核　患者进入医疗机构互联网医院官网或APP完成挂号、线上问诊，医生按注册的诊疗专业开展诊疗工作，遵循药品临床应用指导原则、临床诊疗指南和药品说明书等用药规范开具处方。然后，由具备审方资质的医院药师在云平台按照安全、有效、经济、合理的用药原则进行处方适宜性审核。审核后的合格处方通过处方流转平台自动匹配满足药品供应的实体医疗机构、社区药店和药品配送机构等信息，由患者自主选择配送和取药方式，并缴费。对于有固定用法用量的药品，应做到事前维护、自动跟入，其规格、剂量单位自动对应，以保证处方的规范化、合理性，从源头上杜绝或减少用药差错，保障患者安全。目前，各级医疗机构已陆续开展院内处方前置审核工作，以对医生开具的不合理处方实行系统自动"刚性拦截"和药师人工"柔性拦截"。综上，应将处方前置审核运用于在线电子处方审核，以更加有效地保障患者的用药安全。

（2）药品调剂和配送管理　处方调剂是所有药学服务工作中最为基础的内容。承接互联网医院在线电子处方调剂任务的实体医疗机构药房、社区药店和药品配送机构的药师应对在线电子处方的用药适宜性进行复核，落实"四查十对"操作规程，确保处方合理和用药安全。推荐在药品调剂过程中使用条形码、追溯码，以实现药品流通全过程的可追溯。药品配送过程应符合《药品经营质量管理规范》，定期回顾性分析药品配送尤其是第三方配送过程的记录数据，以加强配送质量安全管理。

（3）处方监督管理　在线电子处方应按要求实时上传至卫生行政部门指定的监管平台。互联网医院应对处方流转平台建设、运行及维护进行监管，包括：①对互联网信息技术管理方、药店的行为进行监督和协调管理；②对处方医生和审方药师进行资质审核与权限管理；③对互联网信息技术管理方的准入与运营过程进行监管；④对药品采购、储存、发放、调配、使用全过程进行线上线下一体化监管，确保药品质量；⑤定期进行在线电子处方点评，同时对处方审核、药品调剂等环节存在的问题进行分析和持续质量改进。

### 3.药学服务延伸

2020年2月，国家卫生健康委员会等六部门联合发布的《关于印发加强医疗机构药事管理　促进合理用药的意见的通知》中提到，希望通过"互联网＋药学服务"来提升药学服务的质量和效率，以实体医疗机构的药师为主体，提供在线药学服务。为保障患者用药安全，降低用药风险，提高全民健康素养，许多医院相继开设了线上药学门诊，药师可以互联网为平台建立用药知识库；也可通过对患者提交的文字、语言或图片进行在线解答，提供用药指导。

（1）用药指导　"互联网＋药学服务"平台应指导患者正确使用药物，如提供完善的药品标签或用药指导单，通过患者端APP进行用药指导等。如患者选择药店自提，发药药师应予以详细的现场用药交代，避免患者发生漏服、多服、误服药等情况。

（2）药品不良反应追踪与随访　为确保患者用药安全，处方流转平台应建立药品不良反应监测和报告制度，患者通过"互联网＋药学服务"平台反馈药品不良反应信息；药师及时跟进了解、反馈，追溯药品开具的处方，并及时上报。

（3）用药咨询　可通过处方流转平台提供互联网用药咨询服务，内容包括药品用法用量、用药注意事项、药物相互作用、药品储存方法、药品不良反应识别及处置等。近年来，浙江大学医学院附属邵逸夫医院药学部率先创建了涵盖用药咨询、用药提醒、用药打卡、处方查询、药品说明书查询等功能的药师云服务平台——"邵医智慧药师"，实现了患者有用药问题可随时随地在线咨询药师的线上药学服务等应用场景。截至2023年12月，"邵医智慧药师"已累计接到患者线上用药咨询3000多人次，药师回复率100%，有效消除了患者的用药顾虑，保证了患者用药安全。"邵医智慧药师"平台弥补了居家患者用药安全无法获得药学监护的社会现状。因此，该平台也荣获了2020年第四季中国医院管理奖药学管理组十大价值案例金奖，这是"互联网＋药学服务"推进离院患者用药闭环管理的成功实践。

### 4.安全用药宣教服务

互联网用药知识宣传服务是提升公众对用药安全重视度、普及安全用药知识，预防用药错误、减少用药相关伤害的一项重要举措。药学工作者通过互联网医院信息平台帮助大众汇总权威医学信息，针对慢性病、特殊人群用药、常见疾病诊疗等大众关心的问题开展线上用药知识普及教育，以提高全民用药安全意识，引导大众合理用药。例如，在新冠病毒感染疫情期间，药师借助互联网用药宣传手段（如数字电视、手机终端等）及时进行科普宣传教育，纠正了人们对用药的错误认知，大大减少了药害事件的发生。

### 5.处方流转平台网络安全、处方信息保密管理

互联网医院处方流转平台应严格遵守网络信息安全和医疗数据保密的有关法律法规，妥善保管患者整个诊疗过程中以及诊疗活动结束后的医疗信息，不得非法买卖、泄露患者信息。与依托实体医疗机构共同建立互联网医院的第三方机构签署信息安全、保密协议，明确各方在信息安全、隐私保护等方面的职责。

## 二、"互联网＋药学服务"安全管理存在的问题

### （一）药学服务质量管理标准不完善

互联网电子处方、病历包含有患者隐私信息，如身份证号、医保卡号、家庭住址、电话等，存在隐私数据泄露的风险，影响患者对药学服务需求的释放。相关部门应尽早出台相应的法律法规，对患者互联网隐私数据予以保护，保证医疗数据在合法范围内合理使用。此外，目前国家尚未出台"互联网＋药学服务"相关的质量管理体系和评价标准，对药学服务质量、内容、收费、补偿机制、安全用药监测等内容无规范化、标准化要求，可能导致药学服务质量参差不齐、患者用药安全无法保障，存在一定的药事事故发生风险。

### （二）现有"互联网＋药学服务"的使用人数和覆盖面尚未形成规模

患者对药学服务的价值缺乏必要的认知及现有药学服务质量的欠缺，都是造成"互联网＋药学服务"使用人数和覆盖面尚未形成规模的因素。药学服务业务量的不足会导致平台运营成本和资源配置成本高，达不到预期水平，难以发挥药师的服务价值，影响药学服务的可持续发展。

### （三）基层地区患者需求大，资源分布不均衡

目前，可提供"互联网＋药学服务"的药师主要集中于三级医院，大多数基层医疗机构的药师只从事与药品调剂相关的一线工作，难以满足县乡及以下基层地区患者的药学服务和安全用药等需求。加之基层地区人均药师配备数量不足，平均学历、专业技能低于中心城市的三级医院药师，难以实现患者用药安全的闭环管理。

### （四）"互联网＋药学服务"功能不完善

目前，全国各地医疗机构自建的"互联网＋药学服务"平台的服务内容不一，很多平台虽然开设了用药咨询链接，但只是通过公众号后台与患者进行一

问一答的互动，既缺乏系统性的记录，也不能做到及时回复，患者的就医体验不尽如人意。此外，还有很多医疗机构的"互联网＋药学服务"平台尚不能提供信息化、系统化的处方管理和慢病管理服务。

## 三、"互联网＋药学服务"安全管理存在问题的应对策略

### （一）完善政策监督和补偿机制

建议相关管理部门建立"互联网＋药学服务"的质量评审评价体系，实现药学服务质量监管有据可依、有据必依。此外，国家也应当出台相关政策来推动实施"互联网＋药学服务"补偿机制，以实现药学服务可持续发展。

### （二）层级管理提升药师的药学服务能力

在"互联网＋药学服务"开展过程中，可对药师进行层级管理，建立药师参与"互联网＋药学服务"的准入机制，根据不同层级药师的职业素养开展培训与学习，并定期考核。层级管理模式能激发不同层级药师的自我修养及学习的积极性，提高药师保障患者安全用药的能力。

### （三）促进优质"互联网＋药学服务"模式的推广应用

建议医疗机构间互相借鉴先进的"互联网＋药学服务"模式，积极完善"互联网＋药学服务"平台的软硬件配套设施及药学服务内容，加大宣传力度，使更多患者能通过互联网享受到优质、便捷的药学服务，以多渠道保障用药安全。

### （四）探索多样化的"互联网＋药学服务"模式

建议通过互联网医院信息平台或第三方网络平台等建立针对常见疾病的用药咨询数据库，制订标准化、规范化的用药咨询模板并普及使用。完善"互联网＋药学服务"场景，包括线上药学门诊、线上药物重整、药物治疗管理、药品安全性监测等，引导大众安全用药和对药品形成正确认知。同时，应通过简化"互联网＋药学服务"平台的使用流程、操作界面，使不同人群享受到"互联网＋药学服务"的红利。在互联网赋能传统医疗的科技时代，就当前形势来看，"互联网＋药学服务"模式还存在许多不足之处。但"互联网＋药学服务"顺应时代发展的需求，药师可通过提供线上用药咨询、科普宣教、慢病管理等药学服务，促进患者的用药安全管理，且这些方式存在巨大的创新空间。如何通过互联网为患者提供全面的安全用药知识和合理用药指导，促进医院药学服

务向院外延伸，推进线上诊疗形成完整闭环，是全面提升药学服务水平、加强患者全生命周期健康管理的持续研究课题。

综上，要充分利用药师和医生的资源，依托"互联网＋"实现信息共享，不断完善"互联网＋药学服务"体系；强化药学人员的专业基础知识，提高药学服务能力；借助新兴媒体力量制订标准化、规范化的咨询模板，做好合理用药等科普宣传。

## 第三节　居家药学服务与用药安全管理

居家药学服务（home pharmaceutical services）是药师为居家药物治疗患者提供的药学专业服务，将原先药学服务的场所从医院等专业机构延伸至家庭。随着我国人口老龄化程度的持续提高，老龄化速度明显加快，高龄化趋势日益明显。与之相应的，我国慢性病发病人数也呈现快速上升的趋势。然而，我国对慢性病患者开展居家药学服务的普及程度还较低，患者对自我用药管理知识缺位的情况较多。因此，建立科学、有效的居家药学服务模式，是保障广大慢性病患者用药安全的必要补充，而在新冠病毒感染疫情等新发突发应急背景下，居家药学服务显得尤为重要。

### 一、居家药学服务的发展及潜在的用药安全管理问题

1984 年，Dyer 等就提出，在养老机构中，药师可以在多重用药、药品不良反应、过度使用药物等用药安全问题突出的关键工作中起到正面作用。在我国，居家药学服务虽起步较晚，但也日渐规范。2017 年，我国第一个以药物治疗管理为核心工作，以慢病用药管理为主要内容的家庭药师制度在广东佛山南海区落地，正式拉开了国内开展居家药学服务的大幕。近年来，国家不断出台政策，将药师纳入家庭医生服务团队，鼓励积极发展居家药学服务，探索服务模式。目前，我国很多省份在尝试开展居家药学服务。2019 年，中国医院协会药事专业委员会组织 5 家医院协同完成了中国医院协会团体标准《医疗机构药事管理与药学服务》第 2—8 部分"临床药学服务 居家药学服务"的编制并正式发布。2021 年，国家卫生健康委办公厅印发的《居家药学服务规范》也明确要将药师纳入家庭签约医生团队实现统一管理；同时，也要将居家药学服务纳入签约范围，并在签约服务协议中明确药学服务内容，如药学评估、药物重

整、家庭药箱整理、用药指导等。此外，借鉴欧美发达国家居家药学服务的成功经验，对居家药学服务的开展，还应当探索设立合理的补偿机制或适当的绩效激励措施，以保证居家药学服务的可持续性，提高药师的积极性。

## 二、居家药学服务的实施路径

居家药学服务的实施应当以患者为中心，以关注药物治疗问题为导向。药师应当通过问诊获取收集患者居家治疗中的用药信息，然后对治疗方案进行详细、全面的评估，通过全面评估列出治疗中出现的关键问题，根据用药风险将患者划分为普通患者和复杂患者。普通患者是指用药风险较小的群体，该群体用药依从性较好，患者自身具有较高的安全用药素养，对用药风险有较为全面的认识，知晓并熟悉疾病的状态及药物的品种、使用方法等。针对该患者群体的居家药学服务只需提供用药教育及定期随访并形成相应的健康档案资料。复杂患者是指罹患至少一种慢病且用药数量较多（≥5种）、服用治疗窗窄或用药风险高的药品（如华法林、甲氨蝶呤、卡马西平等）、近期经历药品不良事件的患者，以及自己认为需要家庭药师服务的患者等。该患者群体无论是用药风险还是疾病状态，均较为复杂。因此，该类人群是居家药学服务面向的核心群体。针对该类患者群体，应当在居家药学服务开展过程中有针对性地实施用药重整，用药教育后加强定期随访；对于治疗效果不佳的患者，应当及时转诊或请相关临床科室会诊（图5-3-1）。例如，低血糖是2型糖尿病患者的常见用药风险之一，对糖尿病患者的用药安全构成了极大威胁。多数糖尿病患者居家药物治疗，因此对这类患者进行药物治疗管理时应重点关注低血糖的风险防范。陈双妹等对31例存在直接或潜在用药风险的2型糖尿病患者开展个体化居家药学服务，梳理用药风险点，并归类分析原因，随访风险防范情况。31例患者中，曾发生低血糖的患者有24例；经居家药学服务干预后，24例既往低血糖患者中有19例未再发生低血糖；9例存在潜在肝、肾功能损害风险的患者均接受建议停用不恰当的药物。这些极大地保证了该类患者居家药物治疗的安全性。

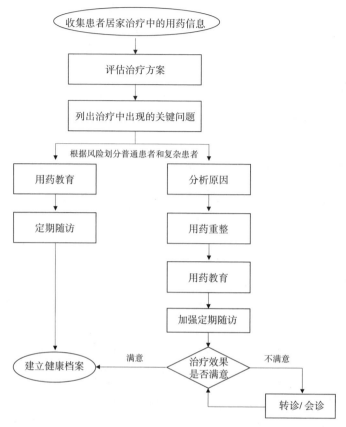

图 5-3-1 居家药学服务的实施路径

蔡艳等开展了基于药物治疗管理的"两病"(高血压、糖尿病)患者居家药学服务干预研究。试验中,将"两病"患者按随机数字表法分为试验组和对照组。给予对照组常规社区治疗随访管理,给予试验组临床药师参与医护"家庭医生"的工作模式,比较两组患者的用药依从性、药品种类、药品日均费用、用药知晓率、血压达标率、血糖达标率、药品不良反应发生率。结果显示,干预后两组患者的用药依从性评分、血压达标率、血糖达标率、用药知晓率均显著高于干预前,且试验组显著高于对照组($P<0.05$ 或 $P<0.01$);与干预前比较,干预后试验组患者用药种类减少、药品日均费用降低,且优于对照组($P<0.05$ 或 $P<0.01$)。试验组患者药品不良反应发生率低于对照组,差异有统计学意义($P<0.05$)。基于药物治疗管理的"两病"患者居家药学服务模式的建立与实践,有利于"两病"患者在最优化方案和最小风险环境下接受治疗,值得探索与推广。

### 三、居家药学服务过程的风险识别及质量评价

相较于传统的医院药学服务，居家药学服务在开展过程中或多或少存在一些问题，如服务内容和地点不固定、药学服务质量无法得到有效监管、服务对象仅以慢病患者为主、药学人员的专业水平参差不齐等，影响患者的用药安全。而问题的解决需要循序渐进，不断完善，故有必要对居家药学服务进行持续质量改进与工作成效监测。可对居家患者失约率、居家患者有效投诉率、服务人次、服务项目、居家患者满意率、居家患者用药平均费用以及居家患者生活质量评估等数据进行收集，通过质控数据上报、质控督查及成效分析等方式加强居家药学服务质量管理，针对发现的问题提出解决措施，并跟踪实施和持续改进。居家药学服务的质量评价除了评价药学服务本身的效果之外，还是支付方对所购买的居家药学服务进行成本测算的重要依据。因此，居家药学服务的质量关系到药师角色在支付方购买中的权重。尽管国内尚未普遍收取药事服务费用，但居家药学服务仍应从改善患者结局、提高用药安全的角度做好服务质量控制。

### 四、国内外居家药学服务比较

对比英国、巴西、加拿大、荷兰、美国、瑞典、德国、瑞士、丹麦 9 个国家的居家药学服务发现，除社区药师承担以往药品零售的职责外，各国还在努力改变政策以扩展社区药师的职能，充分挖掘药师的潜力。上述 9 个国家社区药师扩展服务情况见表 5-3-1、表 5-3-2。

表 5-3-1　9 个国家居家药学服务扩展内容比较

| 扩展服务 | 英国 | 巴西 | 加拿大 | 荷兰 | 美国 | 瑞典 | 德国 | 瑞士 | 丹麦 |
|---|---|---|---|---|---|---|---|---|---|
| 药学咨询 | √ | √ | √ | √ | √ | √ | √ | √ | ? |
| 处方审核 | √ | √ | √ | √ | √ | √ | √ | √ | √ |
| 用药方法指导 | √ | √ | √ | √ | ? | √ | √ | ? | ? |
| 药学监护（疗效及不良反应） | √ | √ | √ | √ | √ | √ | √ | √ | ? |
| 健康管理（慢性病患者管理、戒烟，血压、血糖、血脂监测、患者教育） | √ | √ | √ | ? | √ | √ | √ | √ | √ |
| 选择药物替代治疗 | √ | √ | √ | ? | √ | ? | ? | √ | ? |

注：? 表示文献中没有明确提及；√表示确定已开展该项服务；加拿大各地区药学服务开展不统一。

表 5-3-2 国外药学服务补偿情况比较

| 国家 | 补偿手段 |
| --- | --- |
| 加拿大 | 药师通过指导患者药物的使用方法和治疗方案的替代选择获得补偿；萨斯喀彻温省规定药师上门进行药学评估，每次收取 60 加元 |
| 荷兰 | 进行处方审核，每项处方条目固定补偿 6 欧元，特别贵的药物除外 |
| 美国 | 药师通过分发药物、药物咨询、标记药物获得补偿，每条处方 5 美元；进行处方审核、解决药物相关问题、进行病例管理获得补偿 |
| 瑞典 | 提供小包装药物获得补偿 |
| 德国 | 药师进行发药、家庭服务、药学监护，如建立药历、处方审核、药学咨询等，获得补偿；药师可以与医生、保险公司商讨并签署三方合同进行服务获得补偿 |
| 瑞士 | 进行药物分发、药学咨询、医生药师合作获得补偿；根据服务类型进行个性化服务获得补偿 |
| 丹麦 | 政府提供补偿资金，比如内政部为吸入药物使用方法指导提供补偿，各州会对药师进行小包药服务提供补偿，戒烟服务大多数会给药师补偿 |
| 英国 | 对患者进行特殊装置的教育可以收费，在药店开展可收费 46.36 英镑，在患者家中开展收费 89.4 英镑 |

美国和英国的社区药师扩展服务开展比较快速。据统计，2014 年美国有社区药房约 55400 家、执业社区药师 11 万名，社区药师在医疗从业人员中占有较高的比例，约 80% 的药师在药房执业，其中社区药师占比约为 68.2%。2009 年，英国有 41768 名注册药师，在社区药房、医院药房和社区卫生机构药房中执业的比例分别约为 71%、20% 和 6%。截至 2016 年 4 月底，我国取得执业药师资格的人数为 413774 人，注册人数为 277967 人，执业药师与人口比例约为 1 ∶ 4643，低于美国、英国等国家，且仅有很少一部分从业于社区药房，可见我国对执业药师的需求仍很大。

在工作内容上，与美国、英国相比，我国居家药学服务的水平较低，服务内容多集中于药品零售、用药教育或用药咨询等方面，暂无处方权，药师团队有很大潜力尚未被发掘。在人员资质上，美国的药师需要经教育认证、执业药师资格认证等强制性认证后才能获得职位，为了证明自己的专业性，他们也会自愿进行专业技能性认证。在英国，药师首先需要获得硕士学位，然后参加并通过英国药政总局（General Pharmaceutical Council, GPhC）规定的药师预注册培训后才能注册执业；此外，英国皇家药学会（Royal Pharmaceutical Society, RPS）还会为药师提供不同阶段的学习课程。

2014 年，一项针对广州市 18 所社区卫生服务中心的调查表明，我国居家药学服务人员的学历和专业程度普遍较低，这也是社区患者不信任社区药师进而导致居家药学服务难开展的原因之一。

2018 年，吴晓玲等起草发布了《家庭药师服务标准与路径专家共识》，该专家共识扩展了家庭药师的服务内容，并详细规定了家庭药师资质、服务路径、资格认证等方法，为我国社区药师服务标准化提供了参考。

## 第四节　医联体模式下的用药安全管理

在构建优质、高效的医疗卫生服务体系过程中，加快推进医联体建设是高质量发展的必然要求，其中用药安全的管理更是高质量发展的内在要求，而提升医联体内用药安全的管理水平是实现优质医疗资源下沉及建设分级诊疗体系的关键。

医联体是医疗联合体的简称。在联合体内形成以人为本、以患者为中心的全链条、连续化的医疗服务，是医联体最重要的作用，也是实现分级诊疗的重要路径。目前，医联体一般有城市医疗集团、县域医共体、专科联盟、远程医疗的协作网四种形式。不同形式下的医联体工作本质核心仍以实现患者享受优质医疗资源为导向，用药安全管理则是优质医疗资源落地的基础保障。相较于单一医疗机构，由于医联体组织形式丰富，紧密程度差异较大，人员管理较为复杂，其不同成员单位的文化、制度、防止用药差错的措施也迥异，因此用药安全管理更为困难。

医联体内用药安全管理是医疗质量管理的核心任务，其中县域医共体一般通过牵头医院或者基层药事管理质控中心来推动。下面以长兴县人民医院医共体集团（县域医共体）为例，介绍用药安全管理的部分经验。

### 一、药品目录统一是确保区域内患者能够连续、安全接受药物治疗的前提

长兴县卫生健康局指导长兴县医院药事管理质控中心在长兴县牵头成立了长兴县药事管理与药物治疗学委员会，该委员会的主要工作是对常见、多发慢性病的治疗药物进行区域遴选和安全管理等。在以往的县域医共体模式下，一个县域内可能有 2 家甚至多家不同的医共体集团，因医共体集团的药品目录差异使得集团间的药品供应目录存在较大差异，在高警示药品管理等方面不能做到同质化，存在药事管理安全隐患。另外，县域内的患者并不会因为居住地所

属医共体集团选择就医单位，这就导致在县级医院（医共体牵头单位）与乡镇卫生院（医共体成员单位）的用药无协调性及连续性，会存在一些缺药导致或患者更换品种导致的依从性不高等用药安全问题。因此，长兴县药事管理与药物治疗学委员会针对高血压、糖尿病这两类常见疾病开展了目录统一工作，使得县域内的医疗机构均配备一致的药品，提高了患者的就医体验，改善了患者用药的依从性，保障了患者的用药安全。

## 二、高警讯药品的管理在安全用药管理中是至关重要的环节

在长兴县人民医院医共体集团内，集团药学部确保所有成员单位与总院执行统一标准的高警讯药品管理制度，制度的统一是实施同质化管理措施的前提。相似药品分开储存，以减少"看似""听似"药品的调剂错误；限制处方集中药品的数量及种类，以减少同名药品的处方错误；限制所提供的药物浓度及体积数量（如氯化钾注射液），如长兴县人民医院医共体集团的静脉用药集中调配中心集中调配0.3%的氯化钾预稀释液（5%葡萄糖溶液、0.9%氯化钠溶液作为溶媒的两种规格）及4%的氯化钾微泵专用液以供临床使用，避免原液在临床上被直接使用；从临床区域移除不常用的高警讯药品（减少病区不适用的储备药品）。这些举措的实施大大降低了给药错误的发生率，也避免了与给药相关的严重不良事件的发生。

在发生错误时，应当增加给药错误的可见性。例如，化疗药物静脉给药时需执行独立双核对，若发现化疗药物的滴速设置错误，独立双核对机制可以确保第二次核对时发现错误并予以纠正。在长兴县人民医院医共体集团，化疗药物的配制均在静脉用药集中调配中心，包括泌尿外科膀胱灌注化疗药物、门诊日间化疗中心使用的化疗药物等。静脉用药集中调配中心在防护环境中调配化疗药物，这是对医务人员安全用药的一项管理措施。此外，还增加了进仓核对、调配核对及出仓核对环节，以确保高警讯化疗药物给药完全准确。虽然给药错误是不可避免的，但可以采取相应的积极措施来减少给药错误后的不良影响，如鼓励制定标准化的给药规程、仔细筛查新引进药品及建立复核机制等。在长兴县人民医院医共体集团，给药错误的报告是制度化的，药学部鼓励医生、护士、药师、患者报告各种类型的给药错误，并在每季度针对给药错误的情况进行动态监测分析，以不断完善流程。

医共体内统一的制度化建设在安全用药管理中是非常必要的。医共体不同

成员单位的用药安全隐患最易暴露于制度未覆盖的领域，因此建立医共体内统一的制度会确保多点执业的医生、护士等有统一的用药安全实践环境，如长兴县人民医院医共体集团每年在集团层面针对所有医生、护士、药师开展两次药事管理制度的培训、考核。此外，也会对患者开展患者安全日系列活动，鼓励患者参与安全用药管理的环节中，发现并报告身边的给药错误事件。

为加强医共体内用约安全管理的体系化建设，一些信息化能力强、药事管理先进的县市已经尝试县域集中式的事前处方审核，也有一些医共体加强了审方药师的培训，尤其是注重基层审方药师的培养，这些体系的建设逐渐取得良好的成效。而在有些医共体内，较难建立大的用药安全管理体系，则可以从抢救车同质化管理、麻精药品同质化管理、用药指导同质化管理等一些具体工作入手，定期在成员单位中推动一些同质化的项目，也能取得较好的效果。

## 第五节　中药饮片代煎配送监管体系与用药安全管理

在国家大力发展中医药等相关政策的推动下，使用中药汤剂的患者日益增多，中药饮片的用药安全也引起越来越多业内人士的思考。中药饮片的用药安全从饮片的质量安全、饮片处方的安全，到煎药过程的质量安全管控、患者服药的注意事项、不良反应、药源性疾病等，涉及面很广，潜在风险很多，尤其在目前中药饮片代煎逐渐成为趋势的情况下，中药饮片的质量与安全管理需要更多的创新和实践。

### 一、背景与现况

随着现代社会人们生活工作节奏的加快，传统的家庭中药煎煮模式已不适应居民的实际需求。因此，医疗机构代煎药服务量呈现快速增长的态势。第三方机构中药饮片代煎配送服务可发挥集约化、规模化、自动化生产等优势，克服医疗机构煎药场地和人员有限等实际困难。然而，医疗机构对第三方机构中药饮片代煎配送服务尚未有符合实际需求的可持续开展的监管机制，监管后的考核也缺少管理闭环；企业对相关规范的依从性尚不足；患者代煎配送的服务需求未能得到充分满足，存在用药安全隐患。因此，医疗机构亟须依据规范要求，创新监管考核方法，构建监管考核闭环，推动企业切实落实规范要求。基于此，浙江省人民医院于 2018 年 3 月组建了中药房、中药体验师、代煎企业、物流公司共同参与的中药饮片代煎配送服务项目改进小组，围绕医疗机构代煎配送服务的监管、考核及患者用药监管三方面内容，分别提出改进措施，并取得了良好成效，为加强代煎配送服务安全质量管理、提升中医药服务能力和水平提供了新思路。2021年，浙江省推行共同富裕、"山海"提升工程，浙江省人民医院的中药饮片代煎配送服务项目在仙居县得到推广并进一步延伸，全县构建了"云上中医"平台，其核心内容包括第三方中药代煎的全过程远程监控管理以及县域中药饮片集中审方机制的创新。

## 二、中药饮片代煎配送"三位一体"监管体系

医院以《浙江省中药饮片代煎服务工作质量管理规范》和企业煎药质量电子监控技术为基础，运用"互联网＋"技术和互联网思维，构建了中药饮片代煎配送服务"三位一体"监管体系。同时，医院构建了从监管到有效考核，再从考核到有效转化的监管考核闭环，实施全程管理。此外，医院还进一步延伸对中药饮片代煎服务的监管工作，实现对患者用药的监管。中药饮片代煎配送服务监管体系架构见图5-5-1。

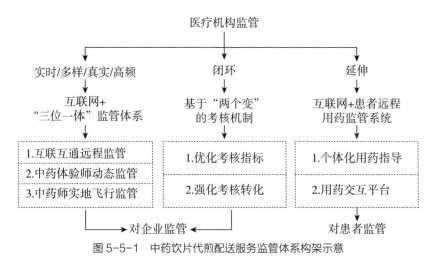

图5-5-1　中药饮片代煎配送服务监管体系构架示意

### （一）互联互通远程监管

基于企业智慧煎药系统和物流公司智慧配发系统，浙江省人民医院联合开发了医院端的"药房管家"系统和患者端的微信查询系统，各系统支持数据的互联互通，实时共享企业煎药、配送各环节信息，实现全过程的远程溯源监管。同时，利用互联网云视频技术，医院端可随时按需调取企业的监控视频，

第五章
药学服务与用药安全——患者篇

协同佐证质控数据的真实性，实现对代煎服务的全过程远程透明监管。浙江省人民医院远程监管代煎配送服务全过程见图 5-5-2。

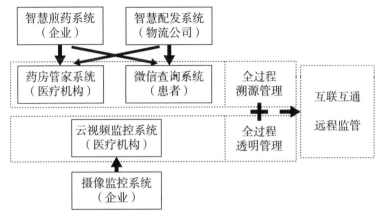

图 5-5-2 远程监管代煎配送服务全过程示意

医院安排中药师每天随机抽查中药饮片代煎处方 20 张，针对环境和卫生（如穿戴洁净工作服、帽，每剂煎药结束后都清洗设备等）、配方准确（调配的饮片和处方一致）、特殊煎煮方式（如先煎、后下、包煎、另煎等）、浸泡时间（不少于 30 分钟）、煎煮浓缩时间（根据不同类药物的属性有具体标准）、配送时间（根据服务承诺）6 个质控要点进行远程监管，并考核打分。单张饮片处方的整个远程监管平均不超过 10 分钟，具有可操作性。其中，特殊煎煮处方是远程监管的重点。通过医院 HIS 系统快捷筛选出特殊煎药处方，进入医院端的"药房管家"系统，在"药品明细"界面可查看企业实时上传的配方实物照片，根据处方远程核查配方的准确性；在"操作记录"界面可查看各步骤的操作时间和人员信息，连接视频进一步核实操作是否符合规范；在"物流单号"界面可查看配送时间节点，评估代煎配送耗时是否符合服务承诺。同时，患者可进入微信查询系统，快速查询煎煮和配送进度。远程监管系统信息开放，沟通前置，让患者更加省心、放心。

**（二）中药体验师动态监管**

用户思维是互联网时代最核心的思维。浙江省人民医院以患者体验至上，主动对接需求端口，探索实践新模式。自 2017 年起，医院从日常投诉较多的患者中动态选聘 20 位中药体验师，每月主动向体验师收集关于口味（无变味）、颜色（每包煎药之间无色差，同一张处方两次煎药之间无色差）、装量

（一般每剂按 2 份等量、足量分装，无鼓包）、包装（密闭，药液无外漏，标签信息必须与处方保持一致）、快递（根据服务承诺）、疗效 6 个质控要点的意见和建议。该监管机制推动了医院从被动接受患者投诉到主动征求意见的职能转化，实现了患者从投诉者到合作者的角色转变，患者、医院、企业共同参与改善代煎配送服务，形成了良好的医患关系。此外，医院还从退休中药师、中医师中选聘部分专业的中药体验师，进一步充实中药体验师实践，达到代煎配送服务监管的多样化。

### （三）中药师实地飞行监管

针对以往以年度为周期的定期检查评估监管效力不足的问题，2018 年起医院调整管理，实行高频度监管，即每月实施企业实地飞行检查至少 1 次；依据《浙江省中药饮片代煎服务工作质量管理规范》中的考核表，逐步完善标准，其中重点考核的内容包括 6 个质控要点，即：各项资质（如检查设施设备、人员、饮片、物料的资质相符性）、相关制度（各项制度和标准操作规程的完整性）、培训情况、饮片质量（饮片是否符合有关质量要求，有无虫蛀、霉变等质量问题）、饮片称量（误差不超过总量的 ±2%，抽查 10 张处方）、煎药收得率（不得低于 90%，抽查 10 张处方）。定期实地飞行监管提高了监管的真实性、有效性，弥补了中药师远程监管和中药体验师监管的不足。

### （四）中药饮片代煎配送考核机制

#### 1.优化考核指标

优化考核指标可推动代煎配送服务从监管到有效考核的转变。2018 年 3 月，医院对企业的考核从单一的"患者满意度"指标调整为多维度的指标。其中，最主要的指标是企业代煎配送考核分，即以"三位一体"监管体系中的 18 个质控要点为核心，质控考核分按远程监管 40%、中药体验师监管 30%、实地飞行监管 30% 的权重计算所得。目前，"三位一体"监管已纳入医院常态化的药事管理质控体系，中药房定期汇报企业代煎配送考核分等指标。

#### 2.强化考核转化

从考核到有效转化，是实现中药饮片代煎配送服务监管考核闭环的重要举措。既往的患者满意度和年度检查评估结果对代煎企业缺乏制约。2018 年 3 月后，医院与 2 家合作代煎企业不定期举行座谈会，反馈考核结果，并督查整改。同时，借助多维度的考核指标加大考核结果的转化力度，将考核结果与业务份额、回款周期等紧密挂钩，并作为下一周期医院饮片招标评分的依据。

### （五）"互联网＋"中药饮片患者远程用药监管系统

开展中药饮片用药指导工作，可以提高患者用药的依从性。目前，医疗机构非常缺乏针对患者中药汤剂的专业化、个体化用药监管和服务实践。基于此，医院进一步向患者延伸中药饮片代煎配送服务的监管范畴，利用"互联网＋"技术，分阶段构建中药饮片患者远程用药监管系统。该系统可精准地向患者推送图文结合的中药饮片处方、饮片详细介绍，以及服用时间、方法、禁忌证、不良反应、储存要求等内容；构建用药交互平台，对患者用药时间予以精准提醒，患者可方便地回填用药登记、反馈用药体验等。

监管体系的创新构建和逐步实施，大大提升了医院对代煎配送外包的监控能力，提高了中药代煎服务的安全和质量。2018 年第三季度患者针对中药饮片代煎配送的投诉总量较第一季度下降 74.7%，患者关于代煎配送的满意度从85.5% 提高到 96.4%，代煎企业考核分从 3 月份的 76 分提高到 9 月份的 86 分。另外，2019 年根据实际考核情况，依据规范的程序，医院已调整与 2 家企业的合作关系。通过加强监管，促进合作企业加速厂房更新、设备升级、技术革新。此外，该项目还引起了行业对中药饮片代煎配送服务的关注，推动了浙江省医疗机构中药代煎配送服务监管体系的完善和质控标准的细化。根据该项目整理报送的案例获得 2018 改善医疗服务行动全国医院擂台赛（1000 余家三级医院，3055 个案例）第二名（银奖），并在美国药师年会上进行经验分享。

## 三、基于"云上中医"平台，创新中药饮片安全监管机制

为了提高基层中医药服务能力，破解山区群众"看好中医难"、基层中医馆"运行难"、基层中医药"监管难"三大难题，医院运用数字化手段整合利用县域中医药资源，打造"云上中医"场景应用，构建云上中医馆、共建共享中药房、云上中医智治平台三大功能模块，全面盘活了仙居县 20 家基层中医馆，优化了群众的就医体验，保障了患者用药安全。

2021 年以来，浙江省认真贯彻落实《关于促进中医药传承创新发展的意见》，并发布《全面开展"中医处方一件事"改革实施方案》，采用数字化技术、网络化手段，实现"智医""智药""智治""智研"四大功能，健全中医药服务体系，提高中医药服务能力。然而在基层医院，尤其在山区县普遍存在群众"看好中医难"、基层中医馆"运行难"、基层中医药"监管难"三大难

题，基层中医药服务已不能满足人们的需求，因此提升基层中医药服务的可及性和安全质量迫在眉睫。在此背景下，响应推动浙江省共同富裕建设的号召，结合"山海提升"工程，仙居县人民政府与浙江省人民医院合作成立浙江省人民医院浙东南院区，提出构建基层医院中药服务的数字化全过程管理体系——"云上中医"，让山区百姓在家门口也能享受到优质的同质化中医中药医疗健康服务，其中"共享中药房""云上中医智治平台"的创新为基层中医药服务的质量与安全提供了有效的保障。

**（一）搭建"共建共享中药房"，破解基层中医馆"运行难"**

仙居县20个乡镇中医馆中，运行的只有5家，普遍存在中药师缺乏、工作效率低、饮片质量和安全保障难、中药储存困难、采购成本高等问题，故浙江省人民医院浙东南院区统一招投标确定"共享中药房"合作厂家，"共享中药房"内含800多种品类中药饮片，以大体量换取高质量。医生开方后，经处方流转平台和集中式双重审方上传至"共享中药房"，实现统一煎煮、免费配送等服务，以消除以往各医疗机构各自为政、质量和效率低、安全性不够高等隐患。另外，医院中药房在时间和空间上腾挪，中药师有条件的可以常规到第三方合作厂家上班，从事采购、验收、库房管理、调剂等具体工作，在"共享中药房"的基础上，进一步实现共建，最终搭建成"共建共享中药房"，为基层中药饮片代煎配送服务的安全质量提供机制保障。

**1.处方流转平台的建立**

基于标准处方流转体系打造县域标准处方流转平台，与2家医共体医院、20家乡镇基层中医馆、3个HIS系统建立数据对接，以"共享中药房"为枢纽，打通乡镇卫生院、县级龙头医院处方流转数据通道。通过标准处方流转平台，实现基层中医处方实时、高效、保真传输。

**2.双重审方机制的建立**

率先在行业内构建全县域中药处方集中式双重审核机制，整合全县中药师资源，遴选组建县域中药师审方团队6人排班审方。双重审方流程见图5-5-3。目前，中药饮片审方已纳入"云上中医"的绩效体系。

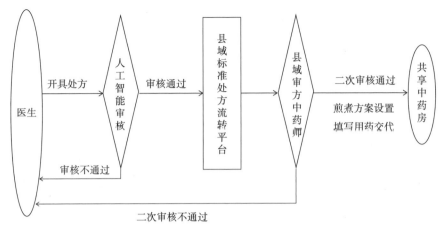

图 5-5-3　双重审方流程

医生开具处方后，通过人工智能进行一次审核，审核内容主要涉及用量用法、辨证用药、配伍禁忌、妊娠禁忌、超时间用药、有毒中药超剂量等适宜性；如果人工智能审核发现异常处方，则智能审方系统会在线提醒处方医生确认或修正；如果人工智能审核通过，那么处方流转至县域标准处方流转平台，由县域审方中药师实时进行二次审核；审核通过后填写煎煮方案和用药交代并上传至"共享中药房"，若审核不通过，则退回医生处理，从而确保用药安全。

## （二）搭建"云上中医智治平台"，破解基层中医药"监管难"

在行业内率先上线基于区块链技术的中药追溯功能。以《浙江省中药饮片代煎服务工作质量管理规范》和企业煎药质量电子监控技术为基础，运用"互联网＋"技术和互联网思维，应用区块链技术，建成中药代煎可追溯应用系统，实现配方、调剂到煎药和配送的全闭环信息化管理。代煎追溯流程见图5-5-4。

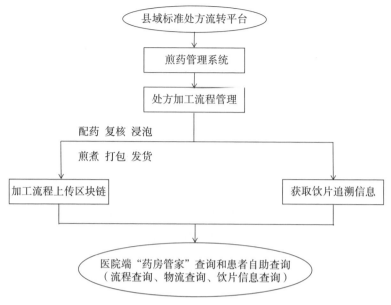

图 5-5-4　区块链代煎追溯流程

　　基于中药代煎可追溯应用系统，企业可实时采集配药、复核、浸泡、煎煮、打包等处方加工流程管理过程中的数据，通过信息技术对数据进行脱敏加密后摘要上传至区块链，避免数据被篡改和丢失，从而在机制上对中药饮片及代煎配送服务进行更有效监管，保证代煎全程监管数据的真实性与可靠性。医院可通过医院端"药房管家"系统查询企业煎药、配送各环节信息并实现远程溯源监管；患者可通过手机在微信公众号，或"健康台州"或"浙里办"APP的"云上中医"版块，实时在线查询中药处方审核和煎配流程、饮片溯源以及物流追踪等信息，从而实现透明煎药、阳光煎药。

　　"云上中医"成功入选第一批浙江省卫生健康数字化改革优秀案例（基层）、数字社会案例集（第六批）、浙江省数字化改革实践创新案例库、浙江省综合医改 2022 年度"十佳典型案例"、2022 年度"浙江省中医药传承创新十大事件"以及 2023 年度浙江省中医药科技计划项目，为全省基层中医药服务数字化改革、基层中医药服务的质量与安全保障提供了新思路和新样板。

### 参考文献

Dyer CC, Oles KS, Davis SW. The role of the pharmacist in a geriatric nursing home: a literature review. Drug Intell Clin Pharm, 1984, 18(5): 428-433.

曹国敏，许君婧，胡娟，等．卡片式用药交代方式对患者用药指导的效果观察．热带病与寄生虫学，2020, 18(1): 51-52, 36.

陈双妹，吴晓玲，谢奕丹．居家药学服务用于 2 型糖尿病患者用药风险干预实践探索．中国药业，2021, 30(4): 93-96.

戴海斌，林彬．中国县域医共体药事管理与药学服务规范专家共识．中国现代应用药学，2021, 38(17): 2049-2052.

费思思，张国兵，章梅华，等．探讨基于患者理解能力的用药指导单的现状与意义．药品评价，2012, 9(2): 18-20.

高洋洋，郭毅，王世燕，等．药师用药交代与指导服务能力提升的实践与探讨．华西药学杂志，2021, 36(2): 233-236.

关于加强医疗机构药事管理促进合理用药的意见．国卫医发〔2020〕2 号．

关于深入开展"互联网＋医疗健康"便民惠民活动的通知．国卫规划发〔2018〕22 号．

广东省药学会．互联网医院处方流转平台规范化管理专家共识．今日药学，2020, 30(11): 721-727.

国家卫生健康委办公厅关于印发医疗机构药学门诊服务规范等 5 项规范的通知．http://www.nhc.gov.cn/yzygj/s7659/202110/f76fc77acd87458f950c86d7bc468f22.shtml.

国务院办公厅关于促进"互联网＋医疗健康"发展的意见．国办发〔2018〕26 号．

合理用药国际网络中国中心组临床安全用药组．医疗机构药物咨询环节用药错误防范指导原则．药物不良反应杂志，2016, 18(6): 401-404.

金澄滔，方红梅，吴圣洁，等．"互联网＋"药事服务助力新型冠状病毒肺炎疫情防控实践．中华医院管理杂志，2020, 36(4): 328-330.

李留成，陈钦，朱泽杭，等．离院患者药学服务平台的创建与应用．中华医院管理杂志，2021, 37(2): 147-149.

李思聪，聂小燕，韩晟，等．我国互联网＋背景下医院 O2O 药学服务模式发展研究．中国药房，2021, 32(4): 496-501.

李铁，王跃芬．区域性中药代煎中心 SWOT 分析．中医药管理杂志，2014, 22(10): 1695-1696.

凌峰，陶玉龙，俞菲，等．深化"最多跑一次"改革 提升群众就医满意度：以某三级综合型医院为例的思考实践．企业文化，2018(8): 254.

刘慧，夏伟，陈文杰，等．居家药学服务质量提升思考与建议．中国药业，2022, 31(4): 32-36.

苏晓丹，方松，符旭东．欧美等国外患者用药说明书的实践及启示．医药导报，2018, 37(2): 265-267.

孙梦瑶，邓敏，周全，等．老龄化背景下居家药学服务开展现状及建议．药学实践与服务，2023, 41(2): 130-134.

孙茜茜，刘春宇，李丝雨，等．基层医疗视角下共享中药房的发展．中国药房，2023, 34(3): 269-274.

吴晓玲，于国超.家庭药师服务标准与路径专家共识.药品评价，2018, 15(16): 4-16.

夏宇轩，黄萍，方晴霞，等.门诊药房多级多维用药交代体系的构建与实践.中国医院药学杂志，2020, 42(15): 1587-1593.

杨希，徐飞龙，徐诗葳，等.实践《用药交代规范》提升药学服务满意度.中国现代应用药学，2022, 39(7): 967-970.

张淼，闫聪聪，孙冲，等.某儿童医院门诊药房用药交代标准化体系的构建.实用药物与临床，2021, 24(8): 762-765.

张沫，张泽华，孙亚红，等.基于"互联网+"药学模式的实践与思考.中国医药，2022, 17(6): 908-912.

浙江省市场监督管理局.用药交代规范：DB33/T 2232-2019, 2020.

浙江省卫生健康委员会等.关于印发全面开展"中医处方一件事"改革实施方案的通知.(2022-06-30)[2023-07-18]. https://wsjkw.zj.gov.cn/art/2022/6/30/art_1229560650_2409753.html.

浙江省中药质量控制中心.浙江省中药饮片代煎服务工作质量管理规范(试行).

宗永辉，费敏，宣自学，等."互联网+"中药饮片代煎及配送服务监管体系构建.中华医院管理杂志，2019, 35(4): 341-345.

# 第六章
# 药品不良事件管理

药品不良事件（adverse drug event，ADE）是指在药物治疗过程中发生的不良临床事件。该事件不一定与药物治疗存在因果关系。它包括两个要素：一是不良事件的发生是由上市药品引起的，二是产生的结果对人体有害。药品不良事件不仅包含药品不良反应，还包含药品标准缺陷、药品质量问题、用药失误以及药品滥用等引发的事件。世界卫生组织（WHO）在2019年版《患者安全10个事实》中指出，全球每年有数百万人因不安全用药和错误用药而受到伤害，直接造成数十亿美元经济损失。药品不良事件是当前全社会普遍关注的重点，也是医疗机构用药安全的重要内容。

本章重点介绍药品不良事件的上报系统、常见类型和原因、处置和防范、药品上市后的风险评估等，旨在协助推动医疗机构对药品不良事件进行管理和改进，提高用药安全。

## 第一节　药品不良事件上报

2021—2024年连续四年，国家卫生健康委都将"提高医疗质量安全不良事件报告率"列为国家医疗质量安全改进的目标。其核心策略提到，医疗机构要"建立及完善本机构医疗安全（不良）事件的报告、监测及评价机制"。

### 一、药品不良事件上报系统

初期的药品不良事件通过纸质或电话直报等方式上报，并进行收集和整理分析。随着计算机信息技术的发展，依托于医疗机构HIS系统的药品不良事件上报系统应运而生，用于药品不良事件的发现、报告、评价、控制和改进等过程，以更好地推动药品不良事件的管理。

### （一）医疗机构内药品不良事件上报系统

医疗机构内药品不良事件上报系统一般整合在医疗安全不良事件报告系统中。目前，全国大部分二级及以上医疗机构已建立医疗安全不良事件报告系统，根据国家卫生健康委等部门的各项要求，遵循自愿、保密、非处罚、公开、响应及时和持续改进的不良事件管理原则，采取一定措施鼓励员工主动识别和上报不良事件，实现全机构各类不良事件的统一上报与管理，并与国家或省级不良事件上报平台对接。

药品不良事件上报系统应包含药物事件上报模块和不良反应上报模块。药物事件上报模块应包含事件相关信息，如发生的日期、时间和地点，并自动获取患者信息和收集上报人信息。不良反应上报模块应包含药品信息（规格、剂型、批号、效期、生产厂家等）、用药信息（剂量、频次、途径、起止时间等）、用药原因、事件描述、事件结果和处理及评价。药品不良事件上报信息应包含受影响的对象（非患者）、选择错误环节、事件描述、可选择的整改方法等，将上报系统嵌入医疗机构HIS系统，尽量减少文字描述录入，增加图片上传功能，方便医务人员及时快捷上报。

以浙江省人民医院药品不良事件上报系统为例，首先进入医疗安全（不良）事件管理系统（图6-1-1），点击"事件上报"，填写"患者信息"，选择"事件分类"后，下方会显示设置的默认处理专家组，填写"事件后果"会自动对应相应的事件等级，确认"是否累及患者"，并填写"事件原因"，确认"是否为当事人""是否提交免责报告"，点击"提交"，提交后可在"我的上报"中查看上报的不良事件，并允许编辑、查看和退回。上报后，不良事件专项组查看上报事件，了解事件，做好信息维护、风险评估，转发给相关职能部门负责人，确定是否专项整改、是否预警相关部门、是否给予积分奖励等。相关职能部门负责人了解情况，回复处理意见，确定是否专项分析整改，最终形成闭环管理（图6-1-2）。

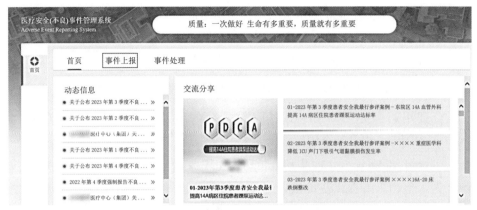

图 6-1-1　医疗安全（不良）事件管理系统界面

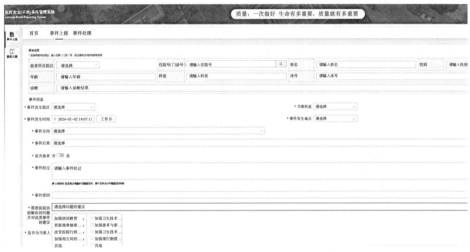

图 6-1-2　药品不良事件信息填写及后续处理界面

### （二）国家药品不良反应监测系统

国家药品不良反应监测系统（https://www.adrs.org.cn/）包含药品不良反应报告与管理，药品持有人、医疗机构、经营企业等可通过该系统报告药品不良反应。暂不具备在线报告条件的经营者和医疗机构以及其他单位和个人，都可向所在地市县级化妆品不良反应监测机构或者市县级负责药品监督管理部门报告，由其代为在线提交报告。

在使用国家药品不良反应监测系统时，用户需要先注册，填写相关信息，并按照系统要求提交药品不良反应报告。报告内容应真实、完整、准确，并按照系统引导进行填报。同时，上报者应保护患者隐私，确保数据安全。

国家药品不良反应监测系统的建立和使用旨在加强药品不良反应的监测和管理，保障公众用药安全和健康。同时，该系统还可以促进药品生产者、经营者与使用者之间的沟通和协作，提高药品质量和安全水平。

### （三）INRUD中国中心组临床安全用药监测网

合理用药国际网络（INRUD）由多家医疗机构和学术团体共同参与，INRUD中国中心组开展全国性临床安全用药监测，即通过临床安全用药监测网（http://inrud.cdidin.com/）收集和分析药物使用数据，评估药品的安全性和有效性，为医生和患者提供更准确、更安全的用药指导。同时，监测药品使用情况，评估药品安全性和有效性，推广安全用药知识。

### （四）中国医院药物警戒系统

中国医院药物警戒系统（图6-1-3）致力于探索药品不良反应/事件主动监测模式，开展重点监测等药品上市后研究，促进合理用药，保障公众用药安全。某院作为国家药品不良反应监测哨点，具备单独的医疗安全（不良）事件管理系统和不良反应上报系统，与医院HIS系统、护理系统等完成数据接口对接，实现对不良反应/事件的填写、上报、流转审批、质控分析、处置、统计分析和持续改进等全程化管理，保证不良事件/反应报告的真实性、规范性和可追溯性。不良反应上报系统与中国医院药物警戒系统实现对接，能更及时、更高效地完成药品不良事件上报。

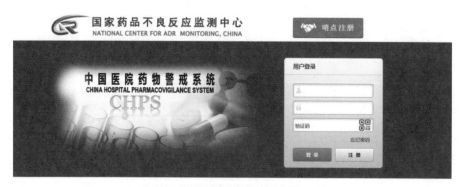

图6-1-3　中国医院药物警戒系统界面

## 二、药品不良事件分类

### （一）根据事件的损害程度分类

根据损害程度，药品不良事件可分为四级。Ⅰ级不良事件：即为警讯事件，与患者自然病程无关的、无法预料的意外死亡和永久性功能丧失的事件。Ⅱ级不良事件：不良后果事件，或对患者机体与功能造成损害的事件。Ⅲ级不良事件：未造成后果事件，虽然发生错误事实但未造成不良后果，或未给患者机体与功能造成任何损害。Ⅳ级不良事件：接近错误事件或隐患事件，发现的缺陷或错误未形成事实。此外，也可进一步将药品不良事件划分为A—I等9级。A级：相当于Ⅳ级不良事件，为不良事件隐患，客观环境或条件可能引发不良事件。B—D级：相当于Ⅲ级不良事件。B级：不良事件发生但未累及患者。C级：不良事件累及患者但未造成伤害。D级：不良事件累及患者，需要进行监测以确保患者不被伤害，或需要通过干预阻止伤害发生。E—H级：相当于Ⅱ级不良事件。E级：不良事件造成患者暂时性伤害并需要进行治疗或干预。F级：不良事件造成患者暂时性伤害并需要住院或延长住院时间。G级：不良事件造成患者永久性伤害。H级：不良事件发生并导致患者需要治疗以挽救生命。I级：相当于Ⅰ级不良事件，不良事件发生并导致患者死亡。

根据严重程度，药品不良反应可分为轻度、中度、重度三级。轻度药品不良反应指轻微的反应或疾病，症状不发展，一般无须治疗。例如，一名患者因牙龈肿痛到某医院就诊，医生开具了甲硝唑片，患者在服药期间总感觉口腔中有种令人不快的金属味。这种金属味是甲硝唑的一种常见副作用，一般在用药期间出现，对临床治疗无影响，并且停药后症状可消失。中度药品不良反应指不良反应症状明显，重要器官或系统功能有中度损害，需要采取一定的处理措施。例如，一名高脂血症患者在服用阿托伐他汀片1个月余，出现全身无力、食欲不振、恶心等症状，遂至医院就诊，查肝功能示丙氨酸转氨酶200U/L，天门冬氨基酸转移酶147U/L，提示肝功能损害，予以停药、护肝治疗。重度药品不良反应即严重的药品不良反应，由使用药品引起以下损害之一：

（1）导致死亡。如2008年的人免疫球蛋白事件，先后有6名患者在使用某公司生产的静脉注射人免疫球蛋白（规格5%，2.5g）后死亡。

（2）危及生命。如一名56岁男性患者因肺部感染收住入院，医生予以哌拉西林钠/他唑巴坦钠抗感染治疗，青霉素皮试阴性。给药后约2分钟，患者出现皮肤瘙痒、脸部水肿、气急胸闷等症状。医生考虑药物过敏，立即停止输注哌拉西林钠/他唑巴坦钠，实施心电监测，给予地塞米松、肾上腺素、异丙嗪、10%葡萄糖酸钙，并给予面罩吸氧；不久后，患者症状好转。

（3）致癌、致畸、致出生缺陷。如"反应停"事件（反应停即沙利度胺），沙利度胺可有效缓解妊娠期妇女的呕吐症状，且对动物安全性高而广泛应用于妊娠期妇女，但该药导致全球8万名儿童在出生前死亡，2万名儿童先天畸形，表现为海豹肢畸形。

（4）导致显著的或者永久的人体伤残或者器官功能损伤。如关木通事件，也称龙胆泻肝丸事件或马兜铃酸肾病事件，龙胆泻肝丸含有关木通，而关木通的成分之一是马兜铃酸，马兜铃酸对肾脏有较强毒性，会损害肾小管功能，导致肾衰竭。

（5）导致住院或者住院时间延长。如一名有癫痫病史的患者服用丙戊酸钠治疗2周后，全身出现散在红色皮疹，局部皮肤潮红，发热，初步诊断为多形性红斑，后被收入院予以对症治疗。

（6）导致其他重要医疗事件，如不治疗可能出现上述所列情况的。常见的化疗药物吉西他滨是一种可引起中性粒细胞减少症的高风险药物，如果不及时对4级中性粒细胞减少症进行干预，就会继发感染、菌血症，严重的可能导致死亡。

**（二）根据事件的强制性要求分类**

根据事件的强制性要求，药品不良事件可分为强制报告事件和自愿报告事件。强制报告事件是指发生Ⅰ级不良事件（警讯事件）或Ⅱ级不良事件（不良后果事件），相关部门或责任人必须在规定时间内报告的不良事件。强制报告事件包括以下几类事件。①手术/操作并发症：如手术/操作后出血或穿孔、伤口裂开、术后感染、动静脉血栓/肺栓塞、邻近组织器官损伤、各种内置物松动/移位/断裂/故障、各种手术部位"漏"或"瘘"等；②重返类：31天内非计划再住院、非计划重返手术室、非计划重返ICU；③患者死亡：低风险死亡、择期手术死亡；④患者安全事件：跌倒、坠床、压力性损伤、非计划拔管、给药错误、手术/操作异物遗留；⑤医疗纠纷/争议事件；⑥所有Ⅰ级不良事件（包括严重药品不良反应、严重用药错误）。通常Ⅰ级不良事件发生后需立即上报，Ⅱ级不良事件发生后4小时内上报。自愿报告事件是指发生Ⅲ级（未造成后果）或Ⅳ级不良事件（接近错误或隐患事件），相关部门或责任人须主动报告的不良事件，通常应在不良事件发生后48小时内上报。

### 三、药品不良事件发生的原因

药品不良事件发生的原因有药品标准缺陷、药品质量问题、药品不良反应、用药差错以及药品滥用等。其中，以药品不良反应和用药差错最为常见。药品说明书未载明的不良反应称为新的药品不良反应；说明书中已有描述，但不良反应发生的性质、程度、后果或者频率与说明书描述不一致或者更严重的，按照新的药品不良反应处理。

#### （一）药品标准缺陷

药品标准包括药品质量标准和药品使用标准。药品质量标准包括《中华人民共和国药典》和部颁标准等，药品使用标准包括《临床用药须知》、药品说明书和指南规范等。由于技术水平局限或修订不及时等，药品标准往往存在缺陷。按照有缺陷的标准来生产和使用药品，可能导致不良事件的发生。例如"万络"事件，有患者在服用镇痛药万络（罗非昔布）之后，引发心律不齐而导致死亡。调查表明，患者死亡与长期服用罗非昔布存在因果关系。研究显示，服用罗非昔布可导致心脏病的发生率增高。这是一起由药品标准缺陷造成的药品不良事件，促使人们对选择性环氧化酶-2抑制剂使用标准进行修订，并于2004年9月30日全球召回该药。

#### （二）药品质量问题

在药品的生产、运输和保存等过程中，任何一个环节管理不善都有可能导致药品质量问题，包括生产厂家生产的药品不合格、药品运输或保存不当导致的合格药品变质等。如果将不符合药品质量标准的药品用于临床，就可能导致药品不良事件的发生。例如，某制药公司将二甘醇作为丙二醇投料，用于亮菌甲素注射液等药品的生产，导致多人因急性肾衰竭而死亡。调查发现，该公司生产质量管理混乱、检验环节失控，导致将二甘醇作为丙二醇投料生产，而各项检验结果竟然均认为合格，最终导致该事件发生。

#### （三）药品不良反应

药品不良反应是指合格药品在正常用法用量下，出现与用药目的无关或意外的有害反应，包括副作用、毒性作用、后遗效应、变态反应、继发反应、特异质反应等。治疗作用与不良反应是药物本身所固有的两重性作用，药品不良反应的发生与药品本身的药理作用、药物相互作用、药物制剂相关的有害反应和患者的病理生理差异等有关，任何药品都有可能引起不良反应。例如，心得宁（安他唑啉）是一种抗心律失常药，在20世纪70年代至少有2257人因服用心得宁而出现毒性反应，发生眼-皮肤-黏膜综合征，该药最终在1975年停止销售。

### （四）用药差错

用药差错是指药品在医疗机构、患者及家属的管理下发生的，在用药过程中任何可能引起或导致不合理使用药物或伤害患者的可预防的事件，包括用药原则错误、用药方法错误和操作错误等，如处方错误、剂量错误、用药浓度错误、用药品种错误、剂型错误、给药技术错误、用药途径错误、用药速度过快或过慢、用药间隔错误、用药时间错误、用药患者错误以及用药适宜性错误等。其中，用药适宜性错误包括未考虑药物之间及药物与食物之间的相互作用，以及患者的过敏史、疾病史和临床症状等。用药差错在医疗机构中时常发生，例如某医疗机构的医生将维生素C注射液（VC）开具成长春新碱（VCR），PIVAS配置前审方发现错误，及时与临床确认，避免了用药差错。又如，PIVAS在调配米托蒽醌注射液时，错拿成亚甲蓝注射液，这两种药品外观相似，都是蓝色小针剂。临床护士给患者输注前，发现配置后的输液颜色偏浅，经与PIVAS反复确认，通过库位盘点等发现两药错拿，最终纠正了一起严重的用药差错事件。

### （五）药品滥用

药品滥用是指用药者并非出于预防、治疗或保健等目的，长期自行采取间断或不间断的方式过度使用药物。药品滥用具有普遍性，即在人群中有蔓延或有蔓延趋势，往往构成公共卫生问题，如抗菌药物、麻醉药品和精神药品等滥用。例如，某市发生一起4名未成年人滥用"镇咳神药"右美沙芬事件，其中一名出现神志不清、丧失认知等症状，被送医急救。据了解，这4名未成年人食用的氢溴酸右美沙芬属于处方药，临床上常用于治疗呼吸道感染所致的干咳。根据《药品网络销售禁止清单（第一版）》，右美沙芬口服单方制剂禁止通过网络零售，但仍存在互联网灰色渠道和线下药店违规销售而滥用的情况，严重危害公众特别是青少年的身体健康和生命安全。除了麻精药品易滥用外，近年来丙泊酚注射液的滥用也引起了社会和医疗机构的广泛关注。对于该药品，医疗机构要规范流程，严格管控。

### 四、管理难点

#### （一）上报的全面性

由于医务人员对不良事件的识别能力存在个休差异，以及各种因素导致上报意愿不强等，出现了不良事件上报不够全面等问题和管理难点。因此，为了鼓励上报，对隐患进行有效监管和利用，国家要求按一定的比例进行上报，如按医院床位比例或者按出院人数的比例上报等。一些医院出台相关的奖惩措施，以提升上报的全面性。目前，信息化技术可以提升上报的全面性，如不良事件的触发器等，运用触发器原理，计算机系统能实时监测并发现不良事件。

#### （二）上报的便捷性

影响医院不良事件上报的因素之一是上报的便捷性。上报系统独立于医院HIS系统，填写的信息较多，医务人员完成一次上报需要较多时间，导致其上报意愿降低，这是不良事件管理的难点之一。多数医院使用的传统上报途径（如OA系统）较为烦琐，不如手机端上报方便，不受时空限制；有些医院使用的上报系统较多，如护理不良事件上报系统、药品不良事件上报系统、设备不良事件上报系统等，医务人员不易选择相应的上报系统和定位上报的入口等，也会影响上报的积极性。近年来，为了使上报更快捷、更明确，要求一家医院上报不良事件必须使用同一个端口，这样便于对数据进行整体分析，并且该要求被纳入等级医院评审标准中。此外，也有部分信息化水平较高的医院将不良事件上报系统与医院HIS系统结合，实现了部分信息自动采集、不良事件发生环节快速匹配上报等，大大增加了上报的便捷性，提高了上报率。

例如，浙江省人民医院的HIS系统中设有专门的不良事件模块（图6-1-4），用于上报、审核和统计各种不良事件。通过医院HIS系统，医生可以直接在开具医嘱的界面上报各种不良事件，包括后勤事件、输血事件、公共意外事件、手术事件、医疗器械事件、院内不预期心跳停止事件、药物事件、医院感染事件、职业暴露事件及治安伤害事件。

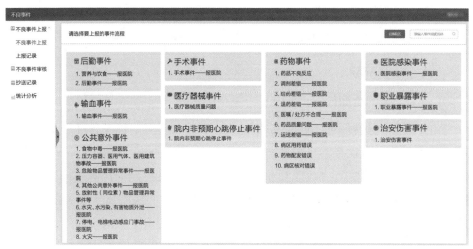

图6-1-4　HIS系统中不良事件上报界面

　　其中，与药品相关的药物事件分为药品不良反应、调剂差错、给药差错、退药差错、医嘱/处方不合理、药品质量问题、运送差错等。医生或者护士上报不良事件，只需在系统中的医师站界面或者护士站界面选择某位患者的某个药品医嘱，然后选择上报不良事件，系统就会自动获取该患者的病案首页基本信息和药品相关信息。系统可上传各种格式的文件、图片，补充系统自动关联病案首页信息内容，对问题的描述更详细、直观，为后续追踪问题、解决问题、优化工作流程提供参考依据和思路。例如，PIVAS上报一个退药差错的不良事件：护士退至PIVAS的药品与系统录入的药品不符，PIVAS上报该事件后非常及时、直观地将该事件推送给该病区的护士长，护士长针对此事件进行流程优化并开展PDCA，在系统中填写针对该差错的措施并发送给事件填报人，形成了良好的闭环（图6-1-5）。系统可以按照上报时间和事件类别进行统计分析，也可以导出报表，按照季度、年度进行问题汇总、分析，进一步优化流程，以减少差错的发生。

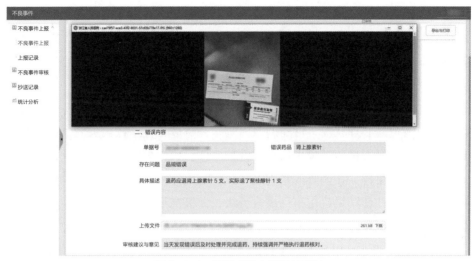

图 6-1-5　退药差错上报闭环界面

### （三）上报的严肃性

强制上报不良事件事关医院安全的核心问题，因此医务人员要高度重视，严肃对待。然而，在实际工作中，医院管理的重视度不同，造成上报监管存在盲区、上报不够便捷、上报人上报后担心被追责等情况，导致强制上报不良事件有一定困难。但也有部分医院强制上报不良事件有比较系统的机制，如有具体的强制上报的目录和相关的监测方法、将上报界面与HIS系统结合，以及有与奖惩、晋升相挂钩的机制等。强制上报的不良事件可能涉及药品安全方面的问题，药师要重视这些问题，并以此为抓手，为医院安全用药管理筑牢堤坝。

## 第二节　药品不良事件的处置与防范

药品不良事件在医院内普遍存在，部分由药物治疗导致的不良反应等往往不可预防或无法避免，但也有部分药品不良事件，如用药差错和潜在的隐患事件等是可以避免的。相关研究表明，药品不良事件的严重程度越高，就越可以预防。用药安全是医疗安全质量监管的核心内容之一，医疗机构通过建立和完善药品不良事件的防范和处置体系，可以降低不良事件的发生率和危害程度。

### 一、药品不良事件的处置

药品不良事件一般由药学部门进行处理，部分如医嘱错误、用量错误等以医务部和护理部处理为主，药剂科协助处理。药品不良事件的处置应遵循的原则是及时响应报告，减轻患者损害后果，进行流程再造，减少或避免类似事件的再次发生。药学部门接获由质量管理部传达药品不良事件上报信息后，首先应对事件进行调查，通过现场查看、访谈、查阅资料等方法，及时、全面、实事求是地调查事件发生的时间、地点、涉及人员、事件经过、事件造成的后果、涉及人员的心理状况、可能的原因等，并听取相关工作人员的改进建议或意见，同时做好不良事件报告信息的维护工作，确保数据源的准确性，筛选具有预警价值的事件。在调查的基础上，及时完成每一起不良事件的风险评估工作，根据风险评估结果确定事件风险等级，即极高风险、高风险、中风险及低风险事件，根据风险等级采取分级干预和响应，由相应责任部门在规定时间内落实各项处理意见。根据不良事件的类别、发生原因等，明确改进优先顺序，重点对极高风险与高风险事件、频发事件等进行根本原因分析和整改，完善相关规章制度，做好完善后制度培训、考核工作，并建立日常监控机制，确保制度执行到位。医院不良事件管理部门跟踪评估事件处理结果，建立奖惩机制，定期公布分析结果，实施数据分析和信息共享，营造医务人员交流医疗安全信息的平台。

## 二、药品不良事件的防范

药品不良事件的防范策略主要集中在完善医疗操作系统上，预防药品不良事件发生的有效措施包括建立医院药品不良事件的监测报告制度和医院用药安全防范体系。

### （一）建立医院药品不良事件的监测报告制度

对药品不良事件进行监测，通过不良事件自愿呈报系统，对全院的药品不良事件进行统一管理。药品不良事件的报告主体包括医生、护士、药师和行政后勤工作人员，患者和家属，以及与医院有直接或间接联系的社会各方，如政府部门、医药公司、相关医疗机构等。不良事件的发生不是孤立的，而是众多环节因素中的某一个或几个存在缺陷导致的。这既有系统的原因，也有个人的原因。系统理论认为，差错并不是由个人疏忽和无能导致的，而是由于系统存在潜在缺陷，造就了一个人产生差错的环境。因此，应对收集到的药品不良事件进行汇总分析，及时发现药品使用和管理中的安全隐患和薄弱环节，并加以改进，如完善规章制度和流程、引导人员教育和改进人员水平等。通过各种方式与其他医务人员进行交流,分享不良事件的信息,进而提前主动干预和规避某些药品不良事件的发生。同时,上报国家药品监督管理部门,以便其及时掌握有关信息,采取必要的预防措施,保障用药安全,如将药品不良事件/反应直接上报中国医院药物警戒系统(图6-1-3)。

### (二)建立医院用药安全防范体系

医院管理部门要建立全院的用药安全防范体系,并由医、药、护分工协作,实行科学管理,明确在药品采购、保存、医嘱开具和使用等环节各部门的职责,完善各部门操作规范和各项规章制度,对相关部门进行有效监管,定期组织和开展合理用药培训,提高医务人员防范不良事件的意识和能力。医生是处方开具的起点,其应根据药物治疗的原则,制定合理的药物治疗方案,并仔细观察患者的诊疗反应。护士是处方执行的终点,其与患者接触最为亲密。护士应落实查对制度,确保规范和正确地使用药品。药师是处方审核的第一责任人,应落实药品管理和使用环节的质量控制,开展集中调配、医嘱审核、药学监护、药物浓度监测、用药咨询和教育等工作,提高用药的安全性、有效性和经济性,以及患者用药依从性。制订药品质量和安全使用计划,将重心集中在监控不良事件高频发生的药品上,包括特殊药品、高警示药品、易混淆药品等。建立高频发生和严重不良事件的应急操作预案,并定期组织演练,确保一旦发生不良事件,第一时间对患者实施正确解救,不使差错继续扩大,把握纠正差错的机会。

目前,越来越多的医院应用信息技术和软件系统来提高医院用药安全。①临床合理用药软件系统:可为医务人员提供药品信息查询、用药合理性审查和提醒,避免不合理用药。②临床路径系统:以循证医学证据和指南为指导,建立疾病的标准化治疗模式与治疗程序,规范医疗行为,提高医疗质量。③审方系统:可在付费前对药物处方进行合理性审查。④条形码扫描技术:通过扫描药品、患者等条形码信息,跟踪药品采购、储存、发放和使用的全流程,确保管理过程中的"五正确"(即药品正确、剂量正确、价格正确、给药时间正确和患者正确),提高药品调配的安全性和可追溯性。

### 三、药品上市后的持续性风险评估

药品风险管理是药品生命周期内一个反复持续的管理过程,通过收集、报告、分析和评价药品使用中出现的所有不良事件,评估药品的风险和效益,并采取有效的控制措施（如召回、撤销、限制使用药品和修改说明书等），防止药品严重不良反应或事件的重复发生和蔓延，促进临床合理用药，保障公众用药安全、有效。药品风险管理一般包括两个阶段，即上市前和上市后。药品在上市前虽然经过大量临床前试验和临床试验，但往往存在试验样本量有限、观察周期短和试验对象年龄范围窄等局限，因此要在更广泛的人群中经过较长时间使用，才能发现发生率较低、罕见或者迟发的不良反应、药物相互作用、孕妇和老年人及儿童等用药问题，这些用药问题在上市前往往难以发现。因此，药品上市后的持续性风险评估是非常有必要的。

药品上市后的风险管理是世界各国药品管理部门面临的严峻挑战之一，各国均对上市后药品的安全性开展了持续监测和研究。目前，我国已建立上市后药品不良反应监测和上市后药品安全性研究的体系。2019年修订的《中华人民共和国药品管理法》规定，药品上市许可持有人应当制订药品上市后风险管理计划，主动开展药品上市后研究，进一步确证药品的安全性、有效性和质量可控性，加强对已上市药品的持续管理。开展药品上市后不良反应监测，主动收集、跟踪分析疑似药品不良反应信息，对已识别风险的药品要及时采取风险控制措施。对已确认发生严重不良反应的药品，由国务院药品监督管理部门或者省、自治区、直辖市人民政府药品监督管理部门根据实际情况采取停止生产、销售、使用等紧急控制措施，并应当在5日内组织鉴定，自鉴定结论做出之日起15日内依法做出行政处理决定。药品存在质量问题或者其他安全隐患的，药品上市许可持有人应当立即停止销售，告知相关药品经营企业和医疗机构停止销售和使用，召回已销售的药品，及时公开召回信息，必要时应当立即停止生产，并将药品召回和处理情况向省、自治区、直辖市人民政府药品监督管理部门和卫生健康主管部门报告。经评价，对疗效不确切、不良反应大或者因其他原因危害人体健康的药品，应当注销药品注册证书。《药品不良反应报告和监测管理办法》明确了在常规不良反应监测外，开展药品重点监测，要求药品生产企业经常性考察本企业生产药品的安全性，对新药监测期内的药品和首次进口5年内的药品应当开展重点监测，并按要求对监测数据进行汇总、分析、评价和报告；对本企业生产的其他药品，应当根据安全性情况主动开展重点监测。药品重点监测主要是观察上市后药品在广泛人群使用情况下的不良反应，可以采取强化报告（包括新药上市早期的策勉报告等）、主动监测（包括定点监测、药物时间监测、登记等）、比较性观察研究（包括横断面研究、病例对照研究、队列研究）、定向临床调查和描述性研究等方法开展，是我国药品上市后安全性评价的一项重要措施。

例如，我国应急附条件批准了 3 种抗新冠病毒药物，包括莫诺拉韦、奈玛特韦/利托那韦和阿兹夫定。这些药物存在临床有效性和安全性数据相对不足的现状。医务人员对各种新药的临床表现、影响因素及不良反应认识不够，很可能增加患者的用药风险。因此，药学部门向临床医生科普 3 种抗新冠病毒药物的常见不良反应及美国 FDA 关于这类药品的最新预警信号，鼓励临床医生和护士积极上报不良反应。同时，药学人员重点关注医院内使用这 3 种抗新冠病毒药物的患者，及时将可疑不良反应上报至中国医院药物警戒系统，筛选并分析药物具有风险信号的事件。

### 四、管理难点

#### （一）流程的规范性

医院不良事件上报后的流程有几个关键的环节点：首先，医务人员上报后，是否需要部门负责人批准，行业内有不同的认识。原则上，鼓励医务人员上报不良事件，部门负责人不能干预，否则很有可能导致不良事件失去教育借鉴的意义。其次，不良事件上报到什么部门？以往经常是医务部负责处理医院不良事件，但除医疗之外的不良事件又明显不在医务部的职责范围内，导致不能有效地管理。因此，随着等级医院评审标准的推广，越来越多的医院已经将上报后的归属部门改为质管办，质管办更能发挥牵头协调的作用。以往有些医院的质管办与职能部门之间的职责不够清晰。良性的关系应该是质管办属于总体牵头部门，对所有不良事件进行宏观监控和分派指令，各相关职能部门对相关不良事件进行跟进或者处理等。因此，凡是涉及药品不良事件的，药学部门是责无旁贷的事件跟进者，这也符合药师是医院安全用药管理的守护者的要求。

#### （二）分析的科学性

药品不良事件、用药错误等会涉及医院众多部门和诸多环节，那么由谁来定期汇总分析这些事件以得到科学的分析报告？以往可能是由医务部或质管办比较笼统地进行分析，分析材料没有实际性的应用价值。在一些医院，药师是分析医院药品不良事件的主体责任人，其会更及时、更宏观全面地分析上报的所有不良事件，结合医院药事管理流程的再评估等进行闭环管理。

### （三）应用的有效性

不良事件的发生机制用冰山理论解释是非常贴切的，我们看到露出海面的不良事件，通过这些事件的警醒，要看到海面下更深层次、更多的问题，所以不良事件的应用需要强调有效性。不同级别的不良事件有不同要求的后续应用路径，要学会使用规范的质量改进工具。1级和2级不良事件发生后，科室需要进行根本原因分析，而有效的根本原因分析需要由质管办等第三方独立机构的部门来承担，避免出现既是运动员又是裁判员的情况，以免分析机构不够客观、到位。比较典型、严重的不良事件发生后，医院要及时组织复盘，以提高不良事件价值应用的有效性，如浙江省人民医院静配中心防差错文化力的构建就是提高不良事件应用有效性非常好的实践。

## 参考文献

蔡婷，闫磊，刘述森，等.我国药品上市后重点监测相关问题的探讨.药物流行病学杂志，2017，26(5): 6.

迟丹怡，王大猷.药物不良事件的危害与预防.中国临床药学杂志，2003，12(3): 191-194.

黄伊玮，庞娟，衡反修.基于全院统一的不良事件管理系统建设与应用.中国卫生信息管理杂志，2020，17(1): 5.

李泽辉，王晓丹，章萍，等.药品不良事件与医院用药安全防范体系的构建.中国医院药学杂志，2007，27(5): 3.

刘新社，祁秋菊，董玲莉.正确认识药品不良事件与药品不良反应的关系 提高监管工作的针对性.中国药事，2008，22(7): 3.

刘艳.药品不良事件的成因与责任研究.中国卫生产业，2013，10(22): 2.

王昌，江琛，陈敬，等.美国阿片危机及其应对策略.中国药学（英文版），2023，32(2): 8.

徐家玥，胡巧织，徐珽.运用全面触发工具监测心理卫生疾病住院患者药品不良事件.中国药物警戒，2019，16(6): 352-359.

朱含涌，韦龙静.药品不良事件的成因与责任研究.中国药事，2006，20(10): 4.

# 第七章
# 应急预案体系

　　突发事件是指突然发生，造成或者可能造成重大人员伤亡、财产损失、生态环境破坏和严重社会危害，危及公共安全的紧急事件。根据发生的地点，突发事件可分为院内突发事件与院外突发事件。根据事件发生的过程、性质和机制，突发事件主要分为以下几种。①意外事件：包括水、电、气、设备故障等。②自然灾害：主要包括水灾、地震灾害等。③公共卫生事件：主要包括传染病疫情、群体性不明原因疾病、食品安全和职业危害，以及其他严重影响公众健康和生命安全的事件。④社会安全事件：主要包括恐怖袭击事件等。为贯彻落实党中央、国务院有关工作部署，进一步提高自然灾害、事故灾难、突发公共卫生事件和社会安全事件（简称突发事件）医疗应急工作响应速度和救治水平，最大限度地减少伤亡伤残，切实保障人民群众生命安全和身体健康，国家卫生健康委办公厅于 2023 年 4 月发布了《关于进一步做好突发事件医疗应急工作的通知》（国卫办医急函〔2023〕143 号）。医疗应急工作是突发事件应急处置的重要一环，是社会和谐稳定、国家公共安全的重要保障。这也对医院药事管理突发事件管理流程和药物治疗服务质量提出了新的要求。本章主要系统阐述如何有效应对医院可能面临的突发事件，如自然灾害、传染病暴发、群死群伤事故、急性食物药物中毒等公共卫生安全事件，以及涉及假劣药品、药品质量、严重不良反应、重要药品供应中断、输液安全等突发药事管理事件，为医院药事管理相关应急预案的构建提供借鉴。

# 第一节　药事管理应急体系构建

近年来，突发公共卫生事件（public health emergency，PHE，简称突发事件）频发，成为全球面临的头号公共卫生挑战。在应对突发事件的过程中，大型公立医院药学部门是保障药品供应与合理用药的关键部门，是疫情防控的重要环节。在这个过程中，需要药事管理团队准确、高效地识别风险事件，并制定有针对性的应对策略。应急药学服务作为应急医学救援的重要组成部分之一，涉及药品需求信息沟通、药品供应和配送、药物合理使用及监控等多个环节，每个环节的质量都与伤病救治的效果相关。因此，药事管理应急体系构建的主要指导原则是制定医院应对突发事件的药事应急预案和响应机制，保障突发公共卫生事件中药品的供应和使用安全。

## 一、工作内容

药事管理应急体系的构建主要包括但不限于以下内容。

### （一）建立突发事件应急管理制度

为确保突发性紧急情况下药品供应、药学工作安全、药学人员人身安全，特制定药学部门应急管理制度。①药学部门负责人是药事应急管理的第一责任人。②药学部门成立应急管理小组，负责应急管理制度的制（修）订及各项组织工作。③根据各项紧急事件的性质和特点，制（修）订药学部门各项应急预案。④根据应急预案要求组织培训和演练，每年不少于2次。⑤应急管理小组接受医院突发事件应急指挥部统一领导。

### （二）制定突发事件药品供应及药学服务应急预案

为积极应对公共卫生事件、社会安全事件等突发事件，应及时、有效地提供急救药品，制定相应应急预案，医院药品供应相关部门和人员须遵照执行。

1. 医院设立突发事件药品供应协调小组

突发事件药品供应协调小组负责突发事件药品供应的组织协调，其成员包括药学分管院领导、药学部门负责人、各药房负责人、制剂室负责人及药品储存管理人员等。

2. 领导机构

领导机构为医院突发事件应急指挥部，应急指挥部决定启动、终止相关应急预案。药学部门接受应急指挥部统一管理。相关应急预案启动后，药学部门下设的药品供应保障组、药品调剂组、临床药学工作组承担相应的应急处理工作。

3. 严格执行应急值班制度

可安排全天 24 小时值班工作电话，以门（急）诊药房为例，白班由门诊药房负责，夜班由急诊药房负责，并做好记录。突发事件药品供应协调小组成员的通信方式明示，并保持 24 小时畅通。突发事件发生时，根据其性质、类别及严重程度，启动应急响应，由药学部门当班人员立即通知部门负责人，经由部门负责人上报主管院领导及医院突发事件应急指挥部后启动应急预案。药学部门负责人负责突发事件药事应急预案启动后的应急管理和协调工作。

4. 强化药学应急工作机制建设

医院药事管理与药物治疗学委员会（组）负责突发事件中药物信息、临床药学和药物安全等方面的工作，提出预警和建议。制定常用药品过量救治的方案；负责制定《突发事件应急药品目录》，并审核剂型、规格、数量等，保证做到急救品种齐全，并确保储备药品的质量和数量。在突发事件发生时，急救药品的领发补充手续应从简。药品供应保障组应与各药品配送企业保持密切联系，随时做好相关救治药品的补充。

5. 制定《突发事件应急药品目录》

应急管理小组按其针对性和日常临床应用情况，将《突发事件应急药品目录》中的药品分为应急救治药品、普通抢救药品和现场工作人员防护用药。

以中毒事件应急药品目录制定为例。中毒救治药品目录制定应考虑优先配备本地区或相应时节存在较大风险的毒物中毒解救药物，必须在急诊药房内专箱存放、专人管理，保持基数库存管理，保证药物在有效期限内。药学部门建立可靠供应的信息档案，内容包括生产厂家和供应渠道的联系信息，并及时更新，保障目录内药品的有效供应。该类药品的失效报损不受统一报损率的限制，单独签批。此类药品包括但不限于以下几个方面。①金属、类金属中毒解毒药：依地酸钙钠注射液、二巯丙磺钠注射液、注射用甲磺酸去铁胺；②氰化物中毒解毒药：亚甲蓝注射液、注射用硫代硫酸钠；③氟中毒解毒药：乙酰胺注射液；④有机磷农药中毒解毒药：碘解磷定注射液；⑤阿片类中毒解毒药：盐酸纳洛酮注射液；⑥亚硝酸盐中毒解毒药：亚甲蓝注射液；⑦其他：药用炭片、活性炭、西甲硅油乳剂。

普通抢救药品包括呼吸衰竭用药、循环衰竭用药、肝肾功能不全用药等，这部分药品在临床上常用，药房、药库均应保障定量库存。此类药品包括盐酸肾上腺素注射液、重酒石酸去甲肾上腺素注射液、盐酸异丙肾上腺素注射液、盐酸多巴胺注射液、盐酸多巴酚丁胺注射液、去乙酰毛花苷注射液、毒毛花苷K注射液、盐酸洛贝林注射液、尼可刹米注射液、硝酸甘油注射液等。另外，还可配备部分相关药品，包括某些毒物中毒的解毒药或解救辅助用药。对该类药品要定期检查库存数量，保持合理库存。此类药品包括碳酸氢钠注射液、硫酸阿托品注射液、注射用谷胱甘肽、注射用硫普罗宁、注射用亚叶酸钙、鱼精蛋白注射液、维生素$K_1$注射液、维生素$B_6$注射液、人血白蛋白、静注人免疫球蛋白等。

现场工作人员防护用药则根据应急事件的危险程度及防护策略具体制定，并由药学部门配备。

### （三）重视突发事件药事管理应急培训和演练

突发事件发展是一个动态的过程，在药事管理实践中，应该秉持动态的管理理念，不断完善管理规章制度和应急管理机制，组织有效的培训和演练。药学部门应制订突发事件药事管理应急培训和演练计划，每年定期组织药事管理应急培训和演练，增强药学人员应急意识，提高药事管理应急能力。培训的主要内容包括应急管理法律法规和规章制度、应急预案和处置流程、岗位职责等。本着"检验应急预案、及时发现问题、持续改进完善、提高应急能力"的原则，组织突发事件药事应急演练，检验药学应急准备、协调和应急处置等相应能力，并对演练结果进行总结和评估，切实提高药师应急队伍的应急处置能力和创新服务能力。

## 二、应用实例

以新冠病毒感染突发公共卫生事件为例。医疗救治体系是突发公共卫生事件防控机制的重要组成部分，通过提高收治率、降低病死率，有效提振公众信心、缓解社会恐慌，对遏制突发公共卫生事件转化为社会危机发挥着直接且关键的作用。而防疫药品的及时供应和专业药事服务支持则是支撑和提升医疗应急能力的重要保障，其主要涉及有效药物的快速研发和指南制定，应急药品的目录制定、生产制备、储备调度与配送供应，药物临床应用的有效性评价与不良反应监测预警，临床药事指导与公众用药知识科普宣传，捐赠药品管理，疫情后应急药品的妥善处置等内容（图7-1-1至图7-1-4）。做好新冠病毒感染疫情防控中药学应急保障工作是对药事应急响应和管理能力的重大考验。

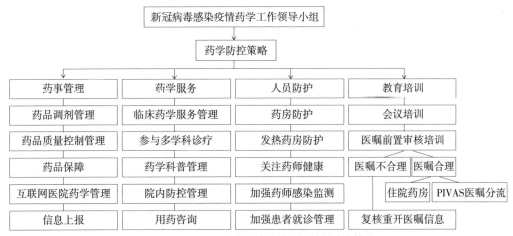

图 7-1-1　新冠病毒感染疫情期间药学防控策略

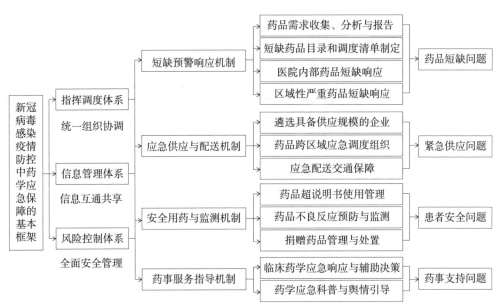

图 7-1-2　新冠病毒感染疫情防控中药学应急保障基本框架

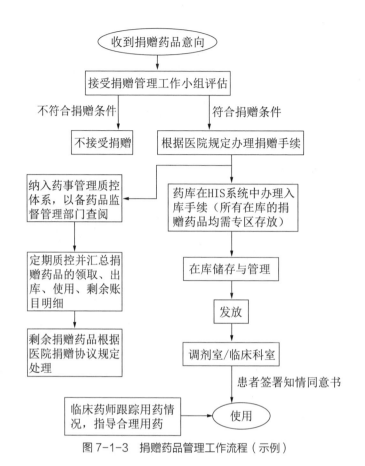

图 7-1-3 捐赠药品管理工作流程（示例）

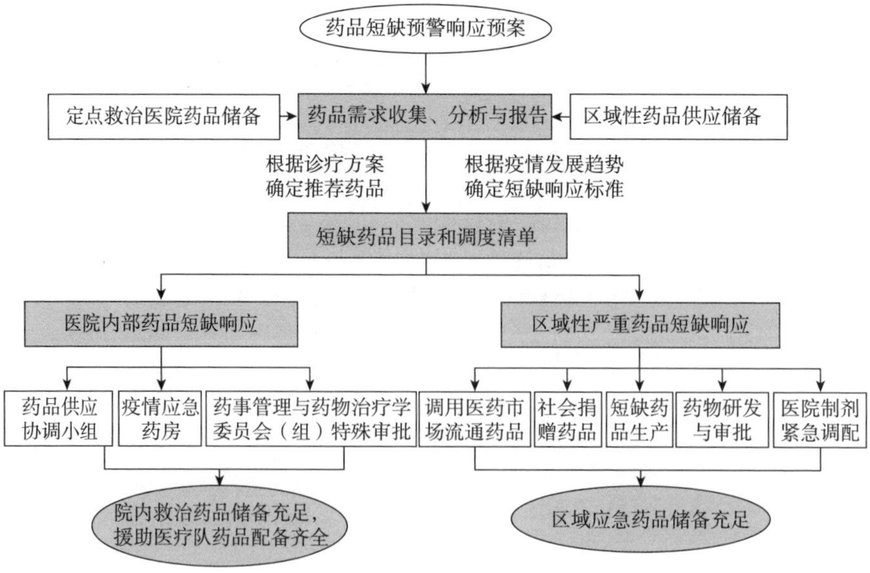

图 7-1-4 新冠病毒感染疫情期间药品短缺预警响应基本流程（示例）

以浙江大学医学院附属第一医院为例，在新冠病毒感染疫情暴发应急状态下，应急药学工作项目组通过科学统筹、精准施策，从药物安全性研究、特殊人群用药策略、药学服务保障等多措并举，迅速构建了新冠病毒感染应急药学体系，并将其应用于浙江省内各级新冠病毒感染定点诊治医疗机构。

**（一）新冠病毒感染治疗药物安全性研究**

新冠病毒感染疫情暴发并迅速蔓延，因为缺乏明确、有效的治疗药物，基于严重急性呼吸综合征（severe acute respiratory syndrome, SARS）和中东呼吸综合征（Middle East respiratory syndrome, MERS）的治疗经验以及新冠病毒感染治疗药物临床研究，多种抗病毒药物被试用于治疗新冠病毒感染，但这些抗病毒药物的疗效及安全性尚未明确。因此，本项目构建了新冠病毒感染治疗药物不良反应信号检测体系，并基于现有的临床研究对抗病毒药物的肝损伤进行了研究。

**1.新冠病毒感染药物不良反应信号检测体系构建**

利用数据挖掘技术和国际药物警戒识别方法，通过 R 语言实现模型参数的快速输出，构建了氯喹上市后安全信号的检测体系，并检索美国 FDA 不良事件报告系统数据库 2004 年 1 月 1 日至 2020 年 2 月 22 日收录的以氯喹为怀疑药品不良事件报告，采用报告比值比法和贝叶斯可信区间递进神经网络法检测氯喹各种不良反应信号，重点评估氯喹对各个脏器系统的安全信号。检测体系构建的目的是实现突发公共卫生事件下对目标药品不良反应的快速预警，为临床用药的风险管理和决策提供循证依据。

**2.应急状态下，新冠病毒感染患者的不良反应分析和管理对策**

新冠病毒感染患者肝损伤的发生率较高，而试用于新冠病毒感染的抗病毒药物引起的肝损伤临床表现和作用机制各不相同，本项目通过开展临床研究，深入研究浙江省新冠病毒感染重症和非重症患者的肝损伤发生率、特征、危险因素和临床结局，旨在促进抗病毒药物的合理有效使用，以期为新冠病毒感染的诊治及药学监护提供参考。

**（二）新冠病毒感染患者特殊人群用药决策支撑**

自新冠病毒感染疫情暴发以来，重症患者较多且往往伴有肝、肾等多器官功能损伤，甚至需要接受气管插管，以及肾脏替代治疗（renal replacement therapy, RRT）或体外膜肺氧合治疗（extracorporeal membrane oxygenation,

ECMO）。新冠病毒感染合并基础疾病的患者也易重症化，在治疗过程中，存在原有疾病加重、发生药物相互作用及出现药品不良反应等风险。如何为上述特殊人群选择合适的抗病毒治疗药物，成为临床面临的重大挑战。

### 1.基于特殊人群的抗新冠病毒药物治疗方案的制定

本项目针对临床治疗新冠病毒感染的药物，如洛匹那韦/利托那韦，α-干扰素、利巴韦林、阿比多尔、达芦那韦/考比司他、氯喹、羟氯喹、瑞德西韦、法匹拉韦等，为孕妇、儿童、老年患者、机械通气患者、肝肾功能不全患者、接受RRT及ECMO技术支持等特殊人群的药物应用提供治疗策略。

### 2.基于ACE2及其相关通路靶点作用于新冠病毒感染患者的药物研发进展

血管紧张素转换酶2（angiotensin-converting enzyme 2, ACE2）是新冠病毒入侵机体的关键蛋白，对于有基础疾病（如高血压和糖尿病），以及新冠病毒感染后继发的肺损伤和肾损伤等特殊人群，ACE2与感染具有较强的相关性。临床上，围绕ACE2及其相关通路为靶点的治疗方式对减轻新冠病毒感染患者的临床症状可能具有重要的意义。项目组分析当前作用于新冠病毒与ACE2结合过程的药物研发进展，以期为临床抗击新冠病毒感染疫情提供参考。

### 3.肿瘤患者合并新冠病毒感染的治疗时机决策分析

肿瘤患者由于肿瘤侵袭以及受化疗、手术等抗肿瘤治疗的影响，往往处于免疫抑制状态，可能导致其更易感染新冠病毒。本项目探讨对感染新冠病毒的结肠癌患者实施肿瘤根治术的临床案例，旨在阐明对肿瘤患者实行肿瘤根治术治疗时机的选择问题。

## （三）建立新冠病毒感染患者药学服务保障体系

药物治疗是新冠病毒感染救治的一种重要手段，因此加强药事管理、保障药品供应和提供药学服务是控制疫情的关键，加强疫情突发情况下的医院药事管理和药学服务具有重要意义。

### 1.治疗新冠病毒感染6种中药制剂的制备

对于新冠病毒感染，初期尚无明确有效的抗病毒治疗方案。而中医中药治疗可针对患者的生理病理状态用药，调动机体自身的抗病能力，在改善临床症状、减少并发症、提高生活质量等方面具有独特的优势，可以全疗程、全方位发挥作用。在疫情应急状态下，根据疫情病因病机、患者证候表现，拟定了治疗新冠病毒感染的6种医院中药制剂（肺感合剂、清肺合剂、补肺合剂、宣肺合剂、救肺合剂及肺感颗粒），并经浙江省药品监督管理局备案，分别取得相应的医院中药制剂批准文号，为疫情防控提供了更多选择。

### 2.临床药师参与新冠病毒感染救治的用药管理

抗病毒药物是治疗新冠病毒感染的重要手段之一。临床药师通过参与多学科查房及药物治疗方案讨论，记录用药建议的分类、原因及调整建议，优化危重症患者的治疗方案，旨在为新冠病毒感染治疗提供药物优化的专业意见，为药物治疗提供可行的参考。

### 3.新冠病毒感染治疗药物临床试验的多维度分析和流程优化

通过多维度分析已注册新冠病毒感染防治的临床研究信息，为疫情防控时期其他临床研究的开展提供数据和经验，进而为新冠病毒感染疫情下临床试验的开展提供宏观的数据和流程上的诸多工作建议。在疫情全面暴发且尚无特效救治药物的情况下，根据临床试验研究设计、研究类型、中心数、组长单位所在地及受试人群等方面，评价已注册项目整体情况，并从研究对象层面探讨现有药物及非药物治疗相关试验情况，为临床试验的迅速开展和积极寻求药物治疗方案并战胜疾病提供了更多可能。

该项目的成功实施及应用获得2021年浙江省科学技术进步奖三等奖，并发表论文21篇，其中SCI收录4篇，牵头发布新冠病毒感染治疗相关指南及工作建议2项，申报国家发明专利2项，获批新冠病毒感染治疗医院中药制剂6种，为新发突发传染病应急药学体系的构建提供了思路借鉴和方法学参考。

## 三、总结与展望

药事管理应急体系建设是药学人员面临的重大课题之一。虽然经过这几年的探索和发展，尤其受新冠病毒感染疫情防控工作的启示，我国药学部门应急服务能力已取得较大发展，但相较于部分发达国家，我国药学部门的整体应急服务能力还是相对不足的，主要表现为缺乏宏观层面的应急能力评估体系和能力提升方案，且地区间发展不平衡，诸多应急相关法律法规政策涉及应急药学服务体系的内容较少。与之相比较，WHO、美国疾病控制与预防中心（Centers for Disease Control and Prevention, CDC）、美国医院药师协会（American Society of Hospital Pharmacists, ASHP）等发布了一系列评估工具和应急指南，对医疗机构药学部门应对公共卫生事件起到了很好的指导作用。因此，有必要在国家或地区层面逐步建立系统的应急能力评估体系，以解决我国药学部门应对机制不明、人员综合管理方案欠缺和药品流通机制不健全的问题。

此外，合理运用风险管理工具，如灾害脆弱性分析（Hazard Vulnerability Assessment，HVA）的Kaiser模型，从多方面全面评估潜在的风险事件，有助于医疗机构或药学部门管理者对风险事件进行纵向分析，并结合横向管理，深入挖掘风险因素，从而制定有针对性的应对方案，系统提升我国药事管理应急体系服务公共卫生事件的能力水平，保障人民生命健康。

## 第二节　麻醉药品、精神药品相关应急体系

### 一、目的和依据

麻醉药品、精神药品（简称麻精药品）是我国依法依规实行特殊管理的药品，其具有明显的两重性：一方面，具有很强的镇痛镇静作用，是临床诊疗必不可少的药品；另一方面，不规范的连续使用易致使用者产生依赖性、成瘾性，若流入非法渠道，则会造成严重的社会危害甚至违法犯罪。各级卫生行政部门和医疗机构必须高度重视麻醉药品、精神药品的临床应用管理，认真梳理可能存在的隐患漏洞，建立完善的麻醉药品、精神药品相关应急体系，提高预防和处置麻醉药品、精神药品突发事件的能力，全面加强应急管理工作，最大限度地控制、减轻或消除突发事件引起的社会危害。

根据《中华人民共和国药品管理法》《麻醉药品和精神药品管理条例》《处方管理办法》《医疗机构麻醉药品、第一类精神药品管理规定》《关于加强医疗机构麻醉药品和第一类精神药品管理的通知》等法律法规文件有关要求，结合实际，制定相关应急体系。

### 二、麻醉药品、精神药品相关应急体系的适用范围

应急体系适用于医疗机构麻醉药品、精神药品采购、验收、储存、保管、调配、使用等环节，突发造成或者可能造成人体健康严重伤害和严重影响公众健康的社会问题的应急处理。

### 三、麻醉药品、精神药品相关应急体系的组织体制

医疗机构是麻精药品临床应用管理的责任主体。医疗机构主要负责人应当履行本机构麻精药品管理第一责任人的职责。各级医疗机构应成立麻精药品应

急管理小组，由分管领导负责，成员包括医务、药学、临床、护理、保卫等部门负责人，负责本医疗机构麻精药品的日常监管与应急事件的处理。麻精药品应急管理小组的具体职责如下：

（1）修订本医疗机构麻精药品突发事件应急处理预案。

（2）对本医疗机构依法处理麻精药品突发事件应急工作实施统一指挥、监督和管理，并及时向省级卫生行政部门、药品监督管理部门及其他相关部门报告。

（3）综合协调本医疗机构麻精药品突发事件的预警和日常监督管理工作。

（4）定期组织开展麻精药品相关的应急演练。

（5）负责本医疗机构应急处理专业队伍的建设和培训。

### 四、麻醉药品、精神药品相关应急体系的运行机制

#### （一）预防与监督

1.加强对麻精药品法律法规及应急知识的宣传、培训，提高防范意识。

2.加强麻精药品日常监管，制定和落实预防麻精药品突发事件责任制，一旦发现隐患和突发事件苗头，及时采取应对措施。

3.加强对麻精药品使用环节的监管，定期检查麻精药品使用过程中执行有关法律法规的情况，使用环节中的购进、运输、储存、保管、调配、流转情况，以及问题整改落实情况；依法对麻精药品突发事件进行组织调查、确认和处理，并负责有关资料的整理和情况的综合汇报。

4.定期开展麻精药品使用现场检查指导，做好有效督查，及时发现问题并落实整改工作。

5.定期对本医疗机构麻精药品使用情况进行监测，对用量异常的药品进行原因分析并提出管理建议，必要时医务部门及检查部门对相关人员进行警示谈话。

#### （二）报告与处理

1.麻精药品突发事件有下列情形之一的，应启动应急程序：

（1）麻精药品滥用，造成死亡或者3人以上严重中毒。

（2）麻精药品盗抢、丢失、骗取、冒领或者流入其他非法渠道。

（3）发现麻精药品滥用、成瘾人群。

2.麻精药品突发事件应急处理按以下流程进行（图7-2-1）：

（1）立即组织力量对报告事项进行调查、核实，确定采取控制危害扩大的相关措施并对现场进行控制，及时向本部门负责人、科室主任、保卫部门、分管院领导逐级上报。

（2）医疗机构立即向省级卫生行政部门、公安部门、药品监督管理部门报告，报告内容包括事件发生时间、地点、简要经过、涉及范围、死亡人数、事件原因、已采取的措施、存在的问题、事故报告单位、报告人和报告时间等。

（3）采取必要的药品救治供应措施。

（4）对事故进行分析、评估，研究和落实整改措施。

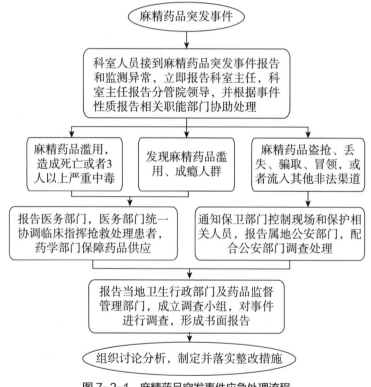

图 7-2-1　麻精药品突发事件应急处理流程

3.任何部门和个人都不得瞒报、缓报、谎报，或者授意他人瞒报、缓报、谎报麻精药品突发事件。

**（三）应急救治**

**1.阿片类药物中毒救治应急预案**

呼吸抑制是阿片类药物最为严重的副作用。呼吸抑制三联征：呼吸次数少于8次/分，针尖样瞳孔，昏迷，但缺氧时瞳孔可显著增大。其他症状及体征：呼出气体有阿片味，肌张力先增强后弛缓，口唇发绀，皮肤湿冷，出现尿潴留，血压下降，严重时心动过缓，出现呼吸暂停，甚至死亡；当脊髓反射增强时，常出现肌肉抽搐、惊厥、牙关紧闭、角弓反张。

救治流程如下（图7-2-2）：

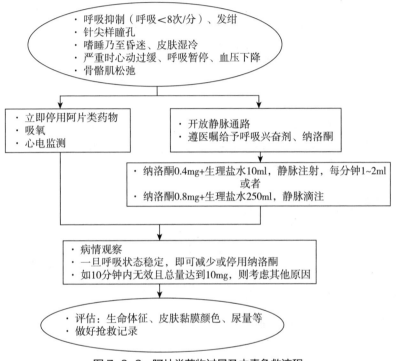

图7-2-2　阿片类药物过量及中毒急救流程

（1）立即停用阿片类药物。

（2）保持患者气道通畅，给予辅助或控制通气，监护生命体征。

（3）给予纳洛酮。用9ml生理盐水稀释1安瓿纳洛酮（0.4mg/ml），稀释后总体积为10ml，每分钟给药1～2ml（0.04～0.08mg），直到症状改善。

（4）做好重复给药准备（纳洛酮静脉注射后2～3分钟即可产生最大效应，作用持续约45分钟，而阿片类药物的半衰期通常比纳洛酮长）。

（5）一旦患者呼吸状态稳定即可停用纳洛酮，如10分钟内无效且纳洛酮总量达到1mg，则考虑其他原因。

（6）对于口服用药中毒者，必要时进行洗胃，注意评估患者生命体征、皮肤黏膜颜色、尿量等。

### 五、麻精药品相关应急体系的保障系统

#### （一）法律法规保障体系

医疗机构应根据麻精药品相关法律法规制定适合本医疗机构的麻精药品管理办法，明确麻精药品应急处理的方针及原则，规定应急工作中的职责，划分响应级别，明确应急预案的编制和演练要求等。

#### （二）信息和设备系统保障体系

医疗机构应加大麻精药品管理软硬件的投入力度，依托现代化院内物流系统和信息化平台，加强麻精药品全流程管理，实现来源可查、去向可追、责任可究的全程闭环式可追溯管理。储存区域设有防盗设施和安全监控系统。积极探索麻精药品智能储存柜、电子药柜等智能化设备的使用，结合实际开发麻精药品智能管理系统和合理使用系统，逐步实现精细化管理，提高工作效率和差错防范能力。

#### （三）自查和督查体系

医疗机构要建立自查和督查长效工作机制，定期开展麻精药品现场指导检查，并将麻精药品管理作为合理用药考核等工作的重要内容。药品使用部门至少每半年开展一次专项自查工作，及时发现问题并整改落实。

#### （四）宣传、教育和培训体系

医疗机构要加强对医务人员麻精药品相关法律法规、合理使用知识培训，制定具体完善的教育培训计划和药品管理制度，定期开展相关考核。

# 第三节　输液相关应急体系

### 一、目的与依据

输液治疗是现代药物治疗的一种重要手段，主要采用连续输注的方式将药物与医用液体按照相应的途径注入患者体内。在临床输液方式中，静脉输液最为常见，也是临床上效果较好的辅助治疗方式，在治疗某些疾病和挽救患者生命方面有着不可替代的作用。然而虽然静脉输液具有给药快、起效迅速等优

点，但其属于有创操作，药物可直接进入血液中，与其他给药途径比较，风险相对较高，不合理使用输液往往会导致不良事件的发生率提高。

为有效预防、积极应对和处理医疗机构用药过程中发生的输液相关不良事件，建立健全输液相关不良事件发生时的应急处理程序，最大限度减少其对患者身体健康和生命安全造成的危害，以及对医疗机构造成的经济和名誉损失，根据《中华人民共和国药品管理法》《突发公共卫生事件应急条例》《药品不良反应报告和监测管理办法》等法律法规规章，并结合医疗机构实际情况，制定输液相关应急体系。

## 二、输液反应的分类和原因

### （一）输液反应的分类

临床常见的输液相关不良事件主要是输液不良反应。输液不良反应是指由输液引起的或与输液相关的不良反应的总称，简称输液反应。常见的输液反应有热原反应、热原样反应、药物过敏反应、菌污染反应、静脉炎、容量负荷过重等。

### 1.热原反应

热原反应是指输液过程中热原进入人体后，作用于体温调节中枢而引起的发热或寒战反应，其作用强弱与输入的热原量有关。热原主要是指细菌代谢物（内毒素）以及输液生产时被污染，经消毒灭菌后被杀死破坏的微生物，热原的主要成分为高分子量的脂多糖类物质。

### 2.热原样反应

热原样反应是指由输液中不溶性微粒引起的一种类似热原反应的反应。当使用的液体和药品受到生产、储存、输液器具，输液操作过程及输注环境等的污染，不溶性微粒超过限量或个体耐受阈值时，临床上即可发生热原样反应，其临床症状类似热原反应。

### 3.药物过敏反应

当药物作为抗原或半抗原初次进入体内时，刺激机体免疫系统产生IgE抗体；药物再次进入体内后，抗原与抗体结合形成抗原抗体复合物，这种复合物会导致组织细胞损伤或功能紊乱，称之为过敏反应。药物过敏反应是免疫反应的一种特殊表现，与用药剂量无关，主要取决于药物的性质。药物过敏反应的发生与患者所患病种无关，个体差异较大。速发型药物过敏反应引起的输液反应与热原引起的输液反应症状非常相似，需结合药物成分、发病时间、症状等因素进行综合分析。

### 4.菌污染反应

菌污染反应指被微生物（细菌、真菌等）污染的药液进入体内所引起的一种比热原反应更为严重的急性感染反应，如严重的菌血症或败血症。菌污染反应虽然临床症状与热原反应相同，但是对机体的损伤更为严重。

### 5.静脉炎

对于有刺激性的药物，如果药物的浓度、酸碱度、渗透压过高，及输液速度过快等，药液就会对血管产生刺激，局部出现炎症反应。

### 6.容量负荷过重

输液过量或过快，特别当输入含钠液体过多时，易发生急性左心衰竭，原有心脏病或心功能不全者、肺功能不全者、老年人、儿童在输液时应特别注意。发病时，患者突然感到呼吸困难、气促、剧烈咳嗽、烦躁不安、口唇发绀，严重时口鼻可喷涌出大量粉红色泡沫样液，听诊双肺出现干湿啰音，心音弱速。

### （二）输液反应发生的原因

输液反应发生的原因多种多样，药物因素、输液器材因素、输注速度、输液环境、患者因素等任何一种因素均可导致输液反应，很多输液反应可能是由多种因素共同引起的。

### 1.药物因素

（1）药物质量　药物本身质量不合格，如无菌和热原项目不合格或杂质超标，均可导致输液反应的发生率增高。

（2）药物剂量过大　药物本身质量合格，但给药剂量超过机体的耐受值，也会发生输液反应。

（3）药物配伍问题　同瓶输液加入两种或以上不同药物时，由于药物或辅料相互作用、热原叠加、微粒叠加等，均可发生输液反应。

（4）溶媒选择不当　应根据药物本身的性质选择合适的溶媒；选择不当，不但会降低药物疗效，而且会导致输液反应的发生率增高。

### 2.输液器材因素

注射器或输液器的无菌、内毒素、微粒等指标不合格，也可导致输液反应的发生。

### 3.输注速度

输注速度过快可引起患者不适或病情恶化。正常人每千克体重在每小时内对内毒素的承受量为5EU，因此即使药物的内毒素检测合格，一旦静脉输注速度过快，单位时间内进入体内的内毒素因快速累积并超过个体耐受阈值，体质较弱或敏感患者也可能发生输液反应。

### 4.输液环境

输入的药液与人体温差较大，超出机体的调控能力，会刺激血管，引起血管壁痉挛，出现寒战、体温及血压升高，特别是高龄患者及伴有冠心病、高血压、脑梗死或体质较弱者。

### 5.患者因素

（1）疾病种类　患者所患的疾病种类与输液反应的发生有一定相关性。上呼吸道感染、咽炎及其他炎症性发热性疾病，或体质虚弱、免疫力失调等患者，输液反应的发生率偏高；脑血管系统疾病可能增加机体对内毒素的敏感性；脑梗死患者对$Na^+$较敏感，静脉输注时不宜选用含$Na^+$的药液。

（2）年龄　特殊年龄段（如老年、幼儿）的患者免疫功能低下或不健全，对内毒素敏感性高，输液反应发生率相对较高。

（3）过敏体质　由于个体差异的存在，特别是高敏体质的患者，输液治疗时可能发生过敏反应，甚至发生过敏性休克，应及时予以对症救治。

## 三、输液反应应急组织

医疗机构应成立输液反应应急管理小组，由分管药事的院领导或院领导授权的医务部门负责人任小组组长，医务、药学、护理等相关部门负责人任副组长，药学、临床、医技、护理等部门专家为小组成员。

应急管理小组组长负责全面决策输液反应应急处理工作。副组长负责组织、协调突发输液反应应急处理工作。药学部门负责日常事务工作，协助建立输液反应信息监测和预警系统，做好日常信息收集、整理、上报、总结与评估工作，并根据管理小组的要求开展相关工作。

## 四、输液反应应急预案

1.患者发生输液反应后，应立即停止输液，更换其他液体和输液器，以保留静脉通路。

2.当班医护人员立即通知主管医生，立即调整治疗方案。

3.情况严重者就地抢救，必要时行心肺复苏。

4.记录患者生命体征、一般情况和抢救过程。

5.及时向医疗机构输液反应应急管理小组报告，并根据需要通知院感部、药学部门、消毒供应中心、护理部等相关部门。

6.保留输液器和药液并分别送往相关部门，同时取相同批号的液体、输液器和注射器分别送检。

7.患者家属有异议时，立即按照有关程序对相关输液器和药液进行封存。

8.分析原因并总结。

## 五、输液反应防范管理

1.严格掌握输液适应证、禁忌证。输液用药应审慎，所有处方/医嘱必须经过药学部门前置处方审核后方可调配。执行输液医嘱时，要核对患者身份，注意输注顺序和合并用药情况。

2.护士应按时巡视病房/输液室，根据年龄、病情、药品性质调节输液速度，观察患者用药后反应，如生命体征变化、皮疹、药物热、胃肠道反应等临床症状。

3.对于年老、体弱、过敏体质、严重感染的患者，或心、肺、脑、肾功能不全者，医生在开具处方/医嘱时可同时开具激素类药物，用于输液前的预防。

4.有条件的医疗机构应设立PIVAS，按照无菌操作要求，在洁净环境下对静脉用药品进行加药混合调配。未设置PIVAS的医疗机构或未纳入统一调配的病区，应设置专门洁净场所，由经静脉用药调配操作技能培训并通过考核的专人调配静脉用药。护士应积极学习药物知识，包括药物之间的相互作用、配伍禁忌、使用方法及高警示药品管理注意事项等。

5.在静脉用药调配前、调配后、使用前，均应认真检查液体瓶是否完好无缺、瓶盖有无松动、瓶身有无损伤或裂痕、溶液有无混浊或絮状物，如有问题不得使用。

6.购置的输液器材必须是符合国家质量标准的优质产品，杜绝购进伪劣产品。使用前严格检查包装及输液器外形结构，如发现过期、破损以及其他质量问题，不得使用。

7.对于有特殊输注要求的药物，如需要避光、过滤的，要注意选用特殊的输液器材。

8.对于发生输液反应的药品，药学部门组织人员对同批号药品或输液在本医疗机构使用的情况进行追溯，并对追溯的具体情况进行分析，必要时应及时停用该批次药品或输液。对于多次发生输液反应的药品，可提出淘汰该药品在本医疗机构使用的方案，供医院药事管理与药物治疗学委员会（组）讨论决定。

9.对于临床上报的所有输液反应，药学部门应定期进行收集、整理、分析和上报，分析输液反应所涉及的药物、反应类型、临床表现、用法用量、药品批号、输注速度、患者疾病状况、发生输液反应相应的病区等，分析输液反应发生与这些因素之间的相关性，若存在明显相关性，应及时向分管院领导汇报，并在医院内网进行预警。

# 第四节　严重药品不良事件应急体系

## 一、严重药品不良事件应急组织

### （一）应急领导小组

医疗机构应成立药品不良事件应急领导小组，由医疗机构负责人、分管医疗的院领导或分管药事的院领导担任组长，统筹协调药品不良事件应急处理事宜。小组成员应包括但不限于医务、质量管理、临床、药学、护理等部门的负责人。应急领导小组的职责包括：

（1）根据医疗卫生相关法律、法规、标准，拟定本医疗机构药品不良事件管理制度和标准操作规程，具体组织实施、监督和评价。

（2）定期组织本医疗机构医务人员进行药品临床应用和不良事件处置培训，并建立相应的档案材料。

（3）负责严重药品不良事件防范和处理的日常工作，包括监督本医疗机构医务人员的药物临床应用，及时发现问题，制定控制措施，并督促实施。

（4）对于发生的严重药品不良事件，及时组织有关专业技术人员进行紧急救援，并组织有关人员进行调查和核实。

（5）当发生争议时，协调有关部门依照规定向医学会或专家鉴定组提交有关材料，并负责对处理事件全过程的有关会议、讨论、谈话、结论等资料的记录、收集、存档和保管。

### （二）应急处理小组

药品不良事件应急处理小组负责医疗机构药品不良事件的应急处理工作，一般由医务部门牵头，成员来自主要临床科室、药学部门、护理部门、放射部门、检验部门等。一旦出现严重药品不良事件，且患者的诊治或其他需求超出就诊科室的能力，应及时向应急领导小组汇报。应急领导小组应立即抽调应急处理小组及相关专业的骨干专家组成紧急救援组进行处理，必要时可邀请院外专家参加。

## 二、严重药品不良事件的应急管理

1.各临床科室应指定医生、护士各一名为药品不良事件监测联络员，负责本部门药品不良事件监测和上报工作。对于严重药品不良事件，应立即上报医院药品不良事件应急领导小组。

2.发现不良事件后，及时处理，积极采取补救措施，并进行有效的医患沟通，避免或减少事件造成的不良后果。

3.相关人员应将可疑的药品不良事件记录于病历中。对于延误报告、未采取有效措施控制严重药品不良事件重复发生而造成严重后果的，依照有关规定予以处理。必要时，医患双方应共同对现场实物进行封存，妥善保管与不良事件相关的各种记录、检查报告、造成事故的药品，不得擅自涂改或销毁，并保留患者的标本，以备鉴定。

4.对于严重药品不良反应，应在15日内按规定上报国家药品不良反应监测系统。涉及患者死亡的，应立即上报。

5.对于疑为药品质量问题引起的不良事件，与药库或药品供应方协调解决。

6.对于用药失误（品种选择不当，剂量、用法、配伍等错误）引起的不良事件，应与相关人员协调解决，定期进行药品不良事件与隐患缺陷分析，并提出防范措施。

## 第五节　药品召回应急体系

### 一、目的与依据

药品召回制度是药品上市后安全监管的一项风险管理措施，是针对存在质量问题或者其他安全隐患药品的一种风险管理措施，通过收回市场上具有潜在危及人体健康风险的药品或采取矫正措施，将药品可能对公众造成的潜在不良影响最小化，避免质量问题或者安全隐患扩散而造成更大的危害。国家药品监督管理局最新修订的《药品召回管理办法》于 2022 年 11 月 1 日开始施行。《中华人民共和国药品管理法》要求医疗机构应当配合药品召回工作。《三级医院评审标准（2022 年版）》及其实施细则，以及《浙江省第四周期医院等级评审标准》亦要求医疗机构建立药品（含医院制剂）召回管理制度，有针对患者用药召回的处置预案与流程。

## 二、药品召回的定义、分类与分级

### （一）定　义

《药品召回管理办法》所称药品召回，是指药品上市许可持有人（简称持有人）按照规定的程序收回已上市的存在质量问题或者其他安全隐患的药品，并采取相应措施，及时控制风险、消除隐患的活动。这里所称的质量问题或者其他安全隐患，是指由于研制、生产、储运、标识等因素，使得药品不符合法定要求，或者其他可能使药品具有的危及人体健康和生命安全的不合理危险。

### （二）药品召回的分类

药品召回分为主动召回和责令召回，以持有人主动召回为主，以监管部门责令召回为辅。

持有人是控制药品风险和消除隐患的责任主体，主动召回是持有人履行药品全生命周期管理义务的重要组成部分。持有人应当收集药品质量和安全的相关信息，对可能存在的质量问题或者其他安全隐患进行调查评估，发现存在问题和隐患的，应当主动召回。药品生产企业、药品经营企业、药品使用单位应当积极协助。

中药饮片生产企业应履行持有人相关义务，将中药配方颗粒的质量监管纳入中药饮片管理范畴。中药饮片、中药配方颗粒的召回，其生产企业按照《药品召回管理办法》实施。

各级药品监督管理部门要履行相应监管职责。省级药品监督管理部门根据《中华人民共和国药品管理法》对持有人依法应当召回而未召回的，应当责令其召回。

### （三）药品召回的分级

根据药品质量问题或者其他安全隐患的严重程度，药品召回分为以下三级。

一级召回：使用该药品可能或者已经引起严重健康危害的。

二级召回：使用该药品可能或者已经引起暂时或者可逆的健康危害的。

三级召回：使用该药品一般不会引起健康危害，但由于其他原因需要召回的。

持有人做出药品召回决定的，一级召回在1日内，二级召回在3日内，三级召回在7日内，应当发出召回通知，通知到药品生产企业、药品经营企业、药品使用单位等，同时向所在地省、自治区、直辖市人民政府药品监督管理部门备案调查评估报告、召回计划和召回通知。

持有人在实施召回过程中，一级召回每日，二级召回每3日，三级召回每7日，向所在地省、自治区、直辖市人民政府药品监督管理部门报告药品召回进展情况。在召回完成后10个工作日内，将药品召回和处理情况向所在地省、自治区、直辖市人民政府药品监督管理部门和卫生健康主管部门报告。

## 三、医疗机构药品召回应急处置预案

### （一）药品召回领导小组组织架构

医疗机构应成立药品召回领导小组，由药事分管院领导任组长，医务部门主任、药学部门主任任副组长，成员包括门诊部、信息部门、纪检监察部门负责人等。

### （二）药品召回领导小组权责

药品召回领导小组负责药品召回方案的制定、审批、公布与执行；负责召回药品涉及患者信息的统计、联系、体检、救治、不良反应上报、协调纠纷等；负责召回药品的退药、退费、存放与处置；负责与卫生健康主管部门、药品监督管理部门、药品质量检验部门、药品生产企业、药品供应企业的联系和沟通。

### （三）医疗机构药品召回类别

医疗机构药品召回类别有药品上市许可持有人主动召回的药品、监管部门责令召回的药品，以及医疗机构自身发现的应召回药品，具体包括：

（1）调剂错误。

（2）有证据证实，或高度怀疑药品被污染。

（3）制剂、分装不合格，或制剂、分装差错。

（4）在验收、保管、养护、发放、使用过程中发现的不合格药品。

（5）药品使用者投诉并得到证实的不合格药品。

（6）出现群体严重不良反应的药品。

（7）发出已过有效期的药品。

（8）其他需要召回的情况。

**（四）医疗机构药品分级召回**

### 1.一级召回

医疗机构在收到药品上市许可持有人或监管部门发布的一级召回通知后，立即封存库存药品，在1日内制定药品召回方案，并在医疗机构官网、公众号等媒体上发布召回通知，实施召回工作。药学部门每日向药品召回领导小组汇报召回进展情况。

### 2.二级召回

医疗机构在收到药品上市许可持有人或监管部门发布的二级召回通知后，立即封存库存药品，在3日内制定药品召回方案，并在医疗机构官网、公众号等媒体上发布召回通知，实施召回工作。药学部门每3日向药品召回领导小组汇报召回进展情况。

### 3.三级召回

医疗机构在收到药品上市许可持有人或监管部门发布的三级召回通知后，立即封存库存药品，三级召回原则上不进行患者召回，如药品上市许可持有人或监管部门发布的召回方案要求进行患者召回，则在接到通知后7日内制定药品召回方案，并在医疗机构官网、公众号等媒体上发布召回通知，实施召回工作。药学部门每7日向药品召回领导小组汇报召回进展情况。

**（五）药品召回方案**

### 1.药品信息

药品召回方案应包含召回药品名称、生产企业、规格、批准文号、生产批号、采购单价、医疗机构入库总数量、召回药品使用时间范围。

### 2.召回概况

召回方案应详细说明药品召回的原因、召回类别、召回级别。

### 3.召回方式

召回方案中应确定药品召回的方式。

（1）退回，指患者将剩余药品退回至医疗机构，并退款；退款方式包括按实际退回数量退费或按原处方数量退费。

（2）换回，指患者退回召回批号的药品，同时医疗机构给予患者同生产企业、同规格的其他批号药品，并确定换回的方式，如按剩余药量 1 ：1 换回或按原处方数量 1 ：1 换回。

### 4.召回药品处理

应根据药品上市许可持有人或监管部门发布的召回方案，确定召回药品的处理方式，包括退回供应企业、上交药品监督管理部门或卫生健康主管部门、医疗机构自行销毁等。

## （六）药品召回流程

医疗机构药品召回流程见图 7-5-1。

1.药学部门确定召回药品信息，制定召回方案，由医务部门审核，分管院领导审批。

2.分管院领导审批召回方案后，医务部门在医院官网、微信公众号等媒体上发布召回公告，并通知临床科室。

3.经纪检监察部门同意后，信息部门搜集相关患者信息，包括姓名、购买数量、联系方式，交药学部门。

4.药学部门负责通知患者前来退药退费，并做好解释工作。

5.门诊部安排医生处理患者退药事宜，并开通绿色通道，方便患者退药。

6.对于出院患者，由主管医生发起病历召回，经医务部门审核后，发起退药流程。

7.药学部门处理患者退药事宜，并请召回患者填写知情同意书。

8.药学部门对召回药品进行登记、封存，与药品供应商、上市许可持有人、药品监督管理部门、药品质量检验部门保持联系，并对药品不良反应进行登记、上报。

9.对于提出体检要求的患者，如证实的确曾服用相关召回问题药品且有体检必要的，由医务部门统一协调安排；如需采集样本检测，按相关操作规程进

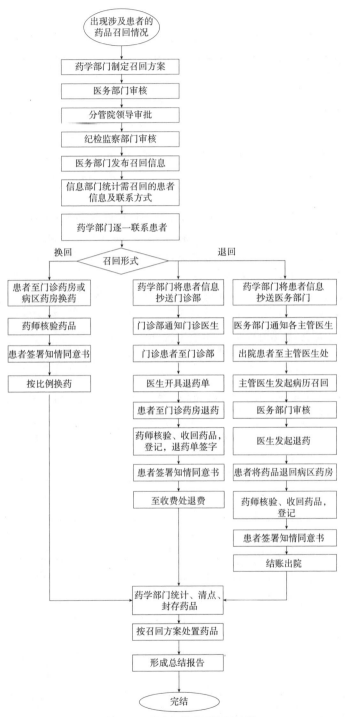

图 7-5-1　医疗机构药品召回流程

行采集。

10.召回工作完成后，药学部门形成总结报告，并向医疗机构药品召回领导小组、药事管理与药物治疗学委员会（组）报告，总结报告存档备查。

## 参考文献

Jiang SP, Wang RR, Li L, et al. Liver injury in critically ill and non-critically ill COVID-19 patients: a multicenter, retrospective, observational study. Front Med (Lausanne), 2020, 7: 347.

Li L, Wang XJ, Wang RR, et al. Antiviral agent therapy optimization in special populations of COVID-19 patients. Drug Design, Development and Therapy, 2020, 14: 3001-3013.

翟优，黄倩，吴梅佳，等 . 新型冠状病毒肺炎防治临床试验注册项目的分析与思考 . 中国现代应用药学 , 2020, 37(4): 385-389.

国家卫生健康委办公厅 . 关于进一步做好突发事件医疗应急工作的通知 . 国卫办医急函〔2023〕143 号 .

国家卫生健康委员会 . 处方管理办法 . 卫生部令〔2007〕53 号 .

国家卫生健康委员会 . 关于加强医疗机构麻醉药品和第一类精神药品管理的通知 . 国卫办医发〔2020〕13 号 .

国家卫生健康委员会 . 医疗机构麻醉药品、第一类精神药品管理规定 . 卫医发〔2005〕438 号 .

国家药品监督管理局 . 国家药品监督管理局关于发布《药品召回管理办法》的公告 (2022 年第 92 号 ).

国家药品监督管理局 .《药品召回管理办法》政策解读 . 中国医药导刊 , 2022, 24(11): 1157-1158.

胡希，洪东升，羊红玉，等 . 基于 FDA 数据库对氯喹不良反应信号的检测及药物相互作用分析 . 中国药学杂志 , 2020, 55(9): 685-691.

姜艳 . 突发事件中医院药事应急管理的探索与实践 . 基层医学论坛 , 2016, 20(27): 3841-3842.

李璐，陈娜，孔丽敏，等 . 新型冠状病毒感染特殊人群的抗病毒药物治疗方案 . 中国现代应用药学 , 2020, 37(3): 257-263.

李璐璐，赵红卫，王爱凤 . "涝疫结合"下医院药事应急管理与药学服务实践 . 中国医院药学杂志 , 2022, 42(7): 679-683.

刘韶，何鸽飞，杜洁，等 . 新型冠状病毒肺炎疫情防控的药学应急保障难点与应对 . 中国医院药学杂志 , 2020, 40(3): 243-249.

麻醉药品和精神药品管理条例 . 根据 2016 年 2 月 6 日《国务院关于修改部分行政法规的决定》第二次修订 .

尹钊 , 姚夏莉 , 聂春杰 , 等 . 突发公共卫生事件下某公立综合性医院药学部门灾害脆弱性分析 . 中国医院药学杂志 , 2022, 42(7): 675-678.

占美 , 胡巧织 , 金朝辉 , 等 . 破坏性地震的应急药学服务体系的循证评价 . 中国医院药学杂志 , 2016, 36(10): 848-855.

张乔 , 刘雪玲 , 林美花 , 等 . 血管紧张素转化酶 2 的体内分布及针对新型冠状病毒与其结合过程的干预策略 中国药学杂志 , 2020, 55(9): 665-670.

章晓茜 , 沈陶冶 , 孙洁 , 等 . 新型冠状病毒肺炎疫情下医院药学管理措施的实践与思考 . 中国现代应用药学 , 2020, 37(5): 536-541.

中华人民共和国药品管理法 . 2019 年 8 月 26 日第十三届全国人民代表大会常务委员会第十二次会议第二次修订 .

# 第八章
# 持续质量改进

　　持续质量改进是一种系统性的、有条理的方法，用于持续改进工作流程，以提供优质的服务和产品。医疗质量与医疗服务直接关系着民众健康和患者就医体验。持续质量改进，保障医疗安全，是卫生事业改革与发展的重要内容和基础。

　　质量控制体系是指一种致力于满足质量要求的管理系统。质量控制就是在生产产品的质量环中，各个环节采用质量测量、数据统计等方法分析产品的质量原因，从而控制产品质量，使之符合质量技术要求。在服务产品的生产过程中，同样可以使用这种方法控制服务产品的质量，只是质量测量的方式有所区别。在服务产品的质量环中，每个环节都需要质量管理人员根据作业标准、操作流程的要求进行实时监督，以保证服务产品的质量符合规定要求。这种监督检查也是提高医疗质量、保障全流程用药安全的主要方式。

　　本章介绍了持续质量改进常见的管理工具及应用，以及质量控制体系与用药安全监测体系，旨在明确管理者或药师系统评估药物管理与使用（medicine management and use，MMU）系统及流程的有效性，包括风险点、安全性及实践趋势，这些趋势可借助监测过程指标（如用药差错数据、不良反应数据）进行归纳和总结，改变行动计划，创建一种安全文化，从而尽可能促进用药安全。

## 第一节　常见的质量改进工具及应用

　　医疗质量持续改进不仅需要科学的管理理念，还需要将理念转化为有效的管理工具。管理工具可分为硬体工具和软体工具两类，例如HIS系统、影像存储与传输系统（Picture Archiving and Communication System, PACS）、RFID系统就属于硬体工具；而品管圈、根本原因分析、失效模式与影响分析、基准标杆管理、5S［即整理（seiri）、整顿（seiton）、清扫（seiso）、清洁（seiketsu）、素养（shitsuke）］、临床路径、排列图、因果图、散布图、柏拉图、雷达图、控制图（过程）等都属于软体工具。在不同的质量管理或控制阶段，有不同的使用方法和应用价值，又可称为多维管理工具。在医疗质量持续改进过程中，推广和应用多维管理工具有三方面的重要意义：首先，多维管理工具能从不同侧面解析医疗质量问题的要因，有助于管理者及早抓住问题的症结，找出解决"治本"问题的办法。其次，多维管理工具不受外在环境的影响，可以从医院内部最大限度地探索医疗质量的改进空间。最后，质量管理小组（又称QC小组）活动在给医院带来医疗质量改进和综合效益提高的同时，也会改变员工习惯性、被动性的工作方式，形成主动改进质量的思想观念和创新性的质量行动。

任何质量活动都需要遵循科学的工作程序，PDCA循环是质量管理的基本工作程序。PDCA循环最初由统计质量管理的先驱休哈特博士提出，至20世纪50年代由戴明博士在日本推广应用，故PDCA循环也被称为戴明环。PDCA循环包括四个阶段，即计划（plan，P）、执行（do，D）、检查（check，C）和处理（act，A），如图8-1-1所示。

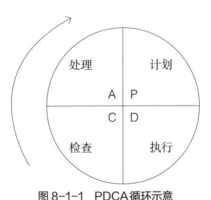

图 8-1-1　PDCA循环示意

PDCA循环作为质量管理的一种科学方法，适用于组织各个环节、各个方面的质量工作。PDCA循环的特点有：程序化，四个阶段一个也不能少；层次化，大环套小环；渐进化，管理循环每转动一周就提高一步（图8-1-2）。

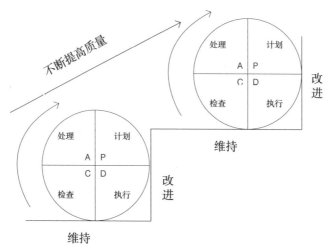

图 8-1-2 PDCA循环质量提高示意

## 一、PDCA循环

PDCA循环基于逻辑思维的顺序，简明且易于理解，是一种科学的工作程序，具有广泛的适用性。PDCA循环应用于质量改善提升，本是产品质量控制的一个原则，但是它不仅能控制产品质量管理的过程，还可以有效控制工作质量和管理质量，它包括计划（plan）—执行（do）—检查（check）—处理（act）四个步骤，用以规划、实施、评估和改进流程或系统。此外，PDCA循环也包括医疗机构广泛应用的诸多管理工具，如品管圈、FOCUS-PDCA等。

### （一）PDCA循环的步骤和方法

PDCA循环的步骤和方法如表 8-1-1 所示。

表 8-1-1 PDCA循环的步骤和方法

| 阶段 | 步骤 | 主要方法 |
|---|---|---|
| P | 1.分析现状，找出存在的质量问题 | 排列图、直方图、控制图 |
| | 2.分析出现质量问题的各种影响因素或原因 | 因果图 |
| | 3.找出主要影响因素 | 排列图、相关图 |
| | 4.针对主要原因，制订措施和计划 | 回答"5W1H"：<br>为什么制定该措施（Why）？<br>达到什么目标（What）？<br>在何处执行（Where）？<br>由谁负责完成（Who）？<br>什么时间完成（When）？<br>如何完成（How）？ |

续表

| 阶段 | 步骤 | 主要方法 |
|---|---|---|
| D | 5. 执行、实施计划 | |
| C | 6. 确认计划执行结果 | 排列图、直方图、控制图 |
| A | 7. 总结成功经验，制定相应标准 | 制定或修改工作规程，检查规程及其他相关规章制度 |
| | 8. 把未解决或新出现的问题转入下一个 PDCA 循环 | |

### 1. P阶段

根据顾客的要求和组织的方针，设立必要的目标和过程，确定实现结果所需的资源。

（1）选择课题，分析现状，找出问题。强调的是对现状的把握和发现问题的意识、能力，发现问题是解决问题的第一步，是分析问题的条件。

（2）确定目标，分析产生问题的原因。找准问题后，分析产生问题的原因是至关重要的，运用头脑风暴法等多种集思广益的科学方法，把导致问题产生的所有原因找出来。

（3）提出各种方案并确定最佳方案，区分主因和次因是最有效解决问题的关键。

（4）制定对策，制订计划。需要将最佳方案步骤具体化，逐一制定对策，明确回答方案中的"5W1H"。

### 2. D阶段

按照预定的计划、标准，设计具体的行动方法、方案，进行布局，努力实现预期目标的过程。

（1）设计具体的行动方法、方案，进行布局，采取有效的行动。

（2）对策制定完成后就进入了实验、验证阶段，也就是实施的阶段。在该阶段，除按计划和方案实施外，还必须对过程进行测量，确保工作能够按计划进度进行。同时采集数据，收集过程的原始记录和数据等项目文档。

### 3. C阶段

确认方案实施后是否达到了目标。

（1）效果检查，即收集对策实施完成后的相关数据，评估效果。

（2）方案是否有效、目标是否达成，需要通过效果检查后才能得出结论。确认所采取的对策后，对采集到的数据进行总结分析，把完成情况与目标值进行比较，看是否达到了预定的目标。如果没有达到预期的结果，应该确认是否严格按照计划、对策实施；如果是，意味着对策失败，就要重新确定最佳方案。

### 4. A 阶段

（1）标准化，固定成绩。标准化是维持治理现状不下滑，积累、沉淀经验的最好方法，也是管理水平不断提升的基础。标准化是组织治理系统的动力，没有标准化，组织就不会进步甚至出现下滑。

（2）总结问题，处理遗留问题。所有问题不可能在一个 PDCA 循环中得到解决，遗留的问题会自动转入下一个 PDCA 循环，如此周而复始，螺旋上升。

处理阶段是 PDCA 循环的关键，因为处理阶段就是解决存在问题、总结经验和吸取教训的阶段，该阶段的重点又在于修订标准，包括技术标准和管理制度。

### （二）PDCA 循环的适用范围

在质量管理中，PDCA 循环得到了广泛应用，并取得了很好的效果，因此有人称 PDCA 循环是质量管理的基本方法。PDCA 循环的四个阶段，即"计划—执行—检查—处理"的管理模式，体现了科学认识论的一种具体管理手段和一套科学的工作程序。PDCA 管理模式的应用对我们提高日常工作的效率有很大的益处，它不仅可以运用于质量管理工作中，也适合于各个领域的管理与实践。

### （三）PDCA 循环的案例研究

目前，PDCA 循环在医疗服务业中广泛应用，以质量改善小组活动的形式展现，如品管圈、FOCUS-PDCA，旨在提高患者满意度、降低不良事件发生率、改进流程、提升就医体验等。下面就品管圈、FOCUS-PDCA 的活动程序做一简单介绍。

### 1. 品管圈

品管圈（Quality Control Cycle，QCC），即质量控制圈，是一种持续性地改善质量管理的组织形式。常见的 QC 小组活动方式有问题解决型 QCC、课题达成型 QCC。一般情况下的主题改善大多数属于问题解决型 QCC，对已有的业务进行持续性改善。课题达成型 QCC 是在问题解决并达到标准的基础上，为追求更高品质或拓展新业务而创造的以达成新的目标为导向的新模式。

QCC 的实施旨在培养一线基层人员的问题改善意识，提高积极性和创造性，建立和谐工作团队，有效降低运营成本，全面提升管理服务品质，持续改善服务模式和服务质量，不断提高患者的满意度。

问题解决型QCC和课题达成型QCC的活动程序如图8-1-3、图8-1-4所示。

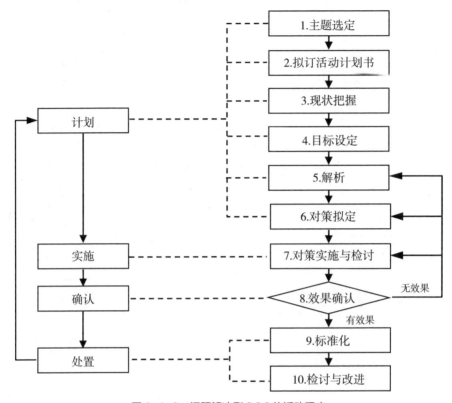

图 8-1-3　问题解决型QCC的活动程序

### 2. FOCUS-PDCA循环

FOCUS-PDCA是由美国医院管理组织（Hospital Corporation of America，HCA）于20世纪90年代在PDCA循环基础上提出的一种质量持续改进管理工具，是PDCA循环的进一步延伸和改进，旨在更仔细地了解程序中的各个环节，以达到持续质量改进的目的。

FOCUS-PDCA循环的流程步骤分为发现（find）、组织（organize）、阐明（clarify）、了解（understand）、选择（select）、计划（plan）、执行（do）、检查（check）、处理（act）九个过程，其强调团队合作、数据驱动的分析，精心规划、有条理地实施和评估结果。

FOCUS-PDCA循环见图8-1-5。

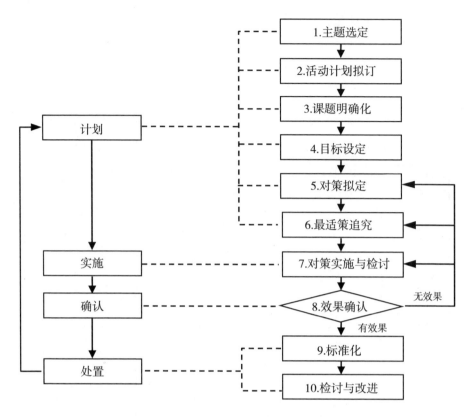

图 8-1-4　课题达成型QCC的活动程序

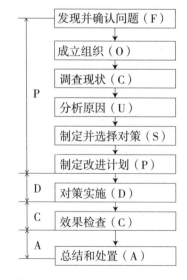

图 8-1-5　FOCUS-PDCA循环

## 二、失效模式与影响分析

失效模式与影响分析（Failure Mode and Effects Analysis，FMEA）是用于识别产品或过程中的潜在缺陷，评估与失效模式相关的风险，按重要程度将失效模式分出等级，并针对最严重的失效模式采取相应的矫正措施的一种方法。FMEA又根据产品故障可能产生的环节，分为设计FMEA、过程FMEA、设备FMEA和体系FMEA。FMEA作为一种通用的可靠性分析技术，已经被广泛用于航空、航天、电子等领域。

### （一）FMEA实施步骤和方法

管理者及药师团队应了解FMEA流程的具体步骤，以提高团队的效率。下面借助案例对FMEA的流程做一描述。

#### 1. 团队组成

项目团队应包括专业领域的相关专家和一线员工。FMEA工作必须由团队来开展，推荐由5～9人组成。所有成员都必须了解团队的行为、当前的任务、需要讨论的问题，以及与该问题直接或间接相关的内容。

#### 2. 确定主题

确定分析对象，即确定要分析的产品、过程或系统，聚焦问题或主题是至关重要的。

#### 3. 绘制流程图

在此步骤中，使用流程图描述流程中的各项步骤，团队能更好地理解相关问题。若整个流程颇为复杂，则应确定和分析子流程，并识别潜在失效模式及潜在失效影响。

#### 4. 确定失效模式优先级顺序

必须为流程中的每个步骤列出失效模式或可能出现的问题，这一步或许非常耗时但却是FMEA流程的关键所在。通过对严重程度（severity, S）、发生度（occurrence probability, O）、可检测度（detectability, D）进行综合评定，得出风险优先数（risk priority number，RPN）（PRN=S·O·D），根据PRN数值大小确定优先级别。评分等级推荐采用基于1～10的评分等级，量化评分准确度高。

以系统FMEA为例，列举严重程度（表8-1-2）、发生度（表8-1-3）、可检测度（表8-1-4）等级划分标准。如PRN值相同，则可按严重度、发生度、可检测度的顺序，依次排出优先级顺序。

表 8-1-2　推荐系统 FMEA 严重程度等级划分标准

| 等级 | 严重程度 | 划分标准 |
|------|----------|----------|
| 1 | 没有 | 没有影响 |
| 2 | 非常轻微 | 对用户无影响，对产品或系统性能有非常轻微的影响 |
| 3 | 轻微 | 对用户有轻微影响，对产品或系统性能有轻微影响 |
| 4 | 较小 | 用户会遭受较小损害，对产品或系统性能有较小影响 |
| 5 | 中等 | 用户感觉有些不满意，对产品或系统性能有中等影响 |
| 6 | 重大 | 用户感觉不舒适，产品性能下降，或有局部故障，但仍可工作并且是安全的 |
| 7 | 较大 | 用户感觉不满意，产品性能受到严重影响，但仍可实现功能并且是安全的，系统受损 |
| 8 | 极大 | 用户感觉非常不满意，产品不能工作但是安全的，系统不能工作 |
| 9 | 严重 | 有潜在的危害影响，产品虽符合官方标准，可无预兆地停止工作，但处于危险中 |
| 10 | 灾难 | 有灾难性后果，与安全性相关，突然发生故障，不符合官方标准 |

注：表中所有标准和等级划分会根据实际情况而有所变化。

表 8-1-3　推荐系统 FMEA 发生度等级划分标准

| 等级 | 发生度 | 划分标准 | 发生概率（发生例数/总事件数） |
|------|--------|----------|------------------------------|
| 1 | 几乎不发生 | 历史信息显示没有发生过 | 1/10000 |
| 2 | 极少 | 发生可能性极小 | |
| 3 | 非常少 | 发生可能性非常小 | 1/5000～1/500 |
| 4 | 稀少 | 发生可能性稀小 | |
| 5 | 低 | 偶尔可能发生 | |
| 6 | 中等 | 发生可能性中等 | 1/200～1/100 |
| 7 | 一般高 | 发生可能性一般高 | |
| 8 | 高 | 发生可能性高 | 1/100～1/20 |
| 9 | 非常高 | 发生频繁 | |
| 10 | 几乎必然发生 | 几乎必然发生 | ≤ 1/10 |

注：表中所有标准和等级划分会根据实际情况而有所变化。

表 8-1-4　推荐系统 FMEA 可检测度等级划分标准

| 等级 | 可检测度 | 划分标准 |
|------|----------|----------|
| 1 | 几乎肯定 | 概念阶段验证检测方法可用 |
| 2 | 非常高 | 很容易被检测到 |
| 3 | 高 | 较容易被检测到 |
| 4 | 一般高 | 有较多机会或方法可以检测到 |

| 等级 | 可检测度 | 划分标准 |
|------|---------|---------|
| 5 | 中等 | 有多种机会或方法可以检测到 |
| 6 | 低 | 有较少机会或方法能检测到 |
| 7 | 较低 | 只有不超过2种机会或方法能检测到 |
| 8 | 非常低 | 只有1种机会或方法能检测到 |
| 9 | 极低 | 可能检测不到 |
| 10 | 几乎不可能 | 无现行措施可以检测到 |

注：表中所有标准和等级划分会根据实际情况而有所变化。

### 5.确认失效模式根本原因

为何会出现失效问题，深入探究问题的根源，可借助使用各种管理工具，如因果图、柏拉图等，有助于团队分析和评估各种失效模式下的潜在原因。

### 6.制定对策并实施

针对根本原因或真因，制定改进方案，可应用PDCA法执行。我们应将重点放在能让潜在的改进方案产生最大效应的地方，这是项目成功的关键。在医疗行业，通过流程和系统的优化来确保安全与高效，例如药房调剂的双重核对或用药四级交代，可以减少给药错误，增加医嘱的执行力，这些做法都非常有效。

### 7.追踪新流程监测

在FMEA的最后一步，需要设计流程和（或）结果指标，用于监测对流程变革和改进产生的影响。团队应重新审视最初的FMEA，收集数据，动态分析，再次综合评定严重程度（S）、发生度（O）、可检测度（D），得出风险优先数（PRN），以此监测、评估新流程。具体操作步骤可参考表8-1-5。

表8-1-5　FMEA操作表

| 流程 | 潜在故障模式 | 潜在故障影响 | 严重程度（S） | 潜在故障原因 | 发生度（O） | 检测方法 | 可检测度（D） | 风险优先数（PRN） | 建议措施 | 责任人 | 责任范围 | 完成时间 |
|------|------|------|------|------|------|------|------|------|------|------|------|------|
|  |  |  |  |  |  |  |  |  |  |  |  |  |
|  |  |  |  |  |  |  |  |  |  |  |  |  |
|  |  |  |  |  |  |  |  |  |  |  |  |  |
|  |  |  |  |  |  |  |  |  |  |  |  |  |
|  |  |  |  |  |  |  |  |  |  |  |  |  |
|  |  |  |  |  |  |  |  |  |  |  |  |  |
|  |  |  |  |  |  |  |  |  |  |  |  |  |
|  |  |  |  |  |  |  |  |  |  |  |  |  |

### （二）FMEA 适用范围

FMEA 作为一种前瞻性的可靠性分析和安全性评估方法，在医疗领域风险预防的保护机制系统中具有广泛的应用价值，即对每一个故障评估其严重程度、发生度和可检测度，根据其造成的影响程度，帮助确定改善措施优先级别，并采取相应的预防措施，降低患者在照护、治疗、医疗设备操作及服务过程中受到伤害的风险，提高服务的质量、可靠性和安全性。

### （三）FMEA 案例研究

#### 基于 HFMEA 提升住院部高警示药品的风险管理能力

**1 案例背景**

高警示药品的概念最早由美国安全用药研究所（ISMP）提出，指药物本身毒性大、不良反应严重或因使用不当极易产生严重后果甚至危及生命的药品。近年来，高警示药品的安全使用已成为药事管理工作重点关注的内容之一。高警示药品的用药错误可发生在各个环节，如药品采购、处方开具、调剂、使用、监管等，且发生率高。据统计，高警示药品的用药错误约占药品差错的75%，通过用药错误管理可提高用药安全性。

基于对高警示药品现有管理模式的调研，并结合医务人员对高警示药品认知和重视不足，缺乏完善的查对制度，库房、药房及病区易出现管理漏洞等，浙江大学医学院附属第一医院通过医疗失效模式与效应分析（Healthcare Failure Mode and Effect Analysis, HFMEA）管理模式，加强高警示药品管理，预防和减少高警示药品用药差错的发生，整体提高医院对高警示药品风险管控的能力，保障患者用药安全，提升医疗服务质量。

**2 实施过程**

**2.1 成立 HFMEA 小组**

由医务部、护理部、住院药房、临床药学部及各临床科室组成跨部门多学科的 HFMEA 小组。

**2.2 拟订活动计划**

使用甘特图，根据 PDCA 循环，运用"5W1H"（六何分析法）对小组成员进行合理分工，确保活动有效有序开展。

**2.3 绘制流程图**

主要流程有六个，包括采购入库、领用发放、医嘱、审核调剂、配送、给药，全员通过头脑风暴，分析得出 33 个子流程。

### 2.4 分析失效模式和失效原因

HFMEA 小组通过问卷调查，结合实际工作，分析得出每个子流程的失效模式和失效原因。

### 2.5 危害评分与决策树分析

分析流程中各自的失效点及原因，计算危害分数。危害评分的考量值有严重程度（S）和发生度（O），结合安全用药风险，可将严重程度衡量标准分为四个等级，分别为轻微、中等、重大、灾难性的伤害；发生度按照发生频率说明同样可划分为四个等级，分别为罕见、不常见、偶尔、经常发生。严重程度（S）×发生度（O）＝风险优先数（RPN），根据风险优先数矩阵表进行评分，最后进行决策树分析。

### 2.6 实施改善行动

#### 2.6.1 建立高警示药品使用全环节质量管控体系

（1）成立高警示药品管理工作小组，职责包括：①高警示药品监督管理；②高警示药品目录的遴选及更新，按"金字塔式"分级管理模式对高警示药品进行管理。

（2）制定高警示药品管理制度。①规范储存：对高警示药品进行分级管理，住院药房、库房药品根据管理措施分为 A 级专柜放置，B 级和 C 级实际情况，尽量做到集中放置。高警示药品做到"四专"（专人、专区、专柜、专册）管理，实行药库、药房、科室三级管理，明确各级职责；高警示药品专柜摆放，使用时遵循"从左到右""先进先出"原则。②规范调配：护士严格执行"三查七对"，对高警示药品使用前、中、后进行复核；药师严格执行"四查十对"。③规范配送：库房配送选用红色专用筐，避免和其他药品混装；静脉用药调配中心、住院药房配送做到"五专"（专袋打包、专箱装车、专车配送、送到科室专人交接、临床科室做到专柜存放）。

（3）做好标识管理，统一易混标识和高警示药品标识样式，按风险等级进行划分，A 级为红底黑字标识，B 级为黄底黑字标识，C 级为蓝底黑字标识。使用专箱配送高警示药品，为防止混淆，预防差错发生，针对药品品种、颜色、规格，粘贴听似、看似、多规标识。

#### 2.6.2 提升信息化管理

对 HIS 系统中高警示药品药名进行维护，添加"高警示"字样作为提示，当医生开具高警示药品医嘱时，系统弹出"高警示"药品黄色弹窗。在HIS系统中嵌入高警示药品风险防范模块及予以预警设置，规避不合格的高警示药品处方。在所有的发药清单上每种高警示药品后面生成"高警示"字样，提醒调剂、配发药师，送药工及接药护士仔细核对，建立高警示药品微信群，有新进、特殊高警示药品要及时通知科室，做到人人知晓，遇到问题及时整改解决。

### 2.6.3 同质化培训与考核

对医生、药师、护士认知度进行问卷调查，定期组织高警示药品用药培训，合理安排培训的频率和途径，更新相关专业知识，提高医生、药师、护士的培训率和认知度，印制培训手册分发给各临床科室。

## 3 效果与效应

通过管理前后对比，可发现各流程RPN值明显下降，主流程中采购入库环节RPN值下降了76.47%，领用发放环节下降了76.92%，医嘱环节下降了63.16%，审核调剂环节下降了59.62%，配送环节下降了60%，给药环节下降了62.22%。高警示药品双人核对执行率从89%提高到100%，临床高警示药品储存合格率从98%提高到100%。库房、病区、临床科室设置了高警示药品专区摆放，并制定特定标识进行色标管理，高警示药品由52种增加至123种，标识使用率从48%提高到100%。调剂人员高警示药品认知度从20.23%提高到86.7%，高警示药品知识考核通过率从41.67%提高到98.9%。

综上可知，通过运用HFMEA管理工具，提升了科室之间的沟通协作能力，改善了工作流程，提高了工作效率，降低了高警示药品使用风险。

## 三、根本原因分析

根本原因分析（Root Cause Analysis，RCA）是一种结构化的问题处理法，即通过协助组织找出作业流程中及系统设计中的风险或缺点，并采取相应的措施，预防不良事件的再次发生。在组织管理领域，RCA能够帮助利益相关者发现组织问题的症结，并给出根本性的解决方案。目前，RCA已经成为不少医疗机构保障自身安全的重要抓手。

### （一）RCA的实施步骤和方法

RAC的核心理念：①分析着眼于整个系统及过程，而非个人执行中的过错及责任追究；②找出预防措施的工具，如头脑风暴、鱼骨图分析、柏拉图分析，制订可执行的行动计划；③避免未来类似事件的再次发生；④营造安全文化。RCA的实施步骤分为四个阶段（图8-1-6）。

### 第一阶段：RCA前准备

组织通过情景简述追溯不良事件发生过程，首先进行风险评估，针对发生的事件成立RCA工作小组，收集相关资料，还原事件经过并找出问题。

### 第二阶段：找到近端原因

应用时间序列表查找事件发生过程中的做法与正确做法之间的差异及问题所在。在确认问题环节，通过对比正常程序与事件实际发生程序，判定是否存在差异，以便找出可能影响事件发生的最直接的证据。

### 第三阶段：确定根本原因

应用鱼骨图、特性要因评价表进行要因分析，根据以下三个问题查找根本原因：①此原因不存在时，事件是否还会发生？②此原因排除后，事件是否还会发生？③此原因排除后，是否会有同类事件继续发生？如果答案为"是"，那么该原因为直接原因；如果答案为"否"，那么该原因为根本原因。

### 第四阶段：制订和执行改进计划

根据确认的根本原因和直接原因，制订可行的改进计划并贯彻执行。

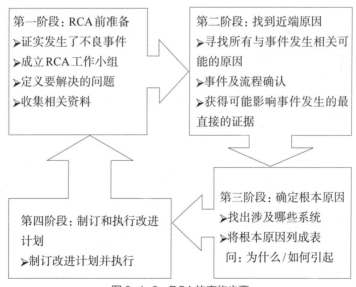

图8-1-6　RCA的实施步骤

## （二）RCA的适用范围

在医疗机构，RCA主要应用于以下事件：警讯事件、造成严重后果的不安全事件（即严重程度风险评估为1级或2级的事件）、存在系统问题的事件或有特殊学习价值的事件、严重程度风险评估为3级或4级但发生频次高的事件等。我们可以根据《严重程度分级矩阵表》（表8-1-6）以及相应的《严重程度分级和对策行动表》（表8-1-7）来判定是否实施RCA及何时实施。

表8-1-6　严重程度分级矩阵表

| 发生频率 | 严重程度 | | | | |
|---|---|---|---|---|---|
| | 严重 | 较严重 | 中等 | 较轻微 | 轻微 |
| 数周1次 | 1 | 1 | 2 | 3 | 3 |
| 1年数次 | 1 | 1 | 2 | 3 | 4 |
| >1~2年1次 | 1 | 2 | 2 | 3 | 4 |
| >2~5年1次 | 1 | 2 | 3 | 4 | 4 |
| 5年以上1次 | 2 | 3 | 3 | 4 | 4 |

表8-1-7　严重程度分级和对策行动表

| 严重程度 | 风险 | 行动 |
|---|---|---|
| 1 | 极高风险 | 需要立即采取行动；<br>必须着手RCA调查；<br>将事件摘要报告通报给卫生行政部门 |
| 2 | 高风险 | 需要上级管理者关注；<br>需要资深管理者决定是否通报给卫生行政部门；<br>可以部门或跨部门开展RCA；<br>若不开展RCA，应收集数据进行改善 |
| 3 | 中等风险 | 界定管理责权；<br>收集数据进行改善 |
| 4 | 低风险 | 借助例行性程序进行管理；<br>收集数据进行改善 |

## （三）RCA案例研究

### 一例鼻饲管输入途径错误事件的RCA分析

#### 1　案例背景

在中国医院协会发布的《患者安全目标（2019版）》中，提升管路安全第一次位列十大安全目标，由此可见国家层面对提升管路安全的重视度日益升高。根据国家卫生健康委医院管理研究所于2020年8月发布的《我国医疗安全（不良）事件大数据分析及策略研究》，从2015年至2017年，导管操作不当导致的医疗护理不良事件始终位居医疗护理不良事件前6位。管路安全不良事件包括任何管路的滑脱、自拔、错接、阻塞及未开启事件。在本医疗质量改进案例中，由于鼻饲管输入途径错误而发生的管路安全事件属于管路错接类型。

## 2 实施RCA四阶段

### 2.1 第一阶段：事件发生过程

#### 2.1.1 事件发生与提出问题

通过情景简述追溯事件发生过程，首先进行风险评估，按照严重程度风险评估分级，判定事件等级为1级，再进行系统问题评估，通过异常事件决策树进行全面检视，确定事件是由系统原因造成的，需进行RCA。

#### 2.1.2 组建团队

由护理部牵头成立RCA小组，小组成员包括护理部主任、医务部副主任、医疗纠纷调解办公室主任，以及事件发生科室主任、护士长、医生、护理核心组员，共7人。

#### 2.1.3 事件调查与问题

RCA小组采取现场回顾、相关人物访谈、查阅病历与护理文书等方式，还原整个事件的起始经过及具体细节，确定衡量指标。计算公式为：

$$鼻饲安全不良事件发生率 = A/B \times 100\%$$

式中，A为每月护理单元内所有与鼻饲相关的非计划内拔管、管路错接、管路堵塞、管路未开放、移位发生的例数。B为每月护理单元内所有鼻饲总数。

### 2.2 第二阶段：近端原因分析

应用时间序列表找出鼻饲管输入途径错误事件发生过程中与正确做法之间的差异与问题。确认问题环节，找到此次事件需要改善的重点，通过对比正常程序与此次事件实际发生程序，判定是否出现差异，找出差异产生的原因（近端原因）：①缺乏鼻饲的规范化管理；②评估患儿喂养方式的流程不规范；③未规范执行侵入性操作；④未按"三查七对"制度执行鼻饲操作；⑤带教老师未落实"放手不放眼"。

### 2.3 第三阶段：根本原因分析

应用鱼骨图、特性要因评价表进行要因分析，根据以下三个问题查找根本原因：①此原因不存在时，事件是否还会发生？②此原因排除后，事件是否还会发生？③此原因排除后，是否会有同类事件继续发生？

最终确定本事件发生的根本原因如下：①"三查七对"制度执行不到位；

②鼻饲管理不规范；③评估患儿喂养方式的流程不规范。

### 2.4　第四阶段：开展改善行动

#### 2.4.1　加强对核心护理管理制度的落实

（1）严格落实护理查对制度，核对患者及管路应用的所有信息，并且做到操作前、操作中、操作后查对，对有疑问的医嘱必须及时反馈，核实清楚后方可执行。

（2）优化信息管理系统，通过优化移动护理系统设置，将母乳经鼻饲管途径输入的医嘱使用PDA扫码，使此操作流程完成闭环。

（3）定期组织病区医护人员开展核心制度培训，加强对制度执行情况的监控与跟踪。

#### 2.4.2　加强鼻饲专用工具规范化管理

（1）制定成人与儿童肠内营养管理制度，修订各类导管固定、维护、工具使用标准化规范，规范使用鼻饲专用泵、紫色鼻饲专用管路与蓝色鼻饲标识，静脉管路与鼻饲管路分区使用，从根本上与输液用具进行区分。

（2）配备温奶器及鼻饲液加热器，为间断推注的患儿加温肠内营养液提供便利。保持肠内营养液的温度在38～40℃，预防患儿胃肠道不适的发生。

（3）配备鼻饲重力滴注器，有效降低鼻饲并发症的发生率，对从胃管向经口喂养方式转变有很大的促进作用。

#### 2.4.3　改进患儿喂养方式

（1）遵循医院营养会诊制度、护理会诊制度，发起会诊，邀请有资质的营养师或护理专家对患儿的喂养方式进行评估。

（2）正确界定患儿喂养方式，重新评估时间节点，包括患儿转入病房时、鼻饲管路发生变更时、病情发生变化时（结合营养评估），通过医护共同培训，重视患儿喂养方式改变的时机。

（3）正确选择适用于不同患儿的喂养方式，区分限量喂养与全量喂养，针对患儿不同情况选择不同的喂养方式，如母乳喂养、经口（奶瓶）喂养、鼻饲喂养、经皮胃造瘘置管喂养等。

## 3　效果及效应

### 3.1　改善措施效果评价：指标对比

鼻饲安全不良事件发生率从改善前的5.26%下降至0，鼻饲工具使用错误的发生率从改善前的26.32%下降至3.52%，患儿喂养不耐受的发生率由改善前的 10.53% 下降至 2.33%，术后 7～14 天鼻饲喂养比例由改善前的 84.21% 下降至 17.67%，这些指标均较前有明显下降，大大提高了患者的鼻饲管路安全以及舒适度。而鼻饲相关人力消耗时数也由改善前的 76 小时/月下降至 25 小时/月，明显减少了护理人力的损耗。

### 3.2　改善措施效果评价：标准化

制定标准作业书 5 项，质量持续改进项目相关流程 5 项。

### 3.3　改善措施效果评价：附加效益

（1）从鼻饲固定、控速、控温三方面创新护理器具，获得实用新型专利 3 项：①一种新型的鼻胃肠管固定器；②一种易于控速的肠内营养喂灌器；③一种肠内营养喂灌用温度测量设备。

（2）该鼻饲案例作为上海交通大学护理学院 CBL（case-based learning，以案例为先导）教案于 2023 年开始使用。

（3）该案例收录于《患者安全：从理论到实践》（科学技术文献出版社）第十九章第二节"鼻饲管输入途径错误"。该书是一部聚焦患者安全的管理类图书，被中国医药卫生文化协会评为"2022 医界好书"（医学管理类）。

## 四、统计过程控制

统计过程控制（Statistical Process Control，SPC）是 1924 年休哈特（Walter A. Shewhart）博士提出的一种质量控制技术，是指使用控制图（control chart）等统计技术来分析过程及其输出，通过对过程中各个阶段进行评估和监控，及时发现系统性因素出现的征兆，并适时采取适当措施消除其影响，以保持过程稳定，从而达到改进与保证质量的目的。它是过程控制的一部分，从内容上来说主要有两个方面：一方面，利用控制图分析过程的稳定性，对过程存在的异常因素进行预警；另一方面，通过计算过程能力指数，分析稳定的过程能力满足技术要求的程度，对过程质量进行评价。

统计过程控制理论认为，当过程仅受随机因素影响时，过程处于统计控制状态（简称受控状态）；当过程受到非随机因素（异常因素）的影响时，过程处于统计失控状态（简称失控状态）。由于过程波动具有统计规律性，当过程受控时，过程特性一般服从稳定的随机分布；当过程失控时，过程分布将发生改变。统计过程控制正是利用过程波动的统计规律性，对过程进行分析控制。因而，它强调过程在受控和有能力的状态下运行，从而使产品和服务稳定地满足顾客的要求。

统计过程控制涉及变差、变差类型、控制图、控制能力、过程能力指数和过程改进循环六个方面的内容，其含义分别如下。

（1）变差　在过程中，受外部因素和过程/产品本身的影响，其某一特性参数的测量值会在一个范围内波动，单个测量值之间的差被称为变差。

（2）变差类型　根据过程变差发生的原因，可将变差分为普通原因变差和特殊原因变差。

（3）控制图　控制图也称管制图，是对过程或过程中各特性值进行测定、记录、评估和监查的一种统计图，根据假设检验的原理，用于监测过程是否处于控制状态。它是统计过程控制中最重要的技术工具，能够直观反映过程质量的波动情况。控制图的基本结构是在直角坐标系中画三条平行于横轴的直线，中间一条实线为中心线（control line，CL），上、下两条虚线分别为上控制界限（upper control limit，UCL）和下控制界限（lower control limit，LCL）。横轴表示按一定时间间隔抽取样本的次序，纵轴表示根据样本计算的、表达某种质量特征的统计量的数值，由相继取得的样本算出的结果，在图上标为一系列数据点，将它们用线段连接起来（图 8-1-7）。

控制界限的计算公式为：

$$\left.\begin{array}{l} UCL = x + k\sigma \\ LCL = x - k\sigma \end{array}\right\rbrace \qquad （式 8-1-1）$$

式中，$k$ 为中心线与控制界限之间以标准差为单位的间隔宽度。当 $k=2$ 时，上、下控制界限之间的概率为 95.4%；当 $k=3$ 时，上、下控制界限之间的概率为 99.73%。按正态分布性质，质量特性值出现在 3 倍标准偏差（$3\sigma$）界限外的比例仅有 0.27%，这是个很小的概率，出现这种概率的事件被称为小概率事件。根据概率统计理论，小概率事件在一次实验中是不太可能发生的；如果发生了，那么说明原来的分布受到系统性因素的影响处于失控状态。因此，常规会选择 $3\sigma$ 作为控制界限。

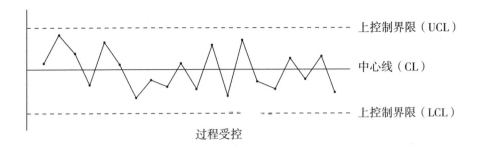

过程受控

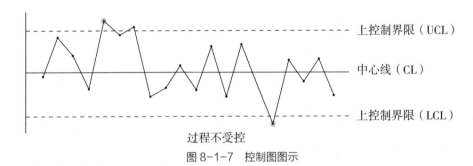

过程不受控

图 8-1-7　控制图图示

（4）控制能力　控制能力指减少变差，调高对中性的能力。

（5）过程能力指数　过程能力指数指衡量过程某一质量特性稳定性的参数，用 $C_{pk}$ 表示。当以产品某一质量特性表征过程稳定性时，又称为产品性能指数，用 $P_{pk}$ 表示。

（6）过程改进循环　过程改进循环指通过有计划地实施统计过程控制活动，对过程/产品质量特性监测中存在的系统偏差（普通变差）和特殊偏差（特殊变差）进行监控、识别、描述、分析、判断，并采取预防或纠正措施进行改善的周而复始的一系列循环过程。

**（一）统计过程控制的实施步骤和方法**

1.绘制工作流程图，分析产品或服务的质量会受到哪些过程的影响，并根据影响程度，识别关键步骤。

2.对关键步骤进行筛选，当某一步骤的质量特性满足"独立性""可测性""可控性""重复性"时，将该步骤确定为实施统计过程控制的关键步骤。

3.根据工作实际情况，将对质量特性影响大、在能力范围内能够控制的参数，确定为实施统计过程控制的质量参数。

4.确定数据采集方法，并确保方法的"准确度""精密度""重复性"满足统计过程控制分析的要求。明确采集方式、采集个数和采集频次等，并实施数据采集。

5.根据工作过程和质量数据的特点，合理选用控制图。

根据质量特性测量值及其控制要求的不同，可将控制图分为适用于计量型数据和适用于计数型数据两种。各种控制图的类型和适用场景如图 8-1-8 所示。

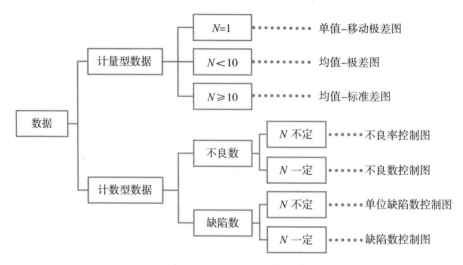

图 8-1-8　控制图的选择

6.绘制分析用控制图，分析排查质量失控因素，并采取必要的改善措施。

在正常的控制图中，大多数点集中在中心线附近且随机散布，同时在控制界限附近的点很少。2/3 的点落在 C 区间内，1/3 的点落在 A 和 B 区间内（图 8-1-9）。

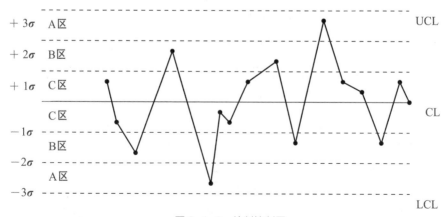

图 8-1-9　绘制控制图

不正常控制图的判断：根据统计学的原理，当发现各样本的分布不呈随机性，或有点落在控制界限外时，即判定过程具有异常变异的原因，应找出原因并改进。常见的不正常控制图及相应的对策如下。

（1）有数据点溢出控制界限，需追查其原因。

（2）数据点在中心线任何一侧连续出现。

一连续5点，注意以后的动态。

一连续6点，开始调查原因。

一连续7点，必有非随机原因，应采取措施使其恢复控制状态。

（3）数据点在任何一侧出现较多时，必有原因，应立即调查。

一连续11点中有10点以上。

一连续14点中有12点以上。

一连续17点中有14点以上。

一连续20点中有16点以上。

（4）控制图中各点连续朝同一方向变动时（连续上升或下降）。

一连续5点持续上升或下降，应注意以后动态。

一连续6点持续上升或下降，开始调查原因。

一连续7点持续上升或下降，必有非随机原因，应立即采取措施。

（5）控制图中各点在下列情况发生时，必有非随机原因，应加以调查。

一连续3点之中有2点落在A区或A区之外。

一连续5点之中有4点落在B区或B区之外。

过程处于稳定受控状态后，将分析用控制图转化为控制用控制图，转入对正常工作的统计过程控制。

随着工作质量不断提高或者过程中可能出现的某些变化，需要对控制界限进行合理调整，最终实现整体工作的不断提高。

**（二）统计过程控制的适用范围**

统计过程控制自20世纪20年代创立后，在工业、服务业等行业得到了推广应用。20世纪50年代以来，统计过程控制在日本工业界大量推广应用，这对日本产品质量的崛起起到了至关重要的作用。20世纪80年代以后，世界上许多大公司纷纷在自己内部积极推广应用统计过程控制，并且对供应商也提出了相应要求。国际标准化组织（International Organization for Standardization,

ISO）将统计过程控制作为 ISO9000 族质量体系改进的重要内容之一，QS9000 认证也将统计过程控制列为一项重要指标。

统计过程控制在医疗行业应用起步较晚，但是近年来逐渐增多，其对及时发现医院存在的问题、提高医院的整体管理绩效和服务过程质量具有重要的作用。统计过程控制应用范围广泛，可涵盖质量管理、医疗、医技、药事管理、后勤等部门，也可以对患者进行精细管理。

医疗领域统计过程控制的应用大致可以分为两类：一是对各监控单元单独进行实时动态监控，及时发现各环节可能出现的变化，特别对不良的变化进行预警，为及时采取补救措施或改进赢取时间；二是通过控制图对医疗领域各监控单元的工作绩效同时进行监控和对比，如各医疗组在同一手术中的表现，通过各监控单元与行业规定的标准或者标杆单元的工作绩效进行对比，鉴定各监控单元的工作绩效是否达到了质量管理的要求，为进一步提高整体质量管理找到特定的目标。

### （三）统计过程控制案例研究

**统计过程控制在感染科抗菌药物使用强度管理中的应用**

**1　资料与方法**

**1.1　一般资料**

从某医院药学部调取 2017 年 1 月—2019 年 12 月感染科出院患者抗菌药物使用强度及医院设定的感染科抗菌药物使用强度拟达标值 115DDDs/（100 人·天）。

**1.2　研究方法**

统计过程控制对抗菌药物应用的监控可使用控制图（又称管控图）的方法来实现，利用这种画有控制界限的图形可以反映临床用药过程中用药比例的动态变化，及时了解科室用药比例变化，以便发现问题、分析问题，采取措施并进行控制。控制图中间一条实线为中心线，代表医院对科室抗菌药物使用率的监控数值，中心线上下两条线分别称为上控制线、下控制线，由 $\bar{x} \pm s$ 确定。上、下控制线中间的区域为安全区。如某月抗菌药物使用率明显超出安全范围，则考虑有异常情况，需要马上分析原因、采取措施并进行控制，这就需要应用鱼骨图。鱼骨图是一种用于发现问题"根本原因"的方法。通过鱼骨图分析法，我们可以找到出现最终结果的各个方面的原因，并从更深层次挖掘更细微的影响因素，从而层次分明、条理清楚地整理得到问题的整体框架。

### 1.2.1 统计数据比较

统计 2017 年 1—12 月感染科抗菌药物使用强度，并与医院设定感染科抗菌药物使用强度拟达标值进行比较。图 8-1-10 所示中心线为感染科抗菌药物使用强度拟达标值 115，中心线上下两条线为控制线，两条控制线中间的区域为安全区；将 2017 年 1—12 月感染科抗菌药物使用强度依次标记在控制图上，安全区域内的月抗菌药物使用强度达标，高出安全范围的月（2 月、5 月、6 月）抗菌药物使用强度不达标，需分析原因，进行控制。

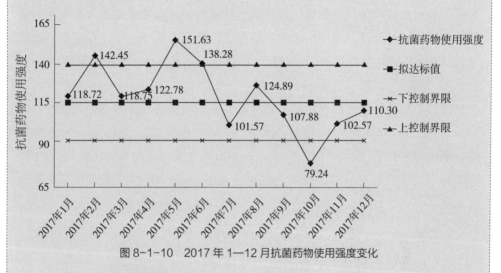

图 8-1-10　2017 年 1—12 月抗菌药物使用强度变化

### 1.2.2 选取研究对象

选定抗菌药物使用强度严重超标的 2 月、5 月、6 月作为主要研究对象，通过调取以上 3 个月病例抗菌药物使用情况，分析使用强度居高不下的原因，并根据存在的问题，提出整改措施。

### 1.2.3 分析、评估病例

从患者因素、医生因素、环境因素、微生物检验、抗菌药物使用及管理等多方面分析和评估病例。

### 1.2.4 原因分析

统计过程控制小组成员运用头脑风暴法讨论抗菌药物使用强度升高原因，然后使用鱼骨图把相互关联的各个因素进行整理、归类，明确各个因素的关系，并针对这些因素提出具体整改措施。

1.2.5 整改措施与评价

科室需要优化抗菌药物管理模式，建立抗菌药物监测体系，做到合理用药。临床药师加强对抗菌药物的应用监督，对配伍禁忌处方/医嘱拒绝发药或提出合理化建议，参与用药分析等各项工作，并针对不合理用药行为予以纠正，指导临床医生合理用药，减少药品不良事件的发生。坚持抗菌药物合理应用原则，降低抗菌药物使用率和减少不必要联合用药，实行个体化给药方案，坚持必须有用药指征，避免长期应用，防止滥用，以减少耐药菌的产生。严格遵守《中华人民共和国药品管理法》《中华人民共和国医师法》《医疗机构管理条例》等相关法律法规，加强抗菌药物合理使用，并按要求对不合理应用抗菌药物的行为进行惩处。对于感染性疾病患者，要实施精准治疗，在应用抗菌药物前，在感染部位采样送检，进行微生物培养，根据药敏结果精准用药。

## 2 结果

通过应用统计过程控制质量管理方法，科室抗菌药物使用强度在 2017 年、2018 年和 2019 年的合格率分别为 41.7%、83.3% 和 91.7%；2018 年、2019 年科室抗菌药物使用强度达标率较 2017 年全年有明显改善（图 8-1-11）。近 3 年科室抗菌药物使用强度限定日剂量（defined daily doses, DDDs）合格率呈逐年升高趋势。

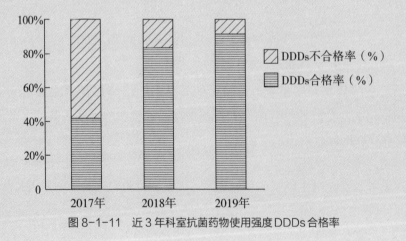

图 8-1-11 近 3 年科室抗菌药物使用强度 DDDs 合格率

## 第二节　质量控制体系及用药安全监测指标体系

### 一、质量控制体系

质量管理可包括制定质量方针和质量目标，以及实现这些目标的过程。质量管理中的质量控制体系是指致力于满足质量要求的管理系统。医疗机构需要根据作业标准、操作规程的要求，实时动态监测，确保质量控制体系、过程管理、医疗服务达到诊疗技术规范、全流程安全高效。质量控制体系包括质量监督检查组织机构、管理制度、监督检查、监测指标等。

#### （一）质量监督检查组织机构

质量监督检查组织机构属于实施质量控制的组织，包括规定质量控制职责、权限和质量控制相关管理内容的一组人员和相关设备。

《医疗质量管理办法》指出，医疗机构主要负责人是本机构医疗质量管理的第一责任人；各业务科室应当成立本科室医疗质量管理工作小组，组长由科室主要负责人担任，指定专人负责日常具体工作。医疗质量管理工作小组的组织构架见图8-2-1。

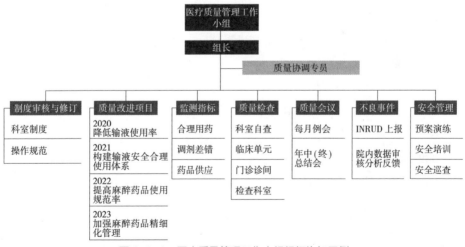

图 8-2-1　医疗质量管理工作小组组织构架示例

医疗质量管理工作小组的主要职责有：

（1）贯彻执行医疗质量管理相关法律、法规、规章、规范性文件及本科室医疗质量管理制度。

（2）制定年度质量控制实施方案，组织开展科室医疗质量管理与控制工作。

（3）制定医疗质量持续改进计划和具体措施。

（4）定期对医疗质量进行分析和评估，对医疗质量薄弱环节提出整改措施并组织实施。

（5）对医务人员开展医疗质量管理相关法律、法规、规章制度、技术规范、标准、诊疗常规及指南的培训和宣传教育。

**（二）管理制度**

药物管理是为患者提供的症状管理，及疾病预防、治疗和姑息疗法等照护服务中的重要组成部分。一个良好的支持药物管理的药事系统必须涵盖安全、有效的用药流程。医务人员遵守医疗质量管理相关法律法规、规范、标准和本机构医疗质量管理制度的规定是至关重要的。临床诊断、预防和治疗用药应当遵循安全、有效、经济的合理用药原则，尊重患者对药品使用的知情权。常见的医疗机构药物安全与管理制度如下。

001 药事管理与药物治疗学委员会（组）章程

002 药物管理与使用规定

003 药物知识宣教制度

004 基本药物供应目录管理制度

005 新药引进管理制度

006 药品短缺处理流程

007 药品丢失与被盗处理流程

008 药品储存管理制度

009 部门储备药管理制度

010 麻醉药品、精神药品、毒性药品管理制度

011 放射性药品管理制度

012 易制毒化学品管理制度

013 高警示药品管理制度

014 抗菌药物管理与使用制度

015 抗菌药物临床应用分级管理制度

016 外科围手术期抗菌药物预防性用药管理规定

017 糖皮质激素类药物临床使用规范

018 氯化钾的使用和管理

019 营养药品管理制度

020 临床试验药物管理制度

021 自备药品管理制度

022 药物过敏试验规定

023 药品标签管理制度

024 易混淆药品管理制度

025 药品召回、退回制度

026 退药管理制度

027 药品有效期管理制度

028 药品报损制度

029 送药制度

030 处方与药物医嘱管理规定

031 处方点评制度

032 药品处方权资格认定制度

033 争议处方处置流程

034 患者自我给药药品使用规定

035 免费药管理制度

036 药品不良反应处理制度

037 用药错误报告与处理制度

038 药品开封后有效期限管理规定

039 基本药物使用监督管理制度

040 药品质量监督管理制度

041 超药品说明书使用管理制度

**（三）监督检查**

明确医疗质量管理工作小组监督检查内容，落实药事系统安全专项检查，包括涵盖安全、有效的用药全流程。对本机构医疗质量管理要求执行情况进行评估，对收集的医疗质量信息及时进行分析和反馈，对医疗质量问题和医疗安全风险进行预警，对存在的问题及时采取有效干预措施并评估干预效果，促进医疗质量持续改进。

监督检查的计划通常包括：

（1）科室制度、指南、操作规范审核与修订　回顾并审核科室制度、指南及操作规范，对即将过期的制度、指南及操作规范进行审核、修订或废除。

（2）科室质量管理

1）质量监测　建立科室质量监测指标，包括：①科室运营相关指标。②患者安全指标，包括高警示药品管理符合率、手卫生依从性。③院级监测指标，根据医院确定的指标进行监测。④科室监测指标。

2）质量改进项目　根据科室的风险点及发现的问题，确定质量改进项目名称，成立质量改进小组。

（3）科室安全管理

1）科室不良事件上报　鼓励科室员工上报不良事件，对上报的不良事件在科室质量会议上进行讨论、分析、整改。

2）风险管理　每年评估科室风险，确定本年度排在前三位的高风险流程，制定或修订应急预案并进行演练。

（4）科室质量自查　设计科室自查量表，定期对科室质量进行自查与改进。

（5）科室质量相关培训　制订年度科室质量培训计划，并按照计划完成科室质量培训。

**(四) 监测指标**

监测指标制订的意义有两方面：一是分析和改进质量的参考数据，二是质量符合规定要求的证据。通常我们制订院、科两级指标，明确指标设置的目标值，并且落实责任部门或者管理人员。各科室参与院级指标的监测，采取相应的措施，达到科室目标值，从而达到全院目标值。通过对医疗质量管理相关数据的收集、分析和反馈，对医疗机构医疗质量进行评价，并实现与全国医疗质量管理与控制信息系统的互联互通。如表 8-2-1 所示为某医疗机构的年度监测指标。

表 8-2-1　某医疗机构年度监测指标

| 编号 | 指标名称 | 目标值 | 负责部门 |
|------|----------|--------|----------|
| 1 | 平均住院日 | 天 | 质管部 |

| 编号 | 指标名称 | 目标值 | 负责部门 |
|---|---|---|---|
| 2 | 出院患者三级、四级手术比例 | 三级手术比例（%）<br>四级手术比例（%） | 医务部 |
| 3 | 校准病例组合指数 | — | 质管部 |
| 4 | 低风险组病例死亡率 | 0 | 质管部 |
| 5 | 病历书写质量 | ≥90分 | 质管部 |
| 6 | 住院患者抗菌药物使用强度（DDDs） | ≤40 | 药学部 |
| 7 | 门诊患者满意度 | ≥90% | 医务部、门诊办 |
| 8 | 住院患者满意度 | ≥90% | 医务部、护理部 |
| 9 | 员工满意度 | ≥85% | 综合办 |
| 10 | 不良事件上报率 | — | 药学部、质管部 |

## 二、用药安全监测指标体系

安全、有效的药物使用是通过医疗机构多个学科、各科室员工协同努力，运用有效的流程设计原则，实施和改进药物治疗的一个过程，包括药物选择、采购、储藏、医嘱/处方开具、转录、调剂、准备、发送、给药、记录等方面。虽然不同国家的卫生服务提供者在药物管理中承担的角色不尽相同，但是保障患者安全、良好的药物管理流程是相通的，并且需要有科学证据和指南的支持。因此，科学选择监测指标，实时动态监测研究，旨在提高以患者为中心的医疗服务的实践水平。实际上，科学地制订指标，正确地使用指标，都是提高医疗服务的效率、有效性和安全性所不可缺省的。

例如，三级公立医院绩效考核指标体系包括医疗质量、运营效率、持续发展、满意度评价4个方面共56个具体指标，包含一级指标4个、二级指标14个、三级指标55个（定量50个，定性5个）、新增指标1个（表8-2-2）。

表8-2-2　三级公立医院绩效评价指标体系

| 一级指标 | 二级指标 | 三级指标 |
|---|---|---|
| 一、医疗质量 | （一）功能定位 | 定量指标：1—7 |
| | （二）质量安全 | 定量指标：8—11，13—15 |
| | | 定性指标：12 |
| | （三）合理用药 | 定量指标：16—21 |
| | （四）服务流程 | 定量指标：22—23 |
| | | 定性指标：24 |

续表

| 一级指标 | 二级指标 | 三级指标 |
|---|---|---|
| 二、运营效率 | （五）资源效率 | 定量指标：25—26 |
| | （六）收支结构 | 定量指标：27—36 |
| | （七）费用控制 | 定量指标：37—41 |
| | （八）经济管理 | 定性指标：42—43 |
| 三、持续发展 | （九）人员结构 | 定量指标：44—46 |
| | （十）人才培养 | 定量指标：47—49 |
| | （十一）学科建设 | 定量指标：50—51 |
| | （十二）信用建设 | 定性指标：52 |
| 四、满意度评价 | （十三）患者满意度 | 定量指标：53—54 |
| | （十四）医务人员满意度 | 定量指标：55 |
| 新增指标 | 增1：重点监控高值医用耗材收入占比 | 定量指标：增1 |

## （一）目  的

确定改进工作目标，即改进团队想要完成什么？他们想成为什么样的组织？他们计划何时实现此目标？例如，针对用药错误的监测，团队的目标是到年底将住院患者化疗药品不良事件发生率降低至8.26件/千条医嘱，这更多的是说明理想的最终工作状态或愿景，但不能确保用药是安全的。美国医疗改进协会（Institute for Healthcare Improvement, IHI）在制订指标类别时，考虑了面向临床系统和患者的3种不同类别的指标，即结果指标（观察到的结果与指定目标接近程度）、过程指标（反映驱动结果的过程及其相关指标）和平衡指标（从不同方向或维度判断过程或系统，避免局部优化或负面后果），这就是我们所说的一系列措施，它们涵盖了所有改进工作的3个不同而关键的指标方面，最终确保医疗服务安全、有效。

## （二）明确主题

明确主题也就是明确概念，研究人员应对主题进行充分的解读。例如，大多数用药错误不会对患者造成伤害，但是能造成伤害的用药错误有时会导致灾难性后果，如化疗药物不良事件就是高风险的伤害。因此，评估用药错误的严重程度对确定临床相关性的诊疗服务、药物使用与管理是非常重要的。

## （三）量化指标

研究人员需要建立量化指标，如计数、百分比、比例、得分、指数、事件等技能，这些指标是基于上述主题概念制订的，以进一步明确下一步测定方法的应用指标。

### （四）操作定义

根据住院患者化疗药物不良事件发生率测定，化疗药物不良事件的定义（分子）及其功能性含义的差异显然会对化疗药物不良事件的报告率产生重大影响。分子包括住院患者使用化疗药物的整个过程中（包括医嘱开具、审核调剂、传送、给药等）发生的不良临床事件［包括近似差错（near miss）和用药差错（medication errors）］。分母同样发挥着重要的作用，其用于衡量风险暴露的程度。分母可以包括用药医嘱/处方、调配的药品数等出现用药错误的机会，患者住院天数或患者入院天数，其选择在很大程度上取决于诸如描述化疗药物不良事件的概率和目的。

### （五）数据收集计划

制订详尽的数据收集计划是至关重要的，对分析结果有着直接影响。数据收集要事先策划，并且关注如何分层与抽样。分层更多涉及的是逻辑问题，它将数据分离、归类成一种具有共同特性的类别；同样，抽样更多关注的是逻辑而非统计，这在大数据样本中经常遇到，如简单随机抽样、分层随机抽样、系统抽样等。

### （六）数据收集

在制订数据收集计划时，应该明确收集频率和持续时间、数据来源、数据收集人员以及数据收集方法等。研究人员偶尔也会使用不恰当的方法来收集用药错误数据，如住院患者化疗药物不良事件发生率，仅仅从不良事件报告来确定发生率，或使用特定的某个系统来监测，而没有从药物使用与管理的全流程来监测。对于涉及多个数据收集者的研究，重要的是还需评估评分者的可信度。

### （七）分　析

分析收集的数据，用于评估用药错误的严重程度和对患者潜在的伤害，更重要的是通过流程分析，寻找问题发生的根源，找出根本原因，制定对策。监测质量指数、统计分析监测数据和制定有效的干预措施，这是提高患者安全性的三个重要步骤。

某医院制订的质量指标如表 8-2-3 所示。

表 8-2-3 　某医院质量指标

| 质量指标 | 选择理由 | 分子 | 分母 | 目标值 |
|---|---|---|---|---|
| 高警示药品储存规范率 | 国际患者安全目标 | 高警示药品储存规范项目数 | 高警示药品储存规范检查总项目数 | 100% |
| 急诊抗菌药物使用率 | 综合医院急诊抗菌药物使用率要求低于40% | 急诊就诊患者使用抗菌药物人次 | 同期急诊就诊人次 | 40% |
| 住院抗菌药物使用强度 | 抗菌药物的不合理使用会增加细菌耐药性、不良反应，以及患者经济负担，因此有必要提高抗菌药物使用的合理性。某年度住院抗菌药物使用强度高于卫生行政部门要求的40，因此有必要采取措施，降低住院抗菌药物使用强度 | 抗菌药物消耗量（累计DDDs）×100 | 同期出院患者人数×同期患者平均住院天数 | 40 |
| 全院用药差错发生件数 | 防范或减少在全院医务人员、患者控制的情况下发生的任何可能导致药物使用不当或患者伤害而原本可预防的事件的发生 | 全院用药差错发生件数（近似差错和用药差错） | | |
| 门（急）诊药房调剂差错发生率 | 防范或减少门（急）诊医、药、护、患可控制的情况下发生的任何可能导致药物使用不当或患者伤害而原本可预防的事件的发生 | 门（急）诊药房调剂差错发生件数 | 每万张处方 | 1件/万张 |
| 住院药房调剂差错发生率 | 防范或减少病区医药护可控制的情况下发生的任何可能导致药物使用不当或患者伤害而原本可预防的事件的发生 | 病区药房调剂差错发生件数 | 每万条医嘱 | 1件/万条 |

### （八）案例研究：抗菌药物使用强度

【指标属性】定量指标，国家监测指标。

【计量单位】限定日剂量（DDDs）。

【指标定义】考核年度通过成人抗菌药物的DDDs分析评价抗菌药物使用强度。DDDs作为用药频度分析单位，不受治疗分类、剂型和不同人群的限制。

【计算方法】

$$抗菌药物使用强度（DDDs）= \frac{住院患者抗菌药物消耗量（累计DDDs）}{同期收治患者人天数} \times 100$$

【指标说明】（1）分子：本年度仅考核住院患者在院期间抗菌药物使用情况，不包括住院患者出院带药。

（2）分母：同期收治患者人天数，即出院者占用总床日数，指所有出院人数的住院床日之和，包括正常分娩、未产出院、住院经检查无病出院、未治出院及健康者进行人工流产或绝育手术后正常出院者的住院床日数。

（3）由于抗菌药物使用强度（如DDDs）受多种因素的影响，为使数据尽量可比，采用反映疾病复杂程度的病例组合指数（case-mix index, CMI）进行校正。

【指标意义】DDDs可反映不同年度的用药动态和用药结构，如某抗菌药物DDDs大，说明用药频度高，用药强度大，对该药的选择倾向性大。

《关于进一步加强抗菌药物临床应用管理工作的通知》（国卫办医发〔2015〕42号）规定，三级综合医院住院患者抗菌药物使用强度不超过40DDDs，口腔医院不超过40DDDs，肿瘤医院不超过30DDDs，儿童医院不超过20DDDs（按照成人规定日剂量标准计算），精神病医院不超过5DDDs，妇产医院（妇幼保健院）不超过40DDDs。

## 参考文献

Wang LR，Li Y，Lou Y，et al. Chemotherapy-related risk management toward safe administration of medications: apply failure mode and effects analysis to reduce the incidence of chemotherapy errors. Pak J Pharm Sci，2017，30(3): 713-720.

国家卫生健康委三级公立医院绩效考核工作领导小组. 国家三级公立医院绩效考核操作手册（2023版）.

梁丽军，董方岐. 控制图在医疗监控中的应用综述 [J]. 西安电子科技大学学报: 社会科学版，2018，28(3): 47-52.

刘贤贤，田文超，张立国，等. 统计过程控制在感染科抗菌药物使用强度管理中的应用. 中国卫生标准管理，2021，12(11): 99-102.

王临润，张国兵，汪洋，等. 品管圈在医院药剂科质量持续改善中的应用. 中国药房，2010，21(37): 3491-3493.

# 第九章
# 员工教育与安全文化

员工应具备以安全、有效的方式履行岗位职责所需的知识，而开展全周期培训是至关重要的。员工需要学会识别风险、知晓降低差错风险的方法，并能在他人面临风险时进行适当干预。安全文化需要同时考虑系统设计和人类行为两个方面的因素，当安全文化融入组织或团队时，人们才能在差错/风险认知、资源或技术应用、机构制度、员工动机/态度方面实现重大变革，促进主动识别安全问题，积极采取应对策略，提升防差错文化力。而员工的全周期培训教育就涵盖了患者安全文化的内容。

## 第一节　全周期培训的基本纲要

药师作为用药安全的"守门员"，所提供的药学服务是保障患者用药安全、促进大众合理用药的核心力量。充分的全周期培训（包括院校教育、入职培训及员工培训）是确保所有药师具备以安全、有效的方式履行岗位职责所需知识的重要前提。将用药安全与管理教育纳入药师全周期培训，能够使药师更好地学习和掌握用药安全方面的专业知识，帮助各级药师更好地了解药学服务过程中各方面存在的风险，学会识别风险、知晓降低差错风险的方法，并能在他人面临风险时进行适当干预。

### 一、全周期培训

用药安全教育的关键在于预防，而不是补救。1999年，美国医学研究院（IOM）在其代表性报告《人非圣贤，孰能无过：建立更加安全的卫生体系》中指出，为保证患者安全，降低医疗错误的发生，仅仅增强医疗机构的安全质量是远远不够的，必须从学校基础教育开始。《2021—2030年全球患者安全行动计划》中的行动框架亦指出，要将患者安全纳入医药卫生专业本科及研究生教育课程和职业培训中，并将患者安全工作表现纳入医药专业人员和管理人员的评价体系中。从国际经验来看，药学教育相对发达的国家（如美国、加拿大、英国、澳大利亚、日本等）和地区均高度重视将药学从业人员院校教育与医疗健康产业链有机结合的职业化人才培养体系，在人才培养过程中根据药师岗位的要求，多管齐下，实现药学基础知识、专业理论和技能操作以及职业素质、个人能力的发展和提高，使得医院药师具备以安全、有效的方式履行岗位职责所需的专业知识（临床医学、药物治疗学等药学专业知识和药学服务相关法律法规知识等）、能力（处方审核与调剂、用药指导、药学咨询、药物治疗管理、处方点评，以及交流沟通、应急能力，科研转化能力等）和良好的职业道德素养。

因此，基于不同院校、专业、学历起点以及涵盖不同职业发展方向的药师全职业周期用药安全教育与培训，是预防和减少用药差错发生、保证患者用药安全的重要前提，有效的用药安全教育对提供安全的患者照护和营建安全文化均有至关重要的作用。

## 二、院校用药安全教育

医药卫生专业学生作为未来医药专业人员的主力军，其用药安全意识的树立和职业素养的培养是未来实施和保障用药安全的重要预防措施，而加强对医药卫生专业学生的用药安全教育是有效防止用药差错、失误发生的第一步。近年来，用药安全教育越来越受到国内外医药卫生专业院校教育的高度重视，已发展成为医药卫生专业院校教育的重要内容之一。

国内现行的药学职业教育和药学及临床药学普通本科教育、研究生教育的培养目标界限仍较模糊，药师从业人员起点范围从专科生至博士不等，培养机制也因院校或专业呈现较大的差异，开展的用药安全教育主要集中于以培养药师型人才为目标的临床药学本科和研究生教育，但多数仅涉及用药安全基本概念或理论介绍，缺乏成体系的用药安全教育课程和培训模式。

国外院校将用药安全教育纳入医药卫生专业院校教育起步较早，亦较为完善，美国医学院校协会（Association of American Medical Colleges，AAMC）

已将错误识别和促进安全文化作为 13 项核心置信职业行为（entrustable professional activities，EPAs）之一。英国医学总会（General Medical Council，GMC）提出，医药卫生专业学生应该掌握患者安全相关理论概念及防止发生用药错误的相关技能和知识。加拿大患者安全研究所（Canadian Patient Safety Institute，CPSI）则制定了适合各专业医药卫生人员的安全胜任力框架，为医学院校和医疗机构开展用药安全教育提供科学依据，其中药学专业相关患者安全胜任力内容及各方面要素概括如图 9-1-1 所示。澳大利亚健康安全和质量委员会则公布了国家患者安全教育框架（National Patient Safety Education Framework，NPSF），该框架涵盖 7 个领域和 22 项患者安全教育主题（图 9-1-2）。世界卫生组织（WHO）鉴于患者安全教育对提高医疗质量的重要促进作用，倡导建立患者安全教育的全球行动，组织编撰多学科综合版《患者安全教程指南》，并针对医药卫生专业学生概述其需要具备的八项主要知识技能，内容包括：①用药错误的比例；②与风险相关的用药；③常见差错来源；④流程中哪部分可能出错；⑤与开处方和给药相关的责任；⑥如何识别常见的危险情况；⑦更安全的用药方法；⑧多学科手段对用药安全的益处。

### 三、新入职药师用药安全教育

新员工入职培训主要涉及员工入职后相对的定位或定向指导，由单位向新员工介绍自身使命、愿景和价值观，以及其他基础知识等。新药师入职培训通常会向新入职药师介绍医院药学部门的概况、职能，以及门诊药房、中心药房、临床药学室、药库、制剂室等部门的基本工作流程和工作内容等。当下，安全已成为医疗行业当务之急且融入各医疗机构的使命、愿景、价值观三元素中，将用药安全教育融入新员工尤其新药师入职培训中是非常有必要的。

通常新员工入职培训应尽量根据医疗机构自身情况提供相关信息，有利于新员工适应工作环境，其中用药安全教育培训计划应包括如下内容。

```
                                ┌─ 致力于患者安全文化的营建和维护
                   安全文化 ─────┤
                                └─ 致力于患者安全文化的持续改进

                                ┌─ 与患者和家属开展有意义的合作，使他们成为跨专
                                │  业团队的关键成员
                                ├─ 注重跨专业团队中专家、患者和家庭的角色和责
                                │  任，并将这种多样性无缝地融入服务中
                                ├─ 注重跨专业团队中专家、患者和家庭的角色和责
                   团队合作 ─────┤  任，并将这种多样性无缝地融入服务中去
                                ├─ 关注跨专业团队动态，以优化患者安全、医疗质量
                                │  和健康结局
                                ├─ 展示在跨专业团队中共有的权力、领导力和决策力
                                ├─ 以相互尊重和积极回应的方式进行沟通
                                └─ 与跨专业团队的所有成员有效合作，以促进理解、
                                   管控分歧、解决冲突

                                ┌─ 展示有效的语言及非语言沟通技巧，以提高患者安全
                   有效沟通 ─────┤  展示有效的临床记录，以确保患者安全
                                ├─ 有效沟通，以消除高风险患者的安全威胁
                                └─ 应用医疗保健技术提供安全的患者照护
  患者安全胜任力框架 ─┤
                                ┌─ 预测、识别、减少和缓解可能引发患者安全问题的风险因素
                   风险管控和    │  和常见问题
                   质量改进 ─────┤  系统地识别、实施和评估保障患者安全的质量改进干预措施
                                └─ 在局部和系统层面持续进行质量改进和安全实践

                                ┌─ 描述可能影响人员表现的个体因素和环境因素
                   优化人员和    ├─ 认识到人为因素是一组不同的系统要素，必须加以综合考虑，
                   系统因素 ─────┤  以提高患者安全，预防和减轻危害
                                ├─ 应用批判性思维、技巧来提高决策的安全性
                                └─ 讨论人机交互界面对患者安全的影响

                                ┌─ 识别和管理患者安全事件
                                ├─ 与遭受患者安全事件影响的患者及其家属接触，满足他
                   识别、应对和  │  们的需求
                   上报患者安全   ├─ 上报患者安全事件
                   事件 ─────────┤  从患者安全事件中吸取教训
                                ├─ 以专业和积极的方式应对涉及患者安全事件的情绪压力
                                └─ 在披露患者安全事件过程中应注意对患者、家属及医疗
                                   照护提供者予以一定支持
```

图 9-1-1　加拿大患者安全胜任力框架（药学专业）

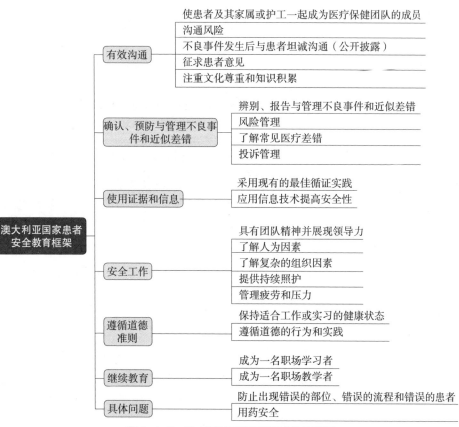

图 9-1-2　澳大利亚国家患者安全教育框架

### 1.药学部门常见差错类型及原因

（1）常见人为差错（包括药物存储/保管差错、处方差错、调剂差错等）。

（2）系统差错（包括药师因素、医院管理/系统因素等）。

### 2.用药差错、药品不良反应（ADR）和药品不良事件（ADE）

（1）定义。

（2）严重程度排名。

（3）报告。

（4）跟踪及反馈。

（5）公正文化。

### 3.差错分析及质量改进

（1）PDCA（包括QCC、FOCUS-PDCA等）。

（2）FMEA。

（3）RCA。

（4）其他差错分析方法。

### 4.事件管理

（1）不良后果披露。

（2）围绕差错和不良事件的情感支持。

### 5.药物管理流程

（1）药学工作人员的作用。

（2）团队和委员会。

（3）将用药安全纳入日常实践中。

### 6.法律法规、标准和认证

（1）药事管理相关法律法规。

（2）国家患者安全目标。

### 7.技术和用药安全（技术应用的意外后果）

### 8.差错预防技术/策略

对于以上培训计划内容，医疗机构可根据自身情况进行优化或调整后实施，有助于新员工成功达成用药安全入职培训与员工培训的目标。

下面提供两个医疗机构新入职药师用药安全培训基本大纲以供参考。

### （一）美国伊利诺伊大学医院与健康科学系统新药师用药安全入职培训基本大纲

新药师入职培训：了解、识别和预防差错。

### 1.学习目标

（1）定义用药差错和药品不良事件；

（2）确定影响其执行能力的人员特征（人为因素）；

（3）定义潜在失效和主动失效；

（4）定义确认偏差；

（5）确定下达医嘱过程中可能发生的用药差错类型；

（6）确定备药和调配过程中可能发生的用药差错类型；

（7）描述检测无菌混合差错的问题；

（8）确定用药差错的根本原因；

（9）描述患者教育在防错方面的作用；

（10）描述药师防错的方法；

（11）明确公正文化的责任；

（12）描述减少用药差错的被动式和主动式方法；

（13）描述安全管理与人力资源的关系。

2.学习计划

（1）观看"超越责备"视频；

（2）观看包含学习目标的视频，以了解用药安全服务；

（3）讨论与视频和学习目标相关的问题；

（4）审查可供员工使用的资源，帮助提高工作绩效（如临床照护指南、用药安全相关政策和规程）和解决问题（如管理系统）。

**（二）某三甲医院新入职药师岗前培训用药安全教育相关内容**

1.公共理论培训

（1）培训目标　使新入职药师尽快适应医院工作环境，熟悉岗位要求，掌握执业技能，快速实现角色转变与准确定位，培养爱岗敬业精神和团队意识。采用"以岗位需求为导向，岗位胜任力为核心"的方式，构建"理论＋实践＋拓展"的课程构架，为新员工顺利上岗奠定坚实的基础。

（2）用药安全教育相关课程设置　课程设置包括科室介绍、药师人文教育、法律法规与药事管理和合理用药四个模块内容。新入职药师应按计划完成培训任务并通过考核。应在学习《中华人民共和国药品管理法》《医疗机构药事管理规定》《处方管理办法》《麻醉药品管理办法》等药事管理法律法规的基础上，熟悉医疗机构药学实践日常工作流程、药品不良反应及上报流程、临床用药风险防控、特殊人群用药等知识，掌握处方审核、调配和发药的基本技能，以及医院高警示药品、麻精毒特殊药品管理制度等药学专业基本知识；具备与患者良好沟通的能力，以及胜任各岗位药师工作职责的能力。具体课程设置见表9-1-1。

表9-1-1　某三甲医院新入职药师岗前培训用药安全教育相关课程

| 模块 | 序号 | 课程名称 |
|---|---|---|
| 科室介绍 | 1 | 科室简介 |
| | 2 | 各部门工作流程介绍 |

| 模块 | 序号 | 课程名称 |
|---|---|---|
| 药师人文教育 | 3 | 医院药师职业生涯规划 |
| | 4 | 论新时期药师的职业精神 |
| | 5 | 医院药师规范化培训体系的构建与实践 |
| | 6 | 药学服务与沟通 |
| | 7 | 临床用药风险与患者安全（分享差错案例） |
| 法律法规与药事管理 | 8 | 《医疗机构药事管理规定》介绍 |
| | 9 | 《中华人民共和国药品管理法》介绍 |
| | 10 | 《处方管理办法》介绍 |
| | 11 | 《用药交代规范（地方标准）》介绍 |
| | 12 | 药物管理与使用 |
| | 13 | 抗菌药物管理与合理使用 |
| | 14 | 医院高警示药品的安全使用和管理 |
| | 15 | 麻精毒药品的管理 |
| | 16 | 抗肿瘤药物管理 |
| | 17 | GCP 介绍 |
| 合理用药 | 18 | 处方审核规范及要点介绍 |
| | 19 | 医嘱点评简介 |
| | 20 | 用药宣教制度 |
| | 21 | 药物过敏试验与皮试 |
| | 22 | 特殊人群用药 |
| | 23 | ADR 评价及上报流程 |

**2.部门实践培训（以中心药房为例）**

（1）培训目标　通过为期 3 个月的系统化、规范化岗前药学基础理论知识和药学基本服务技能培训，达到中心药房药学实践所需的基础理论知识和基本药学服务技能要求，具备在有资质药师指导下从事中心药房基本药学服务工作的能力。

（2）培训要求

●要求掌握以下各项：

—中心药房各项系统操作、各项工作流程、各岗位工作职责及注意事项。

—药品效期管理、养护方法及破损药品处理。

—常用药品的名称、规格、用法用量、适应证及注意事项等。

—各种日常工作所需设备的使用方法及故障排除。

—片剂药品名称、规格及其裸片或半片外观辨别。

—常规药品发放及退药流程。

—特殊药品（麻、精）管理、发放及退药流程。

—高警示药品管理制度。

—日常对外事务沟通与处理、医护沟通技巧。

—消防安全知识及消防设施的使用。

●要求熟悉以下各项：

—中心药房工作制度及各类突发事件的应急预案。

—中心药房需皮试药品的种类及具体皮试方法。

—特殊药品（麻、精）处方审核流程及注意事项。

—病房投诉处理、异常事件及不良反应的上报流程。

—中心药房高警示药品目录。

—赠药及自备药管理、病房备用药检查要点。

—药品质量问题处理方法。

—医院和科室各类制度及文档的查询路径。

—医院感染管理、垃圾分类及有害物质管理等相关知识和制度。

●要求了解以下各项：

—常用药品配伍禁忌、不良反应及相应医嘱审核流程。

—病区备药基数管理方法。

—专科或单病种用药特点及用药原则。

—PIVAS常见化疗药物、营养药物及其他药物配置规范。

—《中华人民共和国药品管理法》《处方管理办法》等法律法规。

用药安全教育相关理论培训课程和实践操作培训课程见表9-1-2和表9-1-3。

表9-1-2　理论培训课程

| 序号 | 课程内容 | 课时 |
|---|---|---|
| 1 | 中心药房部门概况及工作流程介绍 | 1 |
| 2 | 药品储存、维护和效期管理 | 1 |
| 3 | 高警示药品管理制度及中心药房高警示药品目录 | 1 |
| 4 | 有害物质管理制度 | 1 |
| 5 | 手卫生及医院感染管理相关知识培训 | 1 |
| 6 | 相似药品图例专题培训 | 2 |
| 7 | 精麻药品处方审核及法规 | 2 |

| 序号 | 课程内容 | 课时 |
|---|---|---|
| 8 | 肠内 / 肠外营养液简述 | 1 |
| 9 | 抗菌药物分类及常见易出错处方分享 | 3 |
| 10 | 细胞毒药物分类及常见易出错处方分享 | 3 |
| 11 | 心脑血管系统药物分类与常识介绍 | 2 |
| 12 | 消化系统药物分类与常识介绍 | 2 |
| 13 | 口服降糖药与胰岛素分类和常识介绍 | 2 |
| 14 | 常见呼吸系统药物及装置使用介绍 | 1 |
| 15 | 特殊药品配置方法基础知识介绍 | 1 |

表 9-1-3　实践操作培训课程

| 序号 | 课程内容 | 课时 |
|---|---|---|
| 1 | 班种（如早班、中班、夜班等）相关系统操作、工作细则及注意事项 | 1 |
| 2 | 针剂打包发放、口服药发放、出院带药发放流程、系统操作及注意事项 | 5 |
| 3 | 口服药包药机、静配输液分拣机、智能药柜操作流程及常见故障排除；统排机、物流传输系统、出院带药自动发药机、口服药核对机、口服药半片机、手术药房智能系统操作流程及常见故障排除 | 5 |
| 4 | 医嘱系统发药与退药流程 | 1 |
| 5 | 点账 / 各记录本 / 药品追溯 / 钉钉发布 / 温湿度记录等操作 | 1 |
| 6 | 药物管理与使用：备用药检查须知 | 1 |
| 7 | 院内网各项制度查询、异常事件上报流程及注意事项 | 1 |
| 8 | 消防安全知识应知应会及应急演练 | 1 |
| 9 | 化疗药物溢出应急处理流程 | 1 |
| 10 | 信息系统、停水 / 电或冰箱故障、药品供应等应急预案 | 1 |
| 11 | 各差错类型介绍及钉钉差错上报流程 | 1 |
| 12 | 赠药及自备药管理 | 1 |

## 四、在职药师用药安全培训

在职药师培训超越了入职培训的介绍性要素，更侧重于安全、有效和高效地完成工作。此外，在入职培训的基础上，要求在职药师具备所在部门解决问题的能力与沟通的技巧，且能独立从事日常药学服务工作和处理突发事件的应急能力，并具备一定的教学及科研能力。在职药师培训内容及形式较多，如审方药师培训以及已成体系的临床药师及临床药师师资培训等，亦多覆盖用药安全相关教育与培训内容。

下面提供两个医疗机构在职药师用药安全培训基本大纲以供参考。

### （一）英国温切斯特医疗中心药师用药安全培训主题与方法

英国温切斯特医疗中心药师用药安全培训具体主题与方法见表 9-1-4。

表 9-1-4　英国温切斯特医疗中心药师用药安全培训主题与方法

| 主题 | 方法 |
| --- | --- |
| 安全基础<br>·定义安全<br>·人为差错、系统差错<br>·公正文化 | ·视频："超越责备""追求零差错""乔西·金的故事"<br>·讨论<br>·案例分析："瑞士奶酪" |
| 事件报告（风险报告）<br>·用药差错<br>·ADR<br>·临界差错<br>·差错分析<br>·当前趋势问题<br>·公正文化 | ·讨论<br>·教程：上报系统<br>·演示：事件报告<br>·审核摘要报告<br>·审核海报、当前话题的相关资源（例如，氢吗啡酮给药） |
| 药物管理系统<br>·审核<br>·出错机会<br>·医嘱澄清流程<br>·标准给药时间<br>·"决不可离开药房"的药物<br>·将安全融入日常实践中<br>·药事管理与药物治疗学委员会（组）的作用 | ·阅读资料：美国医院药师协会（American Society of Health System Pharmacists, ASHP）指南（预防医院用药差错，预防抗肿瘤药物用药差错）<br>·讨论<br>·案例场景 |
| 认证<br>·机构及目的<br>·国家患者安全目标<br>·与认证标准相关的医院政策<br>·听似药品<br>·高警示药品<br>·U-500 胰岛素<br>·患者自备药<br>·标准给药次数 | ·阅读医疗机构评审联合委员会（The Joint Commission, TJC）药房指南<br>·讨论 TJC 药房指南<br>·符合 TJC 胜任资格<br>·审查相关文件<br>·案例场景 |
| 技术<br>·配药技术<br>·ADC、手动操作<br>·电子处方系统、电子用药记录、输液泵<br>·警报、警告、信息<br>·意外后果 | ·讨论<br>·演示 |

续表

| 主题 | 方法 |
|---|---|
| 用药安全资源<br>·用药安全主管的作用<br>·安全团队<br>·美国安全用药研究所（ISMP）简报、药物监督系统<br>·告示板 | ·讨论<br>·用药安全章程、年度总结<br>·审核样本 |
| 问题 / 建议 | ·讨论 |

### （二）某三甲医院药师全周期培训用药安全教育相关内容

#### 1.公共理论培训

（1）培训目标　旨在培养具备现代医院药学理论知识体系和药学服务基本实践技能、能满足现代医院药学服务工作需要的新型医院药学服务人才队伍，使药师能够胜任各岗位，独立完成医院药品调剂，熟悉药品质量管理和药事管理工作，能提供常规的临床药学服务，并在实践中练就初步的药学理论授课能力、实践带教能力、药学科研能力。

（2）用药安全教育相关课程设置　课程设置包括药师人文教育、药学基本理论知识、药学服务流程管理、合理用药等四个模块内容，具体设置课程见表9-1-5。

表 9-1-5　某三甲医院药师全周期培训用药安全教育相关课程

| 课程分类 | 序号 | 课程名称 | 课时 |
|---|---|---|---|
| 人文教育 | 1 | 医院药学的现在与未来 | 1 |
| | 2 | 浅谈医学伦理与医院药学 | 1 |
| | 3 | 沟通技巧（医、药、护、患） | 1 |
| | 4 | 用药错误与防范 | 1 |
| 药学基本理论知识 | 5 | 各类 β - 内酰胺药物的区别与临床定位 | 1 |
| | 6 | 抗病毒药物的临床应用 | 1 |
| | 7 | 呼吸系统药物及装置使用介绍 | 1 |
| | 8 | 传统化疗药物的临床合理应用 | 1 |
| | 9 | 糖皮质激素类药物的临床应用 | 1 |
| | 10 | 常用抢救药物的临床应用及案例分享 | 1 |
| | 11 | 医院制剂的临床合理使用 | 1 |
| | 12 | 新药临床试验 | 1 |

续表

| 课程分类 | 序号 | 课程名称 | 课时 |
|---|---|---|---|
| 药学服务流程管理 | 13 | 用药交代与药物咨询 | 1 |
| | 14 | 门（急）诊处方审核与调配中需注意的问题 | 1 |
| | 15 | 病区医嘱审核与调配中需注意的问题 | 1 |
| | 16 | 药物管理与使用——备药检查 | 1 |
| | 17 | 静配医嘱审核与调配中需注意的问题 | 1 |
| | 18 | 合理用药系统与用药规则的维护 | 1 |
| | 19 | 药物信息获取与应用（包括院内和常用公众 APP 及公共可获取药物信息的网站） | 1 |
| | 20 | 治疗药物监测与个体化用药 | 1 |
| | 21 | 药学文献检索与信息服务 | 1 |
| | 22 | 药学服务与医院药学科研开展 | 1 |
| 合理用药 | 23 | 浙大一院药学部质量体系构建与实践 | 1 |
| | 24 | PK/PD 概念与合理用药 | 1 |
| | 25 | 抗菌药物的临床应用管理和合理使用 | 1 |
| | 26 | 围手术期抗菌药物预防使用 | 1 |
| | 27 | 癌痛规范化治疗 | 1 |
| | 28 | 药物剂型介绍、特殊剂型的使用方法与注意事项 | 1 |
| | 29 | 肝功能不全患者的合理用药 | 1 |
| | 30 | 肾功能不全患者的合理用药 | 1 |
| | 31 | 老年患者合理用药 | 1 |
| | 32 | 妊娠与哺乳期合理用药 | 1 |

### 2.部门实践培训（以中心药房为例）

培训要求如下。

● 掌握以下各项：

—中心药房常用药物适应证、用法用量、不良反应、禁忌证、配伍禁忌及注意事项等。

—中心药房各班种工作职责、标准操作流程及日常问题处理。

—中心药房处方审核基本流程及注意事项，药物信息及处方审核相关信息的检索与应用。

—中心药房常用药物医嘱再次审核及简单的出院带药用药交代。

—毒麻精药品处方的审核、调配、相关信息登记及发放流程和注意事项，麻醉药盒补充与手术药箱登记发放流程。

—中心药房夜班工作职责，夜间各种用药问题处理及突发事件的应急预案。

——中心药房日常使用软硬件设备常见故障分析、排查与处理。

——病房投诉的处理，药品短缺及质量问题的处理方法。

——手术药房日常工作内容及特殊情况的应急预案。

——医院和科室各类制度及文档的查询路径。

——医嘱信息系统日常操作及一般软件系统故障分析、排查与处理。

——部门质量监测目标、现开展的质量改进项目。

● 熟悉以下各项：

——中心药房需皮试药品的种类及具体皮试方法。

——病区备用药检查规范、开启药品效期管理制度。

——专科或单病种用药特点及用药原则。

——错误医嘱、病房咨询、病房投诉等的处理方法及沟通技巧。

——《中华人民共和国药品管理法》《处方管理办法》《用药交代规范（地方标准）》等法律法规。

● 了解以下各项：

——药品的混合调配基本操作及注意事项。

用药安全教育相关理论培训课程和实践操作培训课程见表 9-1-6 和表 9-1-7。

表 9-1-6　理论培训课程

| 序号 | 课程内容 | 课时 |
| --- | --- | --- |
| 1 | 各类别或系统常用药物的基本适应证、用法用量、注意事项及个别药物特性 | 15 |
| 2 | 特殊剂型或特殊使用类药品的用药规范化交代 | 1 |
| 3 | 药物信息、处方审核相关信息的检索应用及发表论文培训 | 1 |
| 4 | 抗菌药物分类及常见用法用量、皮试、抗菌药物分级管理及查询方式 | 1 |
| 5 | 麻精毒药品知识培训、审核要点及发放注意事项 | 1 |
| 6 | 出院带药医嘱审核和电话沟通技巧 | 1 |
| 7 | 出院带药典型错误医嘱分析 | 1 |
| 8 | 常用易混淆药品梳理及学习 | 1 |
| 9 | 有特殊溶媒要求的药物梳理及学习 | 1 |
| 10 | 有特殊用法用量或给药浓度要求的药物梳理及学习 | 1 |
| 11 | 成品输液储存时间/环境或输注时长有特殊要求的药物梳理及学习 | 1 |
| 12 | 对输液袋材料或输液管有特殊要求的药物梳理及学习 | 1 |
| 13 | 存在特定配伍变化（主要为变色/沉淀等）或含有特殊辅料的药物梳理及学习 | 1 |

续表

| 序号 | 课程内容 | 课时 |
|---|---|---|
| 14 | 处方审核基本流程、注意事项及常见医嘱/审方错误举例分析 | 1 |
| 15 | 麻精毒药品、抗肿瘤药物及全胃肠外营养（total parenteral nutrition, TPN）处方案例分析 | 1 |

表 9-1-7  实践操作培训课程

| 序号 | 课程内容 | 课时 |
|---|---|---|
| 1 | 各班种重难点标准操作规程（standard operating procedure, SOP）学习 | 5 |
| 2 | 各软硬件设备常见故障分析、排查及处理 | 3 |
| 3 | 各类办公插件的使用（效期管理、自备药品和免费药品管理系统） | 3 |
| 4 | 信息系统日常操作与故障分析、排查及处理 | 2 |
| 5 | 出院带药发放流程（含自动发药机操作）和注意事项 | 1 |
| 6 | 手术药房工作流程、注意事项及智能药柜操作 | 1 |
| 7 | 错误医嘱、病房咨询、病房投诉等问题的沟通与处理 | 1 |
| 8 | 抗肿瘤药物混合调配特殊注意事项 | 1 |
| 9 | TPN处方混合调配特殊注意事项 | 1 |
| 10 | 难溶药物/需特殊配制药物混合调配基础学习 | 1 |

## 五、用药安全培训方法

使用多种主动教学和学习的方法，能增加使用最佳培训方法的机会。可采用的教学和学习方法包括但不限于：

——使用视频教学激发学员的学习兴趣。

——通过讲故事的方式讨论部门内部或外部发生的差错。

——演讲与分享。

——进行个人反思和回顾。

——逐步演示不良事件或不良反应上报系统，或其他流程/技术的使用。

——角色扮演和场景实践，对防错技术和解决问题最为重要。

——模拟。在医疗行业使用模拟十分普遍，模拟并不需要高保真的模拟实验室或较真实的人体模拟器。在实际进行模拟操作时，可采用较低水平的技术，并采用课堂教学。至于哪种模拟方法相对更好，在一定程度上其实取决于模拟的目的。例如，模拟参与抢救可在模拟实验室中进行，也可在急诊室展开，并将重点放在抢救的某项元素上，如可能需要药师计算和准备的药物等。低技术水平模拟的其他示例还包括旨在评估信息化医嘱录入准确性的模拟患者病历、冲突解决方案，以及针对药学专业学生和药师的药物重整等。

—客观结构化技能考核（Objective Structure Clinical Examination，OSCE）。OSCE有助于药师更好地理解医院药学的内涵和目标，切实提高药师的临床实践能力和综合竞争力，并实现带教任务的规范性。OSCE情景模拟考核参考案例见表9-1-8和表9-1-9。

表9 1-8  新入职药师OSCE参考案例

| OSCE 题目 | 用药交代与咨询——益生菌和抗菌药物隔开服用的相关知识 |
|---|---|
| 助考角色 | 患者 |
| 适用考试对象 | 新入职药师 |
| 情景 | 患者到药房取药。患者被诊断为肠功能紊乱、慢性支气管炎的急性细菌性加重。处方药物：复方嗜酸乳杆菌片，口服，每次2片，每日3次，共15天；左氧氟沙星片0.5g，口服，每24小时1次，共7天 |
| 参考答案 | 1. 药师确认患者身份，审核处方，询问患者是否有过敏史，调剂后给患者发放药品。<br>2. 发药时，药师告知患者药品名称、规格、数量以及用药目的，并嘱患者复方嗜酸乳杆菌片需温凉水吞服，注意与左氧氟沙星片的用药时间应间隔3小时。建议左氧氟沙星片每天固定在同一时间服用，并用足量的水送服；询问患者是否在服用以下药物：含镁与铝的抗酸剂、硫糖铝、含铁与锌的多种维生素制剂等。若需使用此类药物，应与左氧氟沙星片间隔2小时；左氧氟沙星片可能引起光敏反应 |
| 替代答案 | 无 |
| 评分标准<br>（总计10分） | 1. 药师确认患者身份、审核处方、询问患者是否有用药过敏史。（3分）<br>2. 药师能够准确调剂并给患者发放正确的药品；药师在发放药品后能够告知患者药品名称、规格、数量，复方嗜酸乳杆菌片和左氧氟沙星片的使用方法、频次、剂量以及服药持续时间。（4分）<br>3. 药师能够告知患者复方嗜酸乳杆菌片和左氧氟沙星片的使用方法与药物相互作用等注意事项（3分） |
| 考试时间 | 5分钟 |
| 不及格原因 | 1. 药师不能正确调剂。<br>2. 药师没有告知患者复方嗜酸乳杆菌片不能与左氧氟沙星片同服 |
| 解析 | 1. 药师需掌握调剂规范流程。<br>2. 药师知晓复方嗜酸乳杆菌片和左氧氟沙星片的使用方法与药物相互作用等注意事项 |
| 知识考点 | 专业知识：药学专业知识——复方嗜酸乳杆菌片和左氧氟沙星片的使用方法及注意事项 |
| 技能考点 | 1. 基本技能：沟通协调能力。<br>2. 专业技能：处方调剂能力 |

表 9-1-9　在职药师 OSCE 参考案例

| OSCE 题目 | 药事管理：出院带药发药的用药交代 |
|---|---|
| 助考角色 | 患者、医生 |
| 适用考试对象 | 在职药师 |
| 情景 | 胸外科某患者结账后来窗口取出院带药。<br>该患者的出院带药：地西泮片 14 片，用法是 qn，每次一片；咳露口服液一瓶，频次 once，用量 200ml；艾司唑仑片 7 片，qn，每次一片；雷贝拉唑片 2 盒，qd，每次一片；复方甲氧那明胶囊一盒，tid，每次一粒；乙酰半胱氨酸 5 盒，bid，每次一片 |
| 参考答案 | 地西泮片出院带药限量 1 周，医嘱开了 14 天的用量，超量；<br>地西泮片和艾司唑仑片同属镇静催眠药，重复用药；<br>咳露口服液 200ml 一瓶，频次 once，用量 200ml，用法错误；<br>联系病房医生，告知医生差错情况，建议医生对地西泮片进行更正或取消；<br>该患者已结账，还需要和患者说明情况，请患者到病房进行返交易操作；<br>然后取消本次确认的发药，等患者处理完上述流程后，再继续发药；<br>雷贝拉唑片需要交代用法，餐前口服 |
| 替代答案 | 无 |
| 评分标准 | 1. 地西泮片出院带药限量 1 周，医嘱开了 14 天用量，超量。（1 分）<br>2. 地西泮片和艾司唑仑片同属镇静催眠药，重复用药。（2 分）<br>3. 咳露口服液 200ml 一瓶，频次 once，用量 200ml，用法错误。（1 分）<br>4. 联系病房医生，告知医生差错情况，建议地西泮片退药。（2 分）<br>5. 需要和患者说明情况，请患者到病房进行返交易操作。（2 分）<br>6. 取消本次确认的发药，等患者处理完上述流程后，再继续发药。（1 分）<br>7. 雷贝拉唑片需要交代用法。（1 分） |
| 考试时间 | 10～15 分钟 |
| 不及格原因 | 药师没有辨认出重复用药；<br>药师没有和医生沟通药房上述情况 |
| 解析 | 药师在发放出院带药时需要进行"四查十对"；<br>发现医嘱有疑问时，要及时与医生沟通协调处理方案；<br>需要患者配合时，注意沟通交流的技巧 |
| 知识考点 | 专业知识：第二类精神药品管理制度；<br>处方管理办法 |
| 技能考点 | 基本技能：解决问题的能力、沟通交流的能力；<br>专业技能：药学相关专业技能 |

注：qn，每晚睡前用药 1 次；qd，每日用药 1 次；bid，每日用药 2 次；tid，每日用药 3 次。

# 第二节　防差错文化力的构建

"人非圣贤，孰能无过。"差错事件在工作各环节中常有发生。传统的差错管理模式是始于发现差错，终于解决差错。更好地杜绝用药差错，把差错发生率降至最低，是药学管理者追求的目标，也是每位一线药师的工作目标。每位员工要有防止差错发生的意识；组织共享已发生的差错，善于从错误中学习且指导实践，从而减少甚至杜绝差错的发生。因此，人们提出了"防差错文化力"的概念。

## 一、防差错文化力提出的背景

2016 年，某三甲综合医院静脉用药调配中心（PIVAS）因编制改革等多因素导致短期内人员流失严重，因此在短时间内新招了大量应届药学专业毕业生或无PIVAS岗位经验的药学人员补充岗位。新员工经培训合格后独立上岗，然而在一段时间内内差外差层出不穷。PIVAS组长及质控组成员整天疲于"救火"，解决差错发生所导致的系列问题。随后，通过对PIVAS现况及差错事件进行研究，经过不断讨论反复学习，提出了"差错生命链""复盘式差错分享"等新理念。对于差错问题，不仅仅要纯粹地降低差错的数量，还要改变老思路、老想法，用差错文化力范畴来解决差错问题，善于从差错中学习，促进创新摸索最有效的措施和方法。

## 二、防差错文化力探索实践

用药差错管理的常见模式有主动预防模式、报告和学习模式、审查和监控模式、培训和教育模式、沟通和协作模式、持续改进模式。不同医疗机构和组织可能采用不同的模式，或结合多种模式，或创新新型模式，来进行用药差错管理。

团队良好的文化建设可以引导药师保持积极向上的心态。防差错文化力建设可以规范药师的工作行为模式，减少差错的发生，提高工作效率，保障患者的安全。杜鹏程教授等在研究中指出，差错管理文化会对组织绩效产生正向的影响，组织差错管理文化会对员工创造力产生正向的跨层次的影响。人们创新性地提出了"差错生命链"的概念，除发生差错和解决差错这两个大家耳熟能详的现场环节之外，差错管理还应包括记录差错、分享差错、知晓差错和避免差错等后续环节。同时，人们也提出了"防差错文化力"的概念，其主要包括关注力、分享力、知晓力和差错率。其中，关注力对应记录差错，分享力对应分享差错，知晓力对应知晓差错，而差错率指实际差错及投诉情况。制约文化力的老大难问题通常有老套的领导通报式差错分享模式有效性差、大量的手工操作持续性差、难以约束的登记执行力差等。基于此，"安全用药管家"信息工具以文化力架构为逻辑，以手机微信为平台，以员工体验为导向，实现了从"差错发生后解决"到"防差错于未然"，从碎片化解决到系统性整体解决方案的设计，从"降低差错率"到"提升防差错文化力"的管理过渡。

基于"安全用药管家"的防差错文化力构建包含"四力一率"，即关注力、分享力、知晓力、创新力及投诉率（表9-2-1）。其中，关注力指记录差错；分享力指讲者进行差错分享时听者给出的分值；知晓力指部门内工作人员对已发生的差错的知晓程度；投诉率指实际差错的投诉情况；创新力为附加分，指为纠正差错所提出的针对改进的措施的创新程度。

表9-2-1 防差错文化力评价量表

| 指标 | 方式 | 占比 /% | 分解 | 措施 |
|---|---|---|---|---|
| 关注力 | 差错记录 | 25 | 量（正向指标） | 责任状制度，质量管理小组考核：每天记录至少3个差错；总分20分，每少一个扣1分 |
| | | | 量（负向指标） | 关键人物负责制：需记录的差错但组长查对发现未记录的，每次扣1分 |
| | | | 质（记录合格） | 研发"安全用药管家"；对所记录的差错进行质量评分，总分5分 |
| 分享力 | 差错分享 | 35 | 量（正向指标） | 每月进行不少于6次案例分享，总分25分，每少一例扣4分 |
| | | | 量（负向指标） | 由组长指定需进行分享但未进行的，每次扣5分 |
| | | | 质（个案分享） | 复盘式管理机制：开发"差错分享实时评分微信系统"（包括分享内容是否符合栏目要求、有无用到管理方法学、PPT制作情况、演讲情况等），总计10分，由评分系统统计得分 |
| | | | 质（整体分享） | 研发"安全用药管家"（微信企业号版），自动汇总统计分析报表，发送差错质量简报 |
| 知晓力 | 差错知晓 | 20 | 质 | 研发"差错情况考核系统"（微信版）（内容来自每次个案分享时编制的若干真实境况题目），总计20分，由考核系统统计得分 |

续表

| 指标 | 方式 | 占比/% | 分解 | 措施 |
|------|------|--------|------|------|
| 投诉率 | 差错投诉 | 20 | 负向指标 | 关键人物负责制；每收到一例病区投诉：患者已使用，造成严重后果的，扣20分；患者已使用，未造成严重后果的，扣10分；患者未使用，有潜在或严重后果的，扣5分；患者未使用，无严重后果的，扣3分 |
| 创新力 | 成果交流 | 附加分 | 正向指标 | 论文撰写、会议交流等附加分数：发表在特种刊物上的论文，加10分；A、B、C、D、E期刊依次为8分、5分、3分、1分、1分；国内会议交流5分、省内3分、市内2分、微信及其他媒体1分 |
| 总计数据 | 计算成部门每季度分数 | | | |

### 1.关注力对应记录差错

（1）差错登记模块创建属性　差错事件的发现、分析、结果追踪都是差错报告的重要支撑要素。防范差错从了解差错做起，知晓发生的差错从登记已发生的差错入手。该系统包括差错登记过程、差错统计分析过程、部门年度考核差错责任状等。差错登记模块见图9-2-1。

（2）主要栏目　内差、外差登记模块，细分栏目包括标签信息、药品信息、人员信息、差错信息（描述、性质、后果）等。

（3）功能实现　系统后台基础属性维护设置，下拉式菜单录入，可实时拍照上传，每月数据对比目标值后自动给出部门关注力分值。

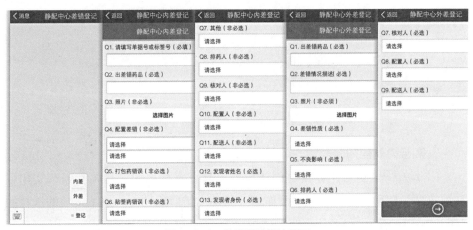

图9-2-1　差错登记模块界面

### 2.分享力对应分享差错

（1）差错分享力评分模块创建属性　差错知识可以用于指导员工实践，促使员工使用知识去更正或改进行为或决策。如果没有对员工的差错信息进行共享，那么差错报告的作用也就不存在。创新复盘式差错分享改革，由"员工人人讲"替代"领导一人讲"的总结通报式差错分享模式。创新的差错分享模式是发生差错的员工自己讲，每月组织两场分享会，分享原则是每次分享不少于3个案例，每人还需要根据案例中差错的发生实际情况出3道题目，并进行现场测试，题目不要求专业性，但是需要与发生的差错密切关联。差错分享力评分模块见图9-2-2。

（2）差错分享力评分模块内容　根据讲者对差错内容的陈述、对差错产生原因的分析、针对此次事件提出的改进措施、管理工具的运用、PPT制作、演讲展示等进行评分，得出分数。

（3）功能实现　全员扫码评分，现场实时完成；可快速得出个人差错分享力分值；系统自动汇总差错分享力分值。

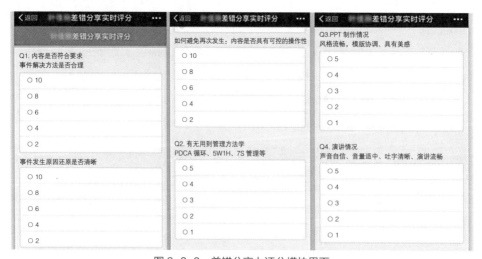

图9-2-2　差错分享力评分模块界面

### 3.知晓力对应知晓差错

（1）差错知晓力评分模块创建属性　分享者给出的题目尤其强调实用性和趣味性，题目非常接地气。例如，某药师出错后的题是一道不定项的选择题（图9-2-3）：该药师犯了什么错？ A.休息回家了；B.没有检查效期；C.让同事写了单子（因为她回家了，没有按时进行效期检查，而是让同事随便签了"无近效药品"后交差，恰好在她负责区域出现了近效药品 )；D.检讨自己。分享会现场答题后 1 个月，全员再进行一次测试，通过差错"重复测试管理模式"促使全体员工充分熟知以往的差错。

（2）主要栏目　成长型题库（每月可累积近 20 道题目：6 次案例分享 × 每次 3 个题日），每月调取典型的、易错的案例题库进行重复测试，增加全体员工对该类差错的知晓力。

（3）功能实现　随机抽取题库中的题目，实现个性化和实用性的题库储备；客观评估个人对近期差错的知晓力分值；系统自动汇总计算差错知晓力分值；系统自动判别知晓力考核的出勤情况。

（4）模块特性　知晓力评分试题化、试题趣味实用和成长性、知晓力评分便捷性、评分结果个体性、部门评分统计性等。

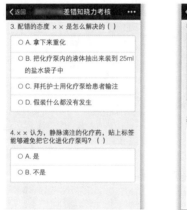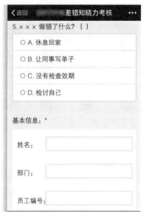

图 9-2-3　差错知晓力评分模块界面

## 三、防差错文化力建设成效

### （一）PIVAS应用获得良好的成效

基于"安全用药管家"的防差错文化力建设项目于 2017 年 4 月首先在 PIVAS试行，根据员工体验不断调整，最终的综合成效非常显著。

#### 1.防差错文化力显著提升

2017 年 5—6 月刚刚实施的基础测评发现，PIVAS防差错文化力（关注力 / 记录差错、分享力 / 分享差错、知晓力 / 知晓差错、投诉率 / 避免差错、创新力 ) 只有 42 分。通过改善，2017 年 7—10 月PIVAS防差错文化力均在目标值 85 分以上，其中10月已达95分（图9-2-4）。

### 2.PIVAS外差显著性下降

从2016年底至2017年初，外差从高发时的15例/月降低到1～2例/月。2018年底，该差错分享模式推广应用于门（急）诊药房，成效显著。

### 3.综合管理效应使各方满意度提升

科学、创新的差错管理使得差错减少，带来潜在的、延伸的经济价值和社会价值，患者、临床科室和医院满意度提升；通过项目的实施，员工的整体工作效率得到提高，个人的多项技能进步明显，如PPT制作能力、Excel使用技能提升，演讲水平提高，团队的正能量、认同度上升，员工自信心增强，员工的工作积极性增加。

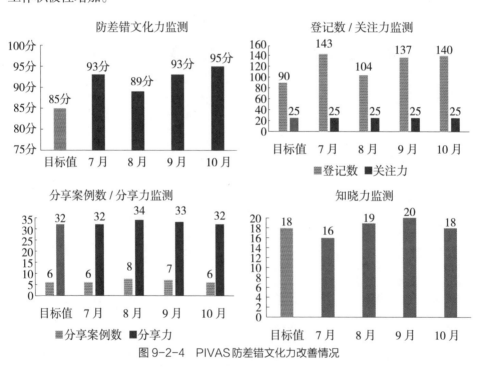

图9-2-4 PIVAS防差错文化力改善情况

### （二）差错文化力构建方案获得业内认可

"安全用药管家"是一种基于系统性、便捷性、可量化的差错管理工具，是一个较为成熟且易被推广应用的项目。其是一个基于手机微信企业号的信息工具，员工使用普适性高，设计符合管理逻辑，尊重员工体验感，且成本低、可控，与复盘管理工具等结合作为差错整体解决方案显现出较高的推广价值。

# 第三节　用药安全理念回归与价值思考

用药安全事关疾病诊疗以及患者的身体健康，是药师的责任使命，也是合理用药中安全、有效、经济、适当的第一要点。近年来，随着医改药事政策的不断调整优化，对医院药学发展也提出了更高的要求，更加关注药师在药品使用全流程、健康全周期的作用发挥。但是部分医疗机构药学部门工作重心没能及时从药品本位转化为患者本位，药学服务、药事管理出现了与医院发展脱节、与临床脱离、与责任脱开等现象，且工作的系统性和闭环度不高，亟须整体理念优化和价值重塑。本节我们从医院管理者的视角，从更宏观的层面对药学服务、用药安全等问题进行理念和价值的分析，以期让药学服务回归临床。

## 一、药学服务的理念优化

### （一）融合的理念

#### 1.用药安全管理等药学服务要充分融合到医改的趋势中

药师要关注医疗、医保、医药的"三医"改革方向，顺势而为。当前，公立医院改革、医院高质量发展是医疗改革的重要内容，其中医疗质量与安全是永恒的主题，安全是底线，质量是基础。在国家公立医院绩效考核的四大范畴中，"质量与安全"排序第一部分，可见其重要性。关于一类切口的感染率、手术并发症等，都以具体指标的形式对医疗机构进行考核。在实际工作中，医疗损害事件的防范与管理也是医院、科室和医生个人的重要工作内容。随着药品零差率改革、一致性评价、集采等一系列医药改革的纵向推进，医保改革的不断深入，围绕疾病诊断相关分组（DRGs）管理，医院当前普遍开始实施精细化管理和成本控制。越来越多的医院开始进行内部结构性调整，控制药品与耗材的费用，降低病种成本，提高医疗服务收入占比，凸显医务人员的劳动价值。在上述"三医"改革背景下，医院药学从业人员需要认真审视学科方向和工作切入点，避免行业内"自娱自乐"、医院内"足不出户"、部门内"闭门造车"，主动与医改大背景接轨融合。例如，药师可以积极参与医院医疗损害事件的闭环管理中，从药学的角度做好相关工作。在DRGs时代背景下，药师可以从用药安全角度切入，更深入、全面地开展治疗药物监测工作，提高药物治疗的安全性；可以更关注和加强药源性疾病防治，做好用药相关并发症控制，降低医院的运营成本，减少医疗损耗。此外，医院在调结构过程中响应国家振兴中医中药的号召，提高中医中药服务临床的能力，药师可以顺势加强对中药安全的相关药学服务能力；在医院落地国家集采政策方面，药师也可以顺势加强对集采药物的用药安全管理，诸如此类。因此，用药安全管理等药学服务需要融合到医疗、医保、医药的"三医"改革中，主动调整工作重心，创新工作模式。

### 2.用药安全管理需要融合到服务对象中

长期以来，医院药学服务采取以药品为中心的工作模式，导致普遍存在忽略患者需求的现象。临床药学的提出与发展让药师逐步走进临床。医生、护士是药师的服务对象，医药护需要融合成为患者的治疗团队，通过多学科、多部门，跨学科、跨部门协作，为患者提供最合适的医疗服务。另外，药师还需要积极融合到患者群中，直面患者，构建药师患者共同的生态圈，这样医院药学才能有更强的生命力，患者的用药安全才能真正得到切实保障。

### 3.用药安全管理需要多维体系的融合

用药安全管理不仅需要业务融合，更需要文化融合、团队融合、信息技术融合、数据融合。总之，从人、机、料、法、环等维度和体系，将多维资源融合在一起，进行有机整合，才能发挥最大作用。

### （二）主动的理念

有为才有位，药学价值的体现重在作为。以患者为中心，保障患者用药安全，是药师责无旁贷的义务，只要是与用药安全有关的事，都是药师的责任所在，是药师的服务切入点，是药学发展的起点。"事不关己，高高挂起"的旁观者心态等都不利于用药安全管理的真正落实，不利于药学学科的发展。

### 1.药学服务需要主动的姿态

在此理念下，药师要打破以往一谈药学服务、谈用药安全管理就止于药房内部的境况，打破"一亩三分地"——工作止于药房的境况。药师要积极、主动地面向全院与药相关的所有问题，如主动接触医疗损害事件，了解与用药安全有关的纠纷案例，主动完善临床中的用药安全流程等。药师要积极、主动地服务于临床，主动参与临床医疗团队，主动走近病床，到患者身边发现问题，解决问题。传统的药学服务可以更主动地改进优化，如近些年各家医院都在推进药学门诊，但患者的认知度、认可度还有待提高，药师普遍是坐等患者。也有一些医院开始探索主动的工作模式，如在心血管内科患者的出院小结中给予药学门诊的提醒或关联，以将有需要的患者纳入药学门诊中；在特殊吸入制剂的处方中给予提醒或关联，首次使用时自动纳入药学门诊中；在医生诊室对面或诊室中开设药学门诊，可以大大减轻医生的工作压力，让患者得到更细致的用药服务。这样的药学门诊，让药师工作更为主动，走出了药学门诊2.0的探索之路。这些主动的药学服务可以大大提高患者的用药安全管理。

**2.主动的用药安全管理等药学服务有时需要适当的越位勇气和担当牵头的精神**

当前是多跨协同的社会，有时工作的界限很难划分得非常清楚，但药师一定是最好的联结者。谁来牵头全院的药品不良事件管理，谁来牵头医院治疗药物监测工作的全面开展？微生物耐药和抗菌药物联动讨论由谁来牵头？临床或其他部门发生的用药问题由谁帮助解决？等等，往往医院没有一个明确的牵头者，这就导致上述工作都不能有效、高质量地开展起来。如果药师能主动承担与药品有关的工作，不畏"难"和"烦"，那么医院用药安全构建一定会更具体系性，患者的安全用药权益一定会得到更好的保障。

**（三）人本的理念**

进入21世纪以来，医院药学提出了由以药品为中心向以患者为中心转变，主要体现在药品调剂到患者服务的转变。但是，实际的药学服务工作仍存在未以患者为中心的现象，存在医院药师习惯于工作时以药学知识点为立足点或者切入点，只关注单个的药品、碎片化的药学知识点，对知识点本身感兴趣，对知识点善于研究或者进行行业交流，但是很少真正地把知识点广泛地应用于具体的患者身上，或者对于一些看似非常简单的用药问题，药师甚至"不屑"谈及，认为不太能体现自身的专业水平。但是，对患者而言，安全用药管理等药学服务实无小事，药师认为的"小点"在患者看来都是关键事，都是大事。因此，现阶段医院药师需要扎扎实实地围绕每一个药学知识点，尽可能地服务和监护好每位患者。将经验变成技术，将知识付诸实践，将个案变成普遍，源于患者，服务于全体患者，将善于对知识点研究的药学学科转化为把知识点转移到患者身上的应用型学科，这些都是医院药学人本理念的重要体现。

安全用药管理需要树立人本理念，不但要坚持以患者为立足点，而且要学会真正从人的整体观出发，整体性地看待患者的需求，尽可能提供完整的用药监护，其中亦包括尽可能完整的用药安全问题。例如，针对目前各医院都在推行的门诊化疗服务，药师可以提供门诊化疗整体药学监护解决方案，包括用药规范性审核、不良事件管理、预处理管理、化疗常见副作用的管理等；围绕围手术期患者管理，药师可以实行围手术期患者药学整体解决方案，包括抗菌药物管理、营养管理、静脉血栓栓塞管理、质子泵药物管理、镇痛药物管理、血液管理、麻醉药品管理、血糖血压药物管理等，为临床增效，更是为手术患者保驾护航。类似的特定患者药学服务整体解决方案还有许多值得药师去探索和开展，而联合多种药物的用药安全管理一定是最主要的切入点。

**（四）全面的理念**

目前，医院药学还存在一些比较局限性的问题。如药学部门只限于解决科室相关的流程问题，药师工作只限于单个的药学知识点，面向个别的患者。许多药学服务也只是由个别的药师参与，整体观、规模效应不足，未能展现团队合力形成的行业价值。因此，关于用药安全管理等药学服务的改善、药事管理水平的提升，有必要思考和践行"四个全部"：要涉及全院药品相关的问题，要覆盖全面的药学知识点，要面向全部的有关患者，要由全部药师参与。要充分发挥医院药事管理与药物治疗学委员会（组）的作用和价值，积极发挥下设药品质量管理、药品不良反应、抗菌药物管理、麻精药品管理、合理用药等小组的作用，让委员会和小组真正成为协调和解决全院药品相关问题、制定相关政策的机构，有定期上下联动的计划总结机制、专家商议审议机制等，让医院安全用药管理等药事管理工作更加有序、高效。药师需要以患者的整体需求为立足点，尽可能提供全面、完整的药学知识点及相关服务。而且，要把药学服务技能覆盖尽可能多的患者，让尽可能多的患者获益。当然，要达到这种局面，仅靠几位临床药师是远远不够的，如果让临床和患者对药学服务有获得感，就必须由少数临床药师带动其他药师，促使全部药师都能同质化参与力所能及的服务工作，让尽可能多的人受益。总之，药学服务要努力形成规模效应，让服务变成价值，有匹配价格的服务，劳有所值所获，劳可持续。当然，要达到这种局面，只有各家医院药师的行动是不够的，行业内也需要药师力量整合和抱团，这就需要各家医院共同行动，全部药师一起行动。例如，组建区域审方中心、医联体医共体药学联盟等，可以让安全用药管理等药学服务辐射面更广、作用更大。通过药事管理质控中心层面，可以统一组织药学行业新人培训、审方药师培训，制定用药交代等各种用药安全相关的地方标准，形成专家共识，进而完善质控检查、等级评审体系，最终可以让药师规模化、同质化、规范化地提供各类药学服务。另外，通过成立行业内与科普相关的学会，统一组织开展面向患者的科普活动，让更多的老百姓受益；成立毒理学会临床药物治疗专业委员会或治疗药物浓度监测、药源性疾病等专业委员会，聚焦于安全用药管理，让行业形成合力。

### （五）系统的理念

系统观要求我们看问题能够横向联系，左中右兼顾，由点及面，点线面结合，举一反三。用药安全管理尤其需要这样的系统观，否则会始终停留于解决个案的问题，而整体没有得到全面改进。例如，在某个科室发现抢救车管理有问题，提出解决方案时需要针对全院所有的抢救车；在急诊药房发现麻醉药品管理的某一个点不够规范，需要联想到门诊、住院、手术室药房等全院范围内对该问题进行全面排查。在实际工作中，医院需要宏观梳理有多少用药安全管理相关的系统，如抢救车系统、自备药系统、麻醉药品系统、微泵系统、内差管理系统、滴速系统、皮试药物系统。这里所说的系统，不是信息系统，而是体系的概念。

### （六）闭环的理念

闭环的理念要求我们看问题要有纵向联系，前中后兼顾，全链条管理。用药安全管理尤其要强调闭环的理念，因为医院用药的整个过程涉及众多环节，由不同科室和个人来执行，如果每个人只是停留在自己的环节看问题，那么整个过程总会有不完善的情况出现，相互之间也很难协同，因此特别需要药师跳出单个部门，从全局、全过程、全周期来审视和协调用药问题，才能真正解决难点、堵点。等级医院评审也特别强调系统和闭环的理念，专家现场评审时会特别关注医院有几个完整的药学闭环。人们所重视的常见的药学闭环有静配用药管理、不良事件管理、短缺药品管理（替代药品、临床告知）、超药品说明书用药管理、皮试药品管理等。闭环管理特别强调人、时、地、事、管等要素齐全，指每一个用药相关的环节要求有明确的执行人、执行时间、部门、事件以及监管人等，要求全程能够追踪和溯源管理，这既需要有良好的闭环思维、科学的闭环设计，还需要有信息系统强大的支持。

### （七）实时的理念

临床诊疗非常强调现场的反应能力和应对对策。相比而言，医院药师除调剂是实时工作以外，对以往处方的点评、对医嘱的点评等都是事后的行为，因为药师点评需要时间，上报职能部门讨论审议，再到临床反馈到临床申诉等，往往需要相当长的时间，有时反馈的信息要滞后几个月，及时性或时效性很差，起不到很好的药事管理效果。因此，实时审方，哪怕是处方或医嘱点评，如果变为结合DRGs的运行病历点评，就较易被临床所接受，更有助于用药安全管理。当然，有些工作除事中做之外，事前和事后的环节仍是需要的，但还是要特别强调事前和事后的时效性。例如，对于有风险的患者，或者有安全隐患的临床用药，如果能进行非常有效的预警，第一时间干预，将风险前置处理，就能收到事半功倍的效果。差错发生后，有无及时地跟进复盘也非常影响管理效率。第一时间复盘和持续改进，系统性地收集警示案例复盘资料，往往能够化"危"为"机"，促进医院和部门的安全管理。

当然，实时理念还对安全用药管理等药学服务在行动力上提出了更多的要求。例如疫情期间，如何实时地面向临床医务人员、大众快速推出用药安全的相关举措，对药师也是很大的期待和考验，需要药师有敏锐的洞察力和极快的行动力。其实，所有面向患者的药学服务都会经受这样的实时性考验，药师需要密切关注。

### （八）持续的理念

安全用药管理的问题应该如何有效地解决？持续改进是很好的理念，品管圈、PDCA等持续改进的方法应用于改进药学问题已有多年。头脑风暴、戴明循环、帕累托法则（8020法则）等也是药师比较熟悉的改进方法。在持续改进的理念下，广大药师懂得了问题解决需要建立跨学科、跨部门的组织体系，团队合作，群策群力。此外，药师也逐渐掌握更多的持续改进的方法和工具，如RCA、FEMA等。在多维管理工具的帮助下，一线的用药安全问题可以更科学、规范地得以解决。他山之石可以攻玉。其实，在问题出现时，我们既可以自己应用持续改进工具，也可以学习借鉴已有的改进经验，并在此基础上进行改良和应用。

## 二、药学服务的价值思考

药学服务如何体现价值？现代药学的发展促使医院药师的工作内涵发生了深刻的变化，其发展经历了"以药品供应为中心""临床药学""药学服务"三个阶段，药师的价值也得到了进一步体现。药师是医疗团队中不可缺少的成员，在保障药品安全、促进合理用药方面发挥着重要作用。药师要关注临床诊疗过程中的患者发病机制、药物选择、用药剂量、用药方法、联合用药与药物相互作用、治疗药物监测、不良反应与防治等，并提供相应的临床药学服务。药学服务体现了以患者为中心，将技术服务转变为价值服务，从而实现药师价值的回归。

### （一）把安全用药管理转变为技术服务

根据民意调查，药师位居美国最受民众信任职业的第二位，是最值得信赖的药学信息来源。由于临床药师的有效干预，患者的用药依从性得到提升，平均住院日得以减少，住院死亡率下降。药师应用专业知识为大众（包括医务人员、患者及其家属）提供直接的、负责任的、与药物使用相关的技术服务，以提高药物治疗的安全性、有效性与经济性，实现改善人类生命质量的理想目标。药学服务的内涵进一步得到拓展和提升，包括药学查房、血药浓度监测、基因监测、药品不良反应监测、合理用药教育、药物咨询、医嘱审核、处方点评、药物评价、药物信息服务，以及GCP药物研究和PIVAS运行等。这些基于临床用药安全理念的药学服务，无一不体现药学技术与管理的有效结合，提供了临床合理用药整体解决方案。例如，围手术期抗菌药物预防使用整体解决方案，药师利用专业知识，从抗菌谱、作用特点、给药方案确定安全用药管理的要素。

**举例：围手术期如何合理预防使用抗菌药物？**

外科手术预防性使用抗菌药物是指给择期手术患者预防性使用某种抗菌药物，主要目的是抑制手术期间细菌对手术野的污染，预防感染，降低手术感染率。近年来，学界明确提出了"手术部位感染"（Surgical Site Infection，SSI）的概念，指手术切口感染，或手术涉及的组织、器官、腔隙感染。SSI是院内感染管理重点监控的指标之一，我国统计的SSI占医院感染的13%～18%。在临床实践中，外科医生十分关注SSI，因为其直接影响手术治疗的成败。那么，如何在围手术期正确、合理地预防使用抗菌药物，降低SSI的发生率呢？哪些不规范的预防使用需要注意呢？

### 1.合理选择抗菌药物

（1）感染部位的细菌学特点是选择药物的主要原则　病原菌一般以内源性为主，即来自患者自身皮肤、黏膜及空腔脏器内的细菌。其中，皮肤携带的致病菌大多为革兰氏阳性球菌，但会阴及腹股沟区的皮肤常被粪便污染而带有革兰氏阴性杆菌及厌氧菌。

SSI最常见的病原菌是葡萄球菌（金黄色葡萄球菌和凝固酶阴性葡萄球菌），其次是肠道杆菌科细菌（大肠杆菌、肠杆菌属、克雷伯菌属等）。

综合患者的基本情况（既往史）和切口类型，原则上一般应选择相对广谱、效果肯定（杀菌剂而非抑菌剂）的抗菌药物，如第一、二代头孢菌素，这也是《抗菌药物临床应用指导原则》推荐的。具体来说：

1）在心血管、头颈、胸腹壁、四肢软组织和骨科手术，主要感染病原菌是葡萄球菌，一般首选第一代或二代头孢菌素，如头孢唑啉或头孢呋辛。

2）在下消化道手术、涉及肠道或阴道的手术及经口咽部黏膜的头颈部手术，多有厌氧菌污染，用药时应覆盖厌氧菌，一般在第二、三代头孢菌素的基础上加用针对厌氧菌的甲硝唑。

3）在肝、胆系统手术，可选用能在肝、胆组织和胆汁中形成较高浓度的头孢曲松、头孢哌酮等。

（2）预防用抗菌药物选择的其他重要注意事项

1）患者对青霉素过敏，不宜使用头孢菌素时，针对葡萄球菌、链球菌等革兰氏阳性球菌可用克林霉素，针对革兰氏阴性杆菌可用氨曲南，大多数情况下两者联合应用。

2）氨基糖苷类抗生素具有耳、肾毒性，一般不作为预防用药。

3）万古霉素、去甲万古霉素一般不作为预防用药，除有特殊适应证的情况，如已证明有抗甲氧西林金黄色葡萄球菌所致的SSI流行时。

4）目前在国内，革兰氏阴性杆菌如喹诺酮类（左氧氟沙星、诺氟沙星等）的耐药率高，一般不宜用作预防用药，除非药物敏感试验证明有效。

5）尽量选择单一抗菌药物预防用药，避免不必要的联合使用。不应随意选用广谱抗菌药物作为围手术期预防用药。

6）由于磷霉素常作为多重耐药导致严重感染时联合用药的最后手段，以及氨曲南为特殊使用级管理，因此不推荐将这两种药物作为预防用药。

7）不推荐将含酶抑制剂的抗菌药物或碳青霉烯类药物作为围手术期预防用药。

2.抗菌药物给药方案

（1）给药时机　在皮肤、黏膜切开前0.5～1小时内或麻醉开始时，并在开始手术时输注完毕，保证手术部位暴露时，局部组织中抗菌药物已达到足以杀灭手术过程中污染细菌的药物浓度。万古霉素、去甲万古霉素或氟喹诺酮类等由于输注所需的时间较长，所以应在术前 1～2 小时开始给药。

手术操作会给细菌污染带来机会，所以在发生细菌污染而未发生感染时，就应给予足量抗菌药物，以便在手术过程中发挥最佳的预防效果，因此首次预防用药的给药时机极为重要。术前 0.5～1 小时滴注完毕，可以使抗菌药物在手术时达到最高的药物浓度，从而有效预防感染；若过早滴注完毕，由于抗菌药物的半衰期较短，药物可能在术前就基本代谢完，手术时也就无法达到有效浓度。

（2）维持时间　手术预防性使用抗菌药物的有效覆盖时间应包括整个手术过程。手术时间较短（＜2 小时）的清洁手术术前给药一次即可。如手术时间超过 3 小时或超过所用药物半衰期的 2 倍，或成人出血量超过 1500ml，术中应追加一次；手术时间特别长时，可以考虑使用 3 次，或者直接选择半衰期长的药物，在术前 30 分钟用药，术中不再追加。

对于一般的一类切口手术，预防用药不超过术后 24 小时；对于人工关节手术、开放性创伤，或者手术时间超过 3 小时等情况，预防用药可以至术后 48 小时。

国内指南不推荐以预防 SSI 为目的延长术后预防性抗菌药物的使用时间，过度延长用药时间并不能进一步提高预防效果，且预防用药时间超过 48 小时，耐药菌感染的概率反而增加。

**（二）建立以技术服务为基础的绩效文化**

《关于加快药学服务高质量发展的意见》（国卫医发〔2018〕45 号）指出："完善绩效考核管理机制。建立以临床需求为导向、符合药事服务特点的绩效考核制度，并与药师的薪酬发放、岗位聘用、职称晋升等挂钩，提高药师待遇水平，稳定和壮大药师队伍……鼓励各地在深化医疗服务价格改革中有效体现药事服务价值，合理设置药学人员服务收费项目，采取多种方式补偿药学服务必需成本。"可见，药学技术服务的导向是绩效文化。药学服务要转变模式，进一步履行药师职责，提升服务能力，促进药学服务贴近患者、贴近临床、贴近社会。

绩效的文化应建立在安全管理的指标上，如国家三级公立医院绩效考核完善了科学的绩效考核指标体系，包括医疗质量、运行效率、持续发展和满意度评价四个维度 56 项具体指标。其中，医疗质量涉及合理用药部分的指标包括点评处方占处方总数的比例、抗菌药物使用强度（DDDs）、门诊患者基本药物处方占比、住院患者基本药物使用率、基本药物采购品种数占比、国家组织药品集中采购中标药品使用比例、辅助用药收入占比（收支结构）等。强化指标导向，促使药学服务转型，构建合理用药的事前 - 事中 - 事后全流程链条式闭环管理新模式，实现医嘱开具阶段的实时监控，构建多院区集中审方平台，精益调剂管理、重点药物监控、专项处方点评，开展患者用药宣教服务，以及拓展药物临床研究和科技成果转化，助力临床药学和药学服务的高质量发展，最终提高合理用药水平和患者满意度。

## 参考文献

Walton M，Woodward H，van Staalduinen S，et al. The WHO patient safety curriculum guide for medical schools. Qual Saf Health Care，2010，19(6): 542-546.

Zhao B. Learning from errors: the role of context，emotion，and personality. J Organ Behav，2011，32(3): 435-463.

陈张勇，陈亚玲，沈佳钰，等. 医院药师岗前规范化培训体系构建的探索与实践. 中国医院药学杂志，2021，41(22): 2273-2277.

杜鹏程，贾玉立，倪清. 差错能成为创新之源吗——基于差错管理文化对员工创造力影响的跨层次分析. 科技管理研究，2015(9): 161-166.

王育琴，李玉珍，甄健春，等. 医院药师基本技能与实践. 北京：人民卫生出版社，2013.

谢阳群，李阳，王文韬. 关于组织差错报告的若干探讨. 华东经济管理，2015，29(1): 162-167.

羊红玉，黄鑫，杜晓依，等. 基于岗位胜任力的医院药师培训模式构建. 医药导报，2023，42(5): 649-652.

# 缩写词表

（按英文字母顺序排列）

| 缩写词 | 英文全称 | 中文全称 |
|---|---|---|
| ACE | angiotensin-converting enzyme | 血管紧张素转换酶 |
| ACEI | angiotensin converting enzyme inhibitor | 血管紧张素转换酶抑制剂 |
| ADE | adverse drug event | 药品不良事件 |
| ADR | adverse drug reaction | 药品不良反应 |
| AI | artificial intelligence | 人工智能 |
| ASHP | American Society of Hospital Pharmacists | 美国医院药师协会 |
| AUC | area under the drug concentration time curve | 药时曲线下面积 |
| BCMA | bar code medication administration system | 条形码给药系统 |
| CDC | Centers for Disease Control and Prevention | 美国疾病控制与预防中心 |
| CDSS | clinical decision support system | 临床决策支持系统 |
| CGM | continuous glucose monitoring | 连续血糖监测 |
| CHPS | China Hospital Pharmacovigilance System | 中国医院药物警戒系统 |
| CMS | Centers for Medicare and Medicaid Services | 美国医疗保险和医疗补助服务中心 |
| CP | clinical pathway | 临床路径 |
| DDDs | defined daily doses | 限定日剂量 |
| DID | drug induced disease | 药源性疾病 |
| DOPPS | Dialysis Outcomes and Practice Patterns Study | 透析预后与实践模式研究 |
| DRGs | Diagnosis Related Groups | 疾病诊断相关分组 |
| ECMO | extracorporeal membrane oxygenation | 体外膜肺氧合治疗 |
| EMA | European Medicines Agency | 欧洲药品管理局 |
| FAERS | FDA's Adverse Event Reporting System | FDA 不良事件报告系统 |
| FDA | Food and Drug Administration | 美国食品药品监督管理局 |
| FMEA | Failure Mode and Effects Analysis | 失效模式与影响分析 |
| GC-MS | gas chromatography-tandem mass spectrometery | 气相色谱 - 串联质谱 |
| GCP | Good Clinical Practice | 药品临床试验质量管理规范 |
| GMP | Good Manufacturing Practice of Medical Products | 药品生产质量管理规范 |
| HCA | Hospital Corporation of America | 美国医院管理组织 |
| HIS | hospital information system | 医院信息系统 |
| HP | Helicobacter pylori | 幽门螺杆菌 |
| HVA | Hazard Vulnerability Assessment | 灾害脆弱性分析 |
| IAEA | International Atomic Energy Agency | 国际原子能机构 |
| INRUD | International Network for Rational Use of Drugs | 合理用药国际网络 |
| IOM | Institute of Medicine | 美国医学研究院 |
| iPTH | intact parathyroid hormone | 全段甲状旁腺激素 |

续表

| 缩写词 | 英文全称 | 中文全称 |
|---|---|---|
| ISMP | Institute for Safe Medication Practices | 美国安全用药研究所 |
| ISO | International Organization for Standardization | 国际标准化组织 |
| ISoP | International Society of Pharmacovigilance | 国际药物警戒学会 |
| LFPSE | Learn from Patient Safety Events | 从患者安全事件学习 |
| MCDA | Multi-Criteria Decision Analysis | 多准则决策分析法 |
| ME | medication error | 用药差错 |
| MERS | Middle East respiratory syndrome | 中东呼吸综合征 |
| MHLW | Ministry of Health, Labour and Welfare | 厚生劳动省 |
| MIC | minimum inhibitory concentration | 最低抑菌浓度 |
| NADRMS | National ADR Monitoring System | 国家药品不良反应监测系统 |
| NHS | National Health Service | 英国国家医疗服务体系 |
| NIH | National Institutes of Health | 美国国立卫生研究院 |
| NMPA | National Medical Products Administration | 国家药品监督管理局 |
| NONMEM | Nonlinear Mixed Effects Modeling | 非线性混合效应模型法 |
| NRLS | National Reporting and Learning System | 国家报告和学习系统 |
| PACS | Picture Archiving and Communication System | 影像存储与传输系统 |
| PDA | personal digital assistant | 个人数字助理 |
| PHE | public health emergency | 突发公共卫生事件 |
| PIVAS | pharmacy intra-venous admixture service | 静脉用药调配中心 |
| PMDA | Pharmaceuticals and Medical Devices Agency | 药品和医疗器械管理局 |
| PRR | Proportional Reporting Ratio | 比例报告比法 |
| QCC | Quality Control Cycle | 品管圈 |
| RCA | Root Cause Analysis | 根本原因分析 |
| ROR | Reporting Odds Ratio | 报告比值比法 |
| RPN | risk priority number | 风险优先数 |
| RRT | renal replacement therapy | 肾脏替代治疗 |
| RWS | Real World Study | 真实世界研究 |
| SARS | severe acute respiratory syndrome | 严重急性呼吸综合征 |
| SPC | Statistical Process Control | 统计过程控制 |
| TDM | therapeutical drug monitoring | 治疗药物监测 |
| TGA | Therapeutic Goods Administration | 澳大利亚医疗产品管理局 |
| TPN | total parenteral nutrition | 全胃肠外营养 |
| UMC | Uppsala Monitoring Centre | 乌普萨拉监测中心 |
| UPLC-MS | ultra performance liquid chromatography-tandem mass spectrometery | 超高效液相色谱 - 串联质谱 |
| WHO | World Health Organization | 世界卫生组织 |